당뇨! 걱정 마세요

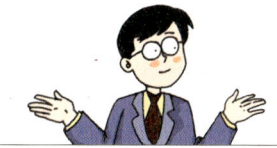

만화로 알아 보는 당뇨의 모든 것

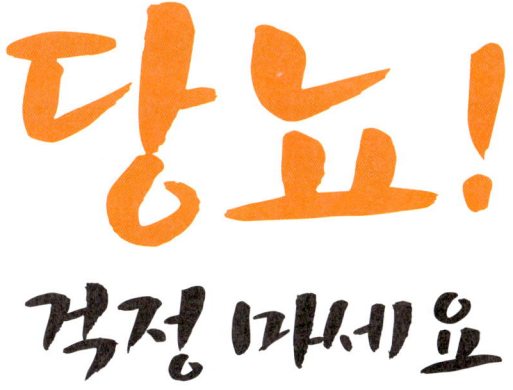

최강진 지음

추·천·사

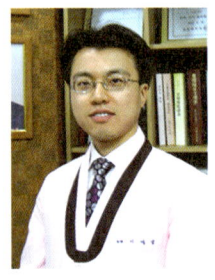

당뇨 외길 13년!
5,000년 한의학 역사의 전통적 계승과
현대 의학의 한계를 극복한 쾌거!!
비장, 간장, 신장, 소장 등 체내
혈당 수치 조절 장부의 허실과 병태를
정확히 진단하는 능력과
환자에 대한 따스한 애정을 겸비한 온누리한의원 최강진 원장님.
최 원장님은 눈물 어린 학구열과 집념으로
합병증을 최소화하고 혈당 조절 메커니즘을 바로 잡아주면서
인체 원기를 회복하게 하는 한약 처방을 개발하셨다.
건강과 당뇨에 대한 복잡한 지식을 쉽게 만화로 펴 내셨기에
함께 공부하며 격려를 주고 받았던 동료로서
찬사를 보내며 추천사를 올립니다.

진주 약손한의원 원장 이해영

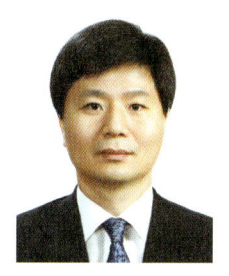
최강진 원장님은 당뇨병의 한의학적
관리 및 치료에 전력을 다해 오신 분입니다.
다행이도 난치병인 당뇨병을 한방으로
다스림에 있어서, 일정부분 성과를 올렸다고
들었습니다.
평소 지성과 온유한 성품을 겸비하시었고,
누구보다 성실하신 자세로 당뇨병을 천착해 오신
최강진 원장님의 학문적 열정을 높이 사지 않을 수 없습니다.
본초학을 전공한 제게 늘 좋은 약재에 대해 의논하시는
최 원장님의 호기심 어린 표정은 정말 환자들에게
최선을 다하시려는 진심이 담긴 표정 그 자체였습니다.
당뇨 환자 여러분들에게도 그런 원장님의 진심이
전해지리라 믿습니다.

강남구 한의사회 부회장, 한의학 박사 윤성중

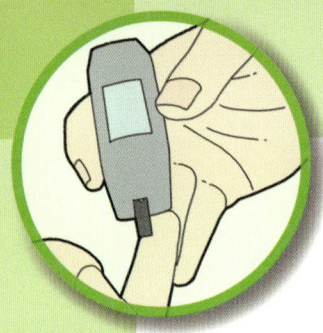

당뇨! 걱정 마세요

추천사 / 4
저자의 글 / 10

1장 당뇨 이야기

- 당뇨는 왜 생기는가? ··· 12
- 당뇨와 관계된 장기들 ······································· 17
- 당뇨로 인해 혈관이 막혀 생기는 병 ··············· 19
- 당뇨는 침묵의 살인자 ······································· 21
- 나의 아버지의 당뇨 ··· 22
- 당뇨는 감염이 되는가? ····································· 23
- 인슐린의 역할 ··· 24
- 혈당을 조절하는 췌장 ······································· 25
- 당뇨병을 초래하는 요인 ··································· 26
- 이런 사람들은 당뇨에 조심하자 ······················ 33

2장 당뇨의 증상과 진단

- 당뇨의 증상과 진단 ··· 36
- 인슐린 의존형과 비의존형 ······························· 40
- 당뇨의 증상 ··· 42
- 당뇨의 진단 ··· 46
- 내당능장애 ··· 48
- 당화혈색소(HbA1c) 검사 ·································· 49

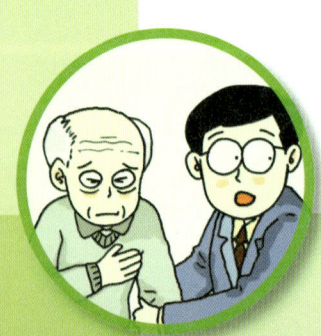

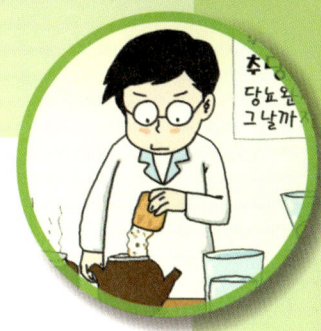

3장 당뇨의 종류와 합병증

- 당뇨의 종류 ·· 50
  - 임신성 당뇨 ·· 54
  - 소아 당뇨 ··· 55
- 당뇨의 합병증 ·· 57
  - 만성합병증 ··· 58
  - 급성합병증 ··· 71

4장 당뇨 예방 비법 전수

- 바람직한 식사습관 ···································· 81
- 식이요법 ·· 82
  - 식이요법(좋은음식) ······························ 84
  - 식이요법(나쁜음식) ······························ 85
- 운동요법 ·· 86
- 지식요법 ·· 89
- 생활요법 ·· 90
- 약물요법 ·· 92

5장 Q&A / 당뇨, 아는 만큼 체로된다

1. 당뇨 환자는 물을 많이 마시면 안 되나요? ·········· 96
2. 당뇨 환자는 왜 소변량이 많을까요? ················· 97
3. 당뇨 환자는 왜 체중이 줄어드나요? ················· 98
4. 당뇨병인데 증상이 안 나타날 수도 있나요? ········ 99
5. 혈당검사는 언제 해야 하나요? ························ 100

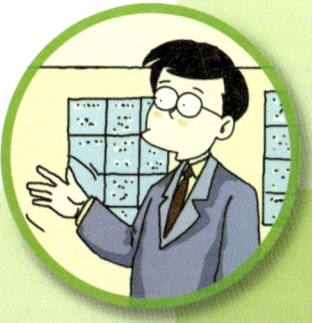

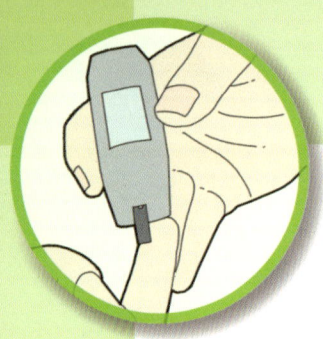

- 6. 새벽에 혈당이 너무 높습니다 ············· 101
- 7. 내당능장애란 무엇인가요? ············· 102
- 8. 급성 당뇨가 호전되어 정상에 가까워지다… ······· 103
- 9. 마른 사람도 당뇨에 걸릴 수 있나요? ········· 104
- 10. 당뇨 환자는 단식하는 것과 같다? ·········· 105
- 11. 당뇨 환자는 얼마나 많이 발생하는가? ········· 106
- 12. 스트레스를 받으면 왜 혈당이 올라가나요? ······· 107
- 13. 뚱뚱한 사람이 왜 쉽게 당뇨가 되나요? ········ 108
- 14. 당뇨 환자가 술을 조심해야 하는 이유? ········ 109
- 15. 양약과 한약을 같이 복용해도 되나요? ········ 111
- 16. 대사증후군이란? ················· 112
- 17. 한약을 복용하면 간에 해로운가요? ·········· 114
- 18. 경구용 혈강강하제 ··············· 116
- 19. 다이어트와 당뇨 ················ 117

6장 한의학과 당뇨 치료

- 당뇨는 치료가 불가능한가? ············· 124
- 신진대사를 원활히 하여 혈당 조절 ·········· 126
- 체질별 당뇨 치료 ················ 129
- 한방 치료의 장점 ················ 131
- 당뇨 전문 치료제 ················ 133
- 당뇨 치료 시 주의사항 ··············· 136

7장 당뇨 치료 경험 사례

- 환자의 의지 ··················· 140

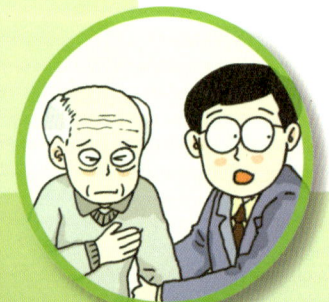

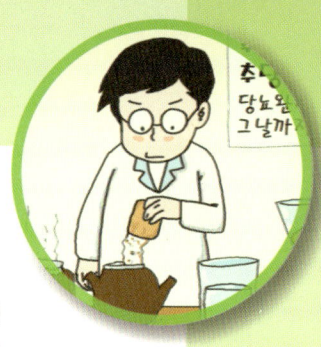

- 원인 치료 …………………………………… 142
- 19세 황○○ 군, 외국어고등학교 재학 중 ………… 144
- 어머니의 현명한 판단 ………………………… 146
- 인천시 계양구 정○○(40) 씨 ………………… 148
- 빨래방 운영하는 한○○ 씨 …………………… 150
- 혈당강하제를 안 먹었을 때 …………………… 152
- 혈당강하제에 적응해 가는 인체 ……………… 154
- 선후가 뒤바뀐 치료 …………………………… 156
- 당뇨 치료 전도사 ……………………………… 158
- 보험 설계왕 …………………………………… 160
- 아무 이상 없다는 황당한 진단! ……………… 162
- 아직도 이팔청춘 ……………………………… 164
- 당뇨를 잡는 한약 ……………………………… 166
- 신나는 직장생활 ……………………………… 168
- 진단 일기 ……………………………………… 170
- 편안한 마음 …………………………………… 172

8장 당뇨와의 전쟁

- 당뇨병 없는 세상을 위하여 …………………… 176
- TV 건강특집 '작은 생각 큰 병 당뇨' ………… 182
- 당뇨 연구에 매달린 나의 인생 ………………… 188
- 아버지와의 영원한 이별 ……………………… 193
- 기인을 만나다 ………………………………… 197
- 당뇨 치료를 위한 몰두 ………………………… 201
- 당뇨병 치료제 개발 성공 ……………………… 203

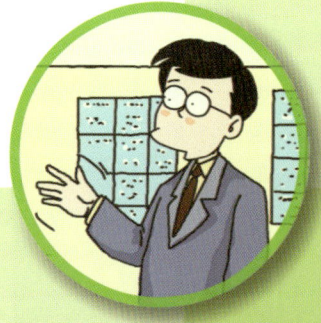

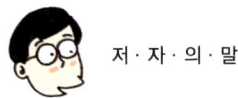 저·자·의·말

현대인들이 가지고 있는 심각한 오해 중 하나가
'당뇨병은 치료될 수 없다'라고 믿는 것입니다.
당뇨 환자들은 당뇨병 진단을 받게 되면
그때부터 평생을 당뇨병과 함께 가야 한다고
스스로 굴레를 씌우고 지냅니다. 참으로 서글픈 일입니다.
약으로 혈당을 억지로 낮추고 다시 음식을 섭취하여
혈당을 채우고 또 약을 먹어 낮추고….
이제는 이러한 악순환의 연결 고리를 끊을 수 있다는
희망을 품고 이를 시도해 봐야 하지 않을까요?
당뇨 치료에 있어서 수치가 높고 급할 때는
표면적인 치료도 우선은 절실하겠지만
나아가 우리 인체의 오장육부의 제 기능을 회복하여
인체 스스로 혈당을 조절할 수 있게 해주는
원인(原因) 치료도 간과해서는 안 됩니다.
당뇨, 이제는 걱정 마세요.

최강진(崔康珍, 강남 온누리한의원) 원장

1장 당뇨 이야기

당뇨는 왜 생기는가?
당뇨와 관계된 장기들
당뇨로 인해 혈관이 막혀 생기는 병
당뇨는 침묵의 살인자
나의 아버지의 당뇨
당뇨는 감염이 되는가?
인슐린의 역할
혈당을 조절하는 췌장
당뇨병을 초래하는 요인
이런 사람들은 당뇨에 조심하자

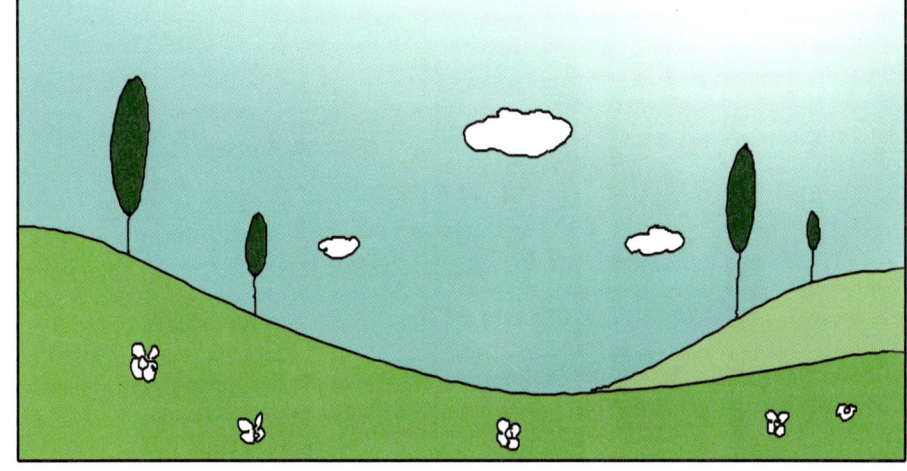

당뇨는 왜 생기는가?

> 사람들은 '당뇨' 하면 대부분 못 고치는 병으로 알고 있습니다. 평생 가지고 가는 병으로 알고 있지만 꼭 그런 것만은 아닙니다. 또한 사람들은 당뇨가 왜 생기는지 알려고 하지 않고 당뇨에 걸리면 막연하게 몸이 마른다고만 생각합니다.

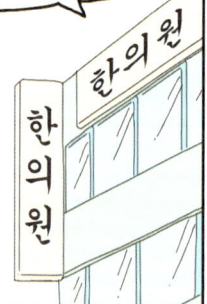

원장님, 매우 건강한 사람이 아무런 증상도 없는데 왜 당뇨가 생기는 거죠?

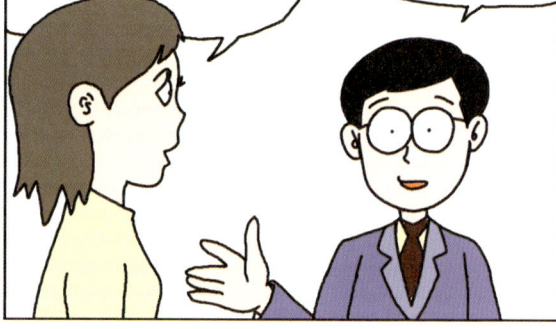

당뇨에 왜 걸리는지 또 예방을 하려면 어떻게 해야 하는지요?

하하! 당뇨는 일상생활에서 찾아옵니다.

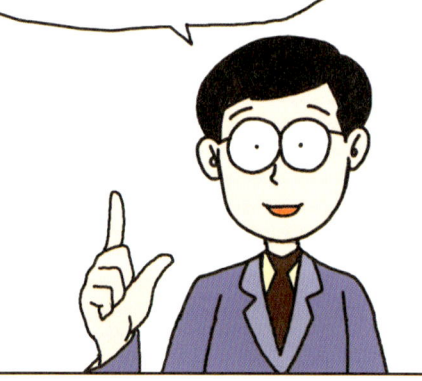

당뇨에 걸리면 통증도 없고 외관상 특별한 증상도 없으니 대부분 사람들이 주의깊게 생각하지 않기 때문에 모르고 넘어가기 쉽습니다.

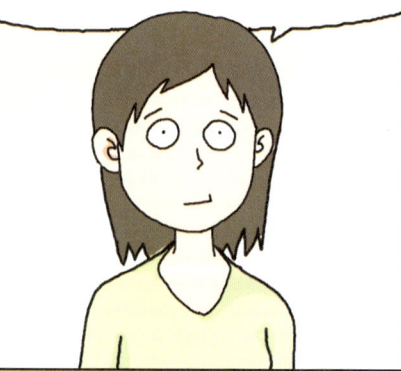

주변에 당뇨에 걸린 사람들은 많은데 물어보면 아무도 답변을 못해 주더라고요. 신체의 어떤 장기를 통해서 당뇨에 걸리는지 그런 걸 모르겠어요.

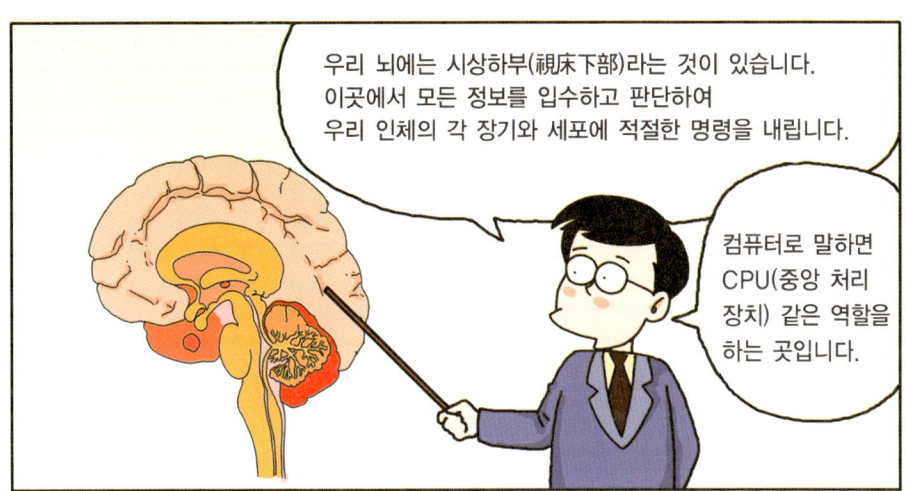

우리 뇌에는 시상하부(視床下部)라는 것이 있습니다. 이곳에서 모든 정보를 입수하고 판단하여 우리 인체의 각 장기와 세포에 적절한 명령을 내립니다.

컴퓨터로 말하면 CPU(중앙 처리 장치) 같은 역할을 하는 곳입니다.

시상하부에서 명령을 내리면 췌장에서 인슐린(insulin), 글루카곤(glucagon), 소마토스타틴(somatostatin) 같은 호르몬이 분비됩니다.

이러한 호르몬의 영향을 받아 실제 포도당 대사는 간(肝)에서 이루어집니다. 췌장(膵臟)도 중요하지만 간이 중요한 이유가 여기에 있습니다.

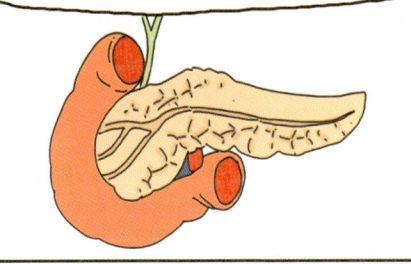

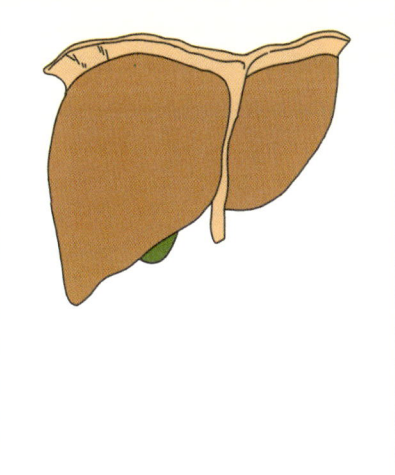

인체의 기능은 이러한 호르몬에 의해 작동된다고 볼 수 있습니다.

췌장에 문제가 있어도 당뇨에 걸리지만, 간염, 지방간 등 간에 이상이 생겨도 당뇨에 걸릴 수 있습니다. 그래서 당뇨 환자에게 첫째 금기사항이 술이라고 『동의보감(東醫寶鑑)』에 기술되어 있습니다.

하지만 더 큰 문제는 스트레스입니다.

간은 여러 가지 기능 중에서 해독(解毒)하는 기능이 있기 때문에 술과 같은 물질적인 것뿐만 아니라 스트레스와 같은 정신적인 것도 해독하는 것입니다.

또한 화공약품과 같은 독약도 간에서 해독합니다. 해독한다는 것은 그만큼 간에 무리가 간다는 뜻입니다.

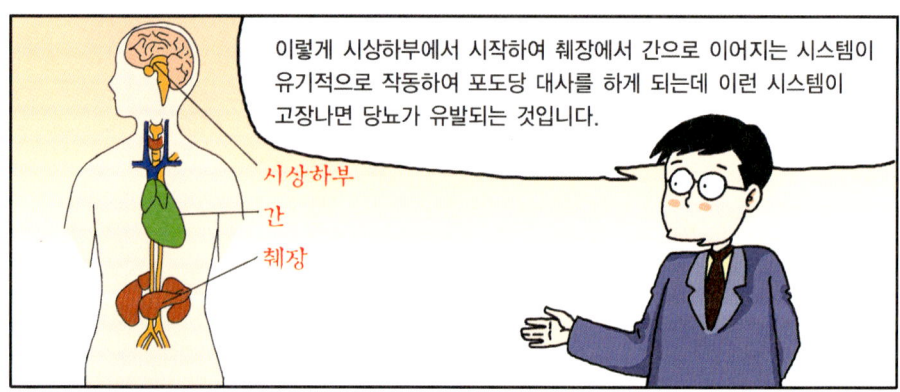

이렇게 시상하부에서 시작하여 췌장에서 간으로 이어지는 시스템이 유기적으로 작동하여 포도당 대사를 하게 되는데 이런 시스템이 고장나면 당뇨가 유발되는 것입니다.

시상하부
간
췌장

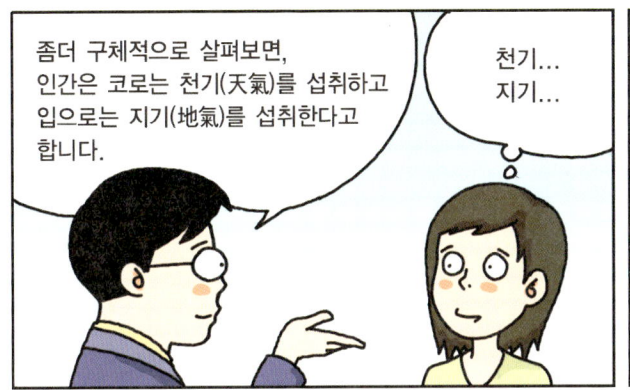
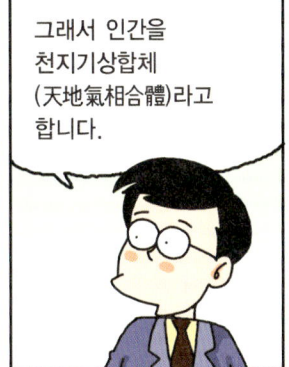
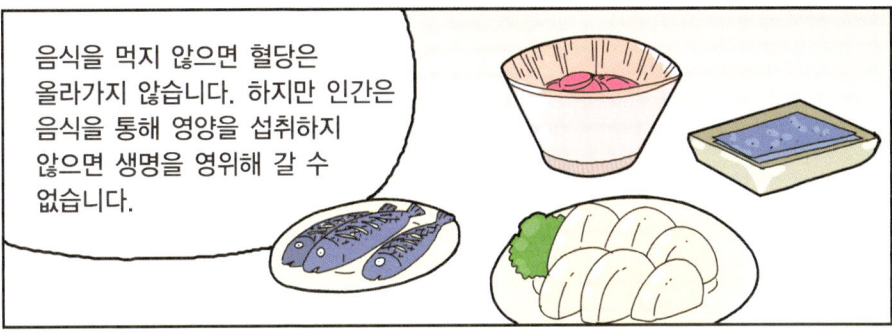
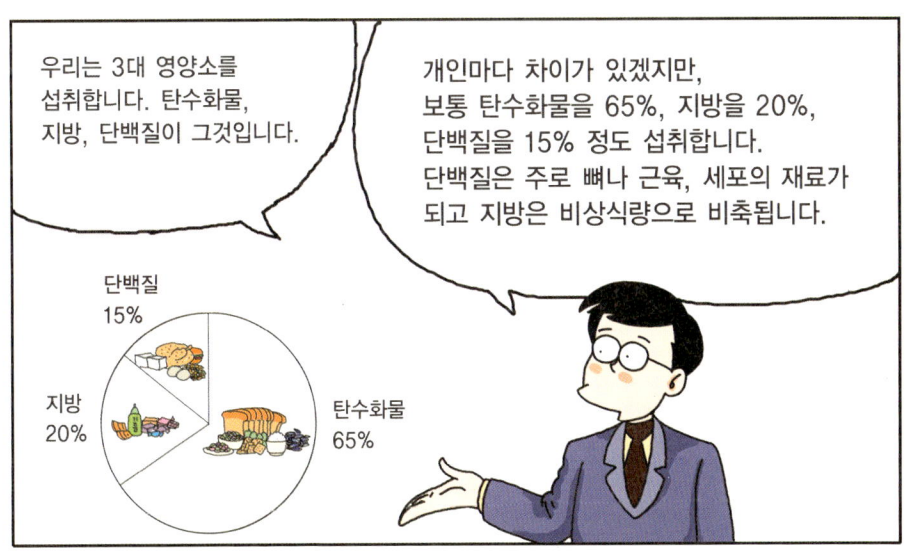

자동차가 연료를 태워서 움직이듯이 우리 인체는 주로 탄수화물에서 에너지를 얻습니다. 하지만 탄수화물이 에너지로 원활하게 바뀌지 못하는 것이 당뇨입니다. 마치 자동차에 연료를 10리터를 넣었는데 5리터 정도가 제대로 연소되지 못하고 연료탱크에 남아있는 꼴입니다. 에너지 효율이 떨어지는 모습입니다. 그래서 당뇨를 탄수화물 대사장애라고 합니다.

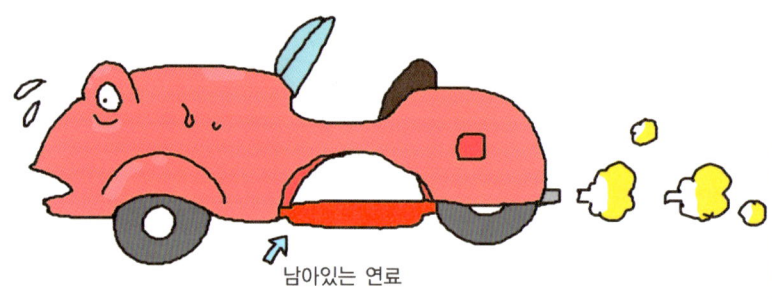

남아있는 연료

하늘을 나는 비행기의 연료탱크가 두 개이듯이 우리 인체도 연료탱크가 두 개라고 생각하면 됩니다. 즉 탄수화물은 소장에서 흡수되어 1/3은 간에 글루코겐(glucogen) 형태로 저장되고, 나머지 2/3는 근육에 글루코스(glucose) 형태로 저장됩니다.

근육(연료탱크)에 글루코스 형태로 저장

간(연료탱크)에 글루코겐 형태로 저장

연료탱크

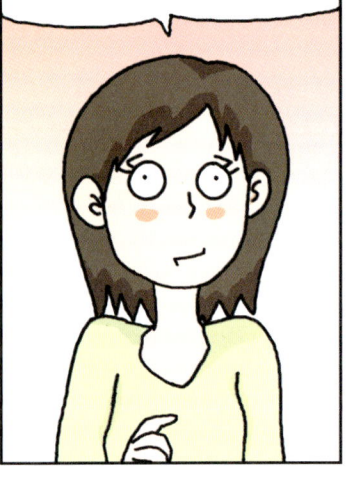
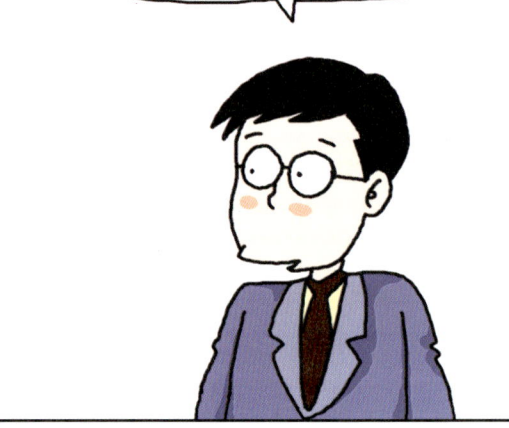
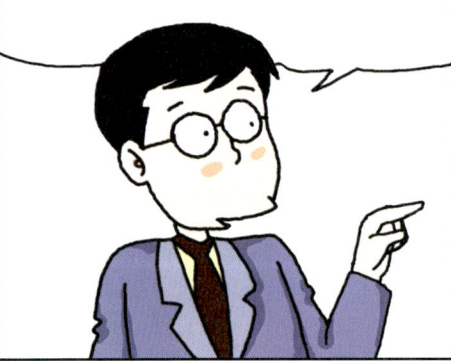
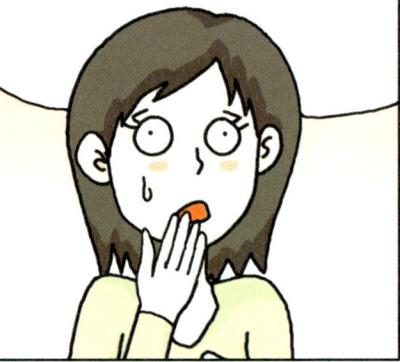

당뇨로 인해 혈관이 막혀 생기는 병

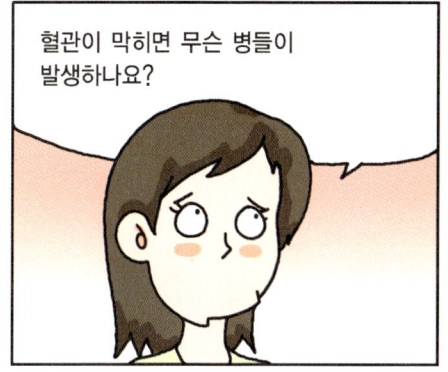

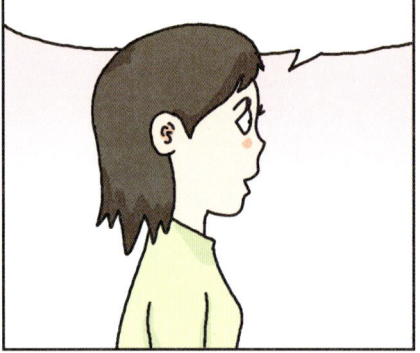

얼마 전에 아시아의 물개라 불렸던 분이 심장마비로 사망했는데 그것도 당뇨와 상관 있는 건가요?

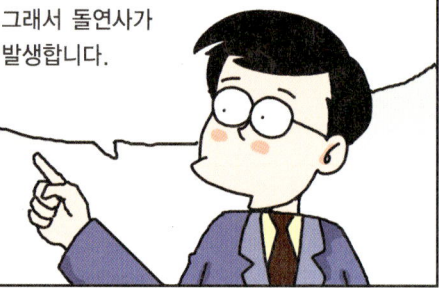

심장에 혈액을 공급하는 관상동맥이 있는데 여기가 막히면 동맥경화증(動脈硬化症)이 발생해서 심장 근육에 피가 공급되지 못합니다. 그러면 심장이 제대로 뛰지를 못하겠죠. 이것이 심근경색입니다. 그래서 돌연사가 발생합니다.

또 우리가 물을 정수기로 걸러서 마시듯이 인체에서 정수기의 필터 역할을 해주는 것이 콩팥(신장)입니다. 콩팥에는 혈액을 걸러 주는 깔때기(사구체)가 한쪽에 2백만 개씩 모두 4백만 개가 존재합니다. 혈액이 걸쭉해지고 빡빡해지면 사구체 여과율이 증가해서 사구체가 비대해지고 손상됩니다. 나중에는 사구체 여과율이 감소하게 되고 단백뇨가 지속적으로 나오고 결국에는 콩팥이 기능을 제대로 못하기 때문에 외부에서 투석을 해야 합니다. 이것이 신부전(腎不全)입니다. 신부전은 몹시 위험한 합병증입니다. 당뇨 환자는 신부전이라는 합병증이 기다리고 있습니다. 우리 인체에는 머리카락과 뼈만 빼고 혈관이 안 가는 곳이 없습니다. 그 혈관의 길이가 지구 세 바퀴 정도인데 이러한 혈관이 망가져서 당뇨 환자들을 괴롭히는 것입니다.

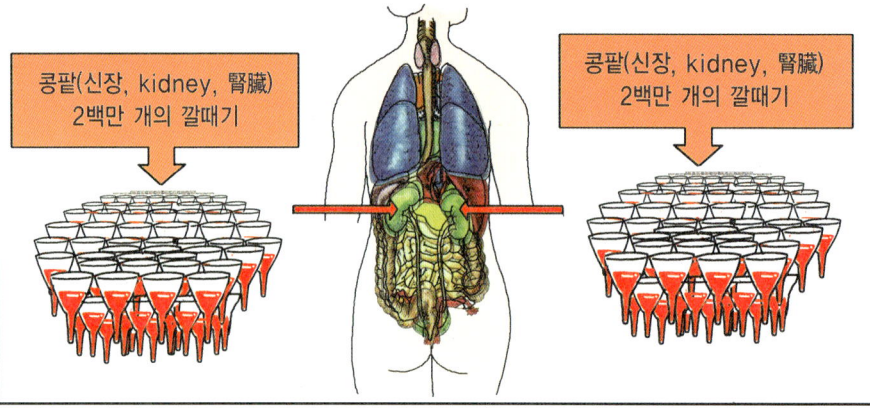

당뇨는 침묵의 살인자

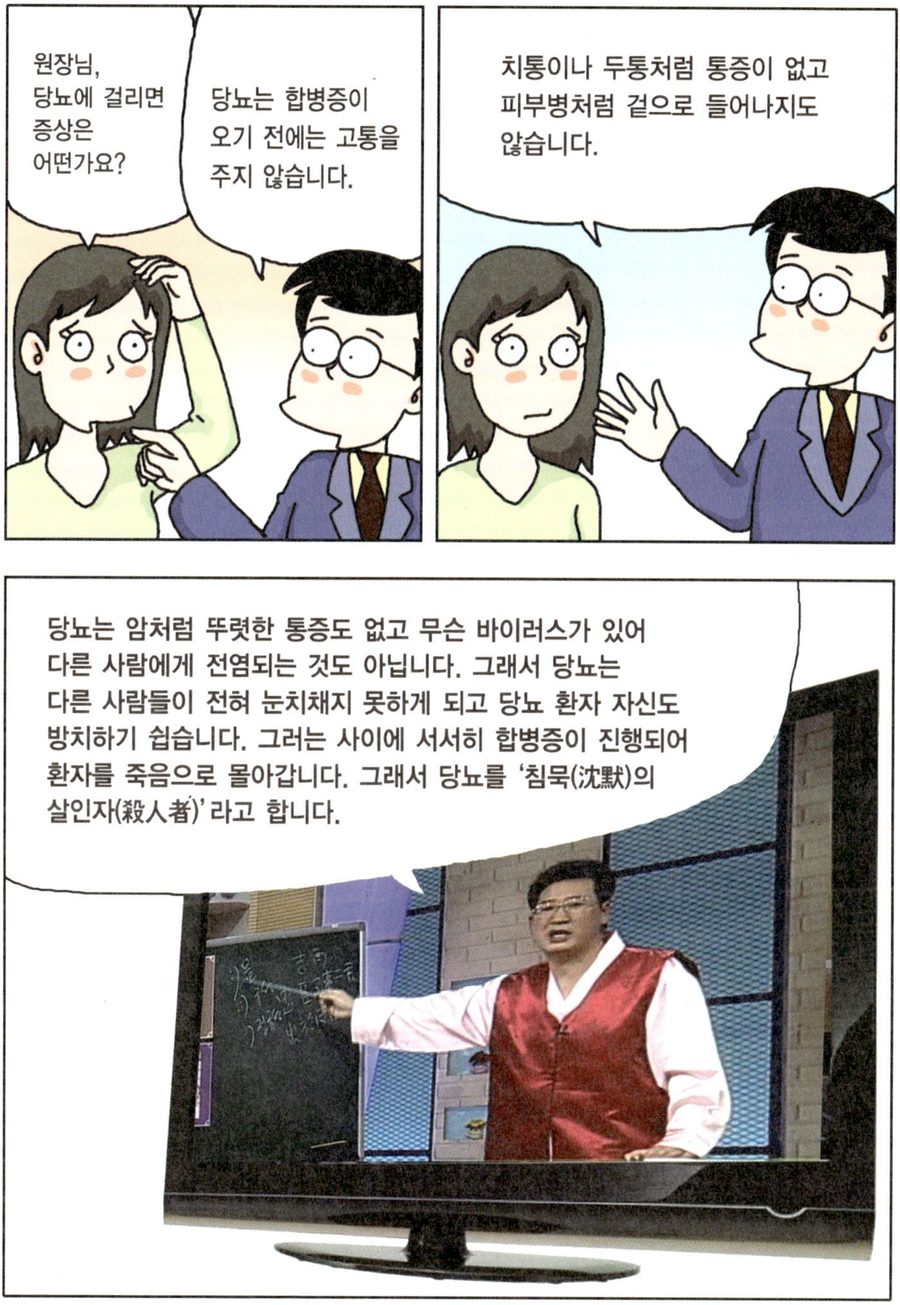

원장님, 당뇨에 걸리면 증상은 어떤가요?

당뇨는 합병증이 오기 전에는 고통을 주지 않습니다.

치통이나 두통처럼 통증이 없고 피부병처럼 겉으로 들어나지도 않습니다.

당뇨는 암처럼 뚜렷한 통증도 없고 무슨 바이러스가 있어 다른 사람에게 전염되는 것도 아닙니다. 그래서 당뇨는 다른 사람들이 전혀 눈치채지 못하게 되고 당뇨 환자 자신도 방치하기 쉽습니다. 그러는 사이에 서서히 합병증이 진행되어 환자를 죽음으로 몰아갑니다. 그래서 당뇨를 '침묵(沈默)의 살인자(殺人者)'라고 합니다.

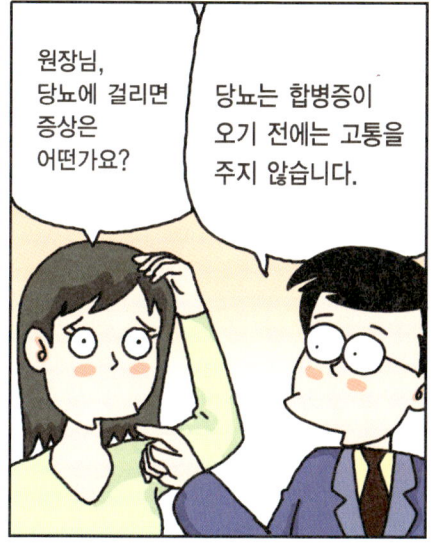

나의 아버지의 당뇨

나의 아버지는 2남2녀 중 장남으로써 위로 누님을 두 분 두시고 아래로는 남동생을 한 분 두신 상태였습니다. 어린 성장기에는 대체로 유복한 생활을 하셨지만 아버지가 12살 때 할아버지가 돌아가시는 바람에 장남으로서 실질적인 가장노릇을 하면서 가계를 책임지셔야 했습니다.

아버지는 10대 때 일본군에게 끌려가 함경도 회진까지 강제 압송되어 강제노역에 시달려야 했고,

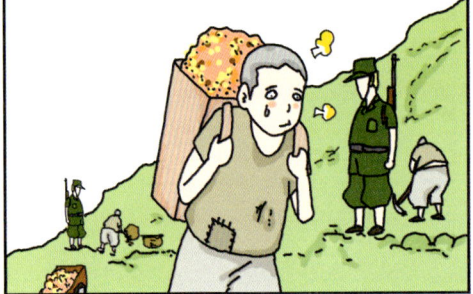

6.25 전쟁 중에 가족들을 돌보면서 극심한 스트레스를 받아 당뇨가 올 수밖에 없었던 것입니다.

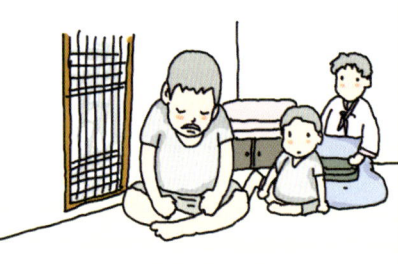

스프링을 늘였다가 놓으면 제자리로 돌아갑니다. 그러나 스프링을 한계치 이상으로 늘인다면 더구나 반복해서 그렇게 해버린다면 스프링은 탄성을 잃어버리고 원위치로 가지 못합니다.

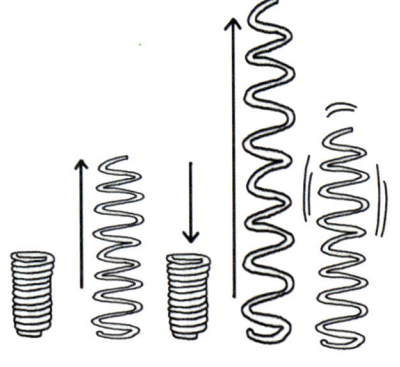

혈당수치도 스프링처럼 up-down을 계속하면서 동적인 균형을 유지합니다. 그러나 어떤 이유에서 너무 많이 상승해 버리면 탄성을 잃은 스프링처럼 제자리로 회귀하지 못하게 됩니다. 결국 정상범위의 혈당 수치를 찾지 못해 당뇨병으로 가게 됩니다.

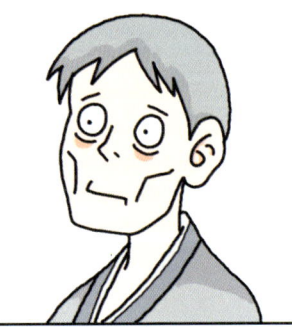

당뇨는 감염이 되는가?

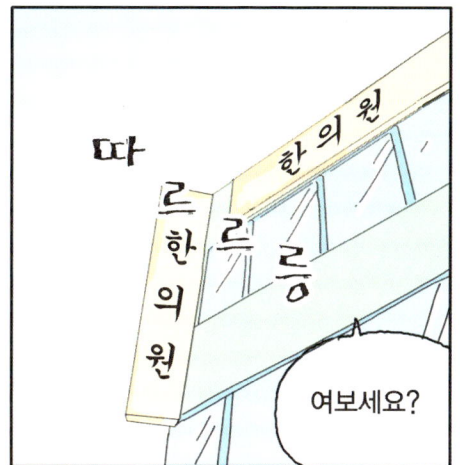
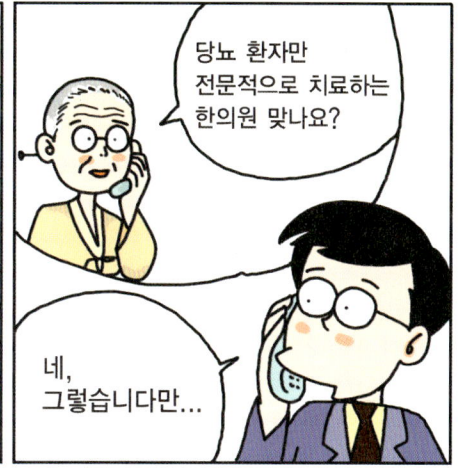
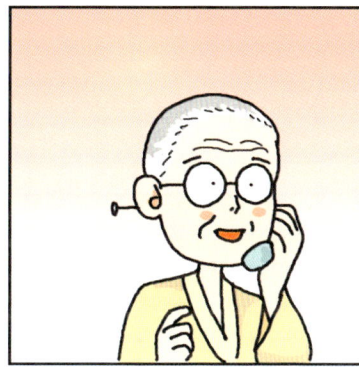

인슐린의 역할

단 음식을 많이 섭취하여 혈당이 올라가면 췌장에서 인슐린을 분비해 혈당을 낮춰 줍니다.

반면 혈당이 떨어졌을 때는 췌장이 글루카곤을 분비해 혈당을 높여 줍니다.

아..

글루카곤은 혈당을 올리는 작용을 하고 인슐린은 혈당을 내리는 작용을 한다는 것이군요.

그렇지요. 이러한 글루카곤 호르몬과 인슐린은 길항작용(拮抗作用)을 하면서 혈액 속의 포도당 수치가 정상이 되도록 상호작용을 합니다.

또 췌장에는 소마토스타틴이란 호르몬이 있는데, 이 호르몬은 글루카곤과 인슐린의 분비를 조절하는 역할을 담당하고 있습니다.
세 가지 호르몬은 서로 견제와 협조로 혈당의 수치를 조절하는데 이러한 조절이 원활하게 이루어지지 않으면 당뇨가 발병하게 됩니다.

혈당을 조절하는 췌장

그래서 당뇨 환자들이 병원가서 인슐린 주사를 맞는 건가요?

인슐린은 혈액 속에 있는 포도당을 세포 속으로 운반해서 혈당을 저하시켜 주는 작용을 하고 또 당분, 지방, 단백질 등의 영양소를 연소시켜 에너지도 만들고 단백질이 파괴되었을 때도 보충해 주는 역할을 합니다.

이렇듯 인슐린이 참 중요한데 만약 인슐린 공급이 제대로 안 되면 혈당이 급격히 올라갑니다.

인간의 인체기관 중 췌장(膵臟)과 간(肝)이라는 장기가 당뇨와 아주 밀접한 관계가 있습니다. 췌장의 기능이 떨어지면 당뇨가 생깁니다.

인간의 장기 중 당뇨병에 영향을 가장 많이 미치는 것이 췌장이고 인슐린은 이러한 췌장의 랑게르한스섬에서 만들어집니다.
1869년 독일의 병리학자 랑게르한스(Paul Langerhans, 1847~1888)에 의해 발견되었습니다.

당뇨병을 초래하는 요인

1. **유전(遺傳)** : 부모 중 한쪽이 당뇨병 환자이면 2세는 30%의 발병 가능성이 있으며, 양 부모가 당뇨이면 60% 정도의 발병 가능성이 있습니다.

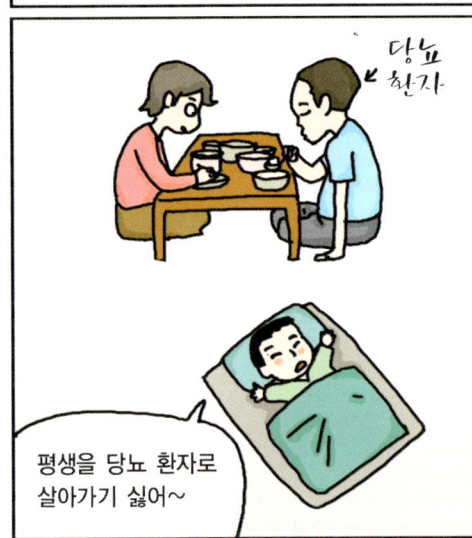
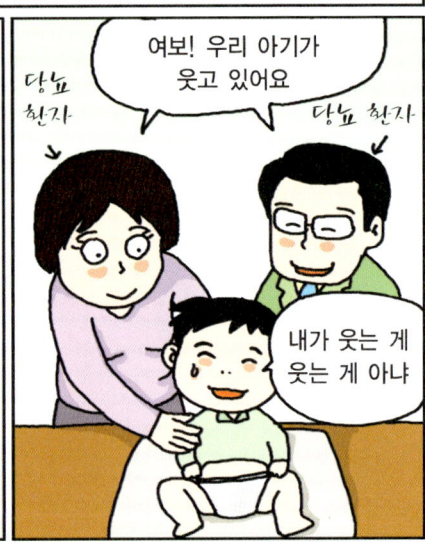

2. **비만(肥滿)** : 비만의 경우 지방조직에서는 인슐린 작용을 방해하는 지방산이 방출되어 인슐린 저항성이 발생하여 당뇨병이 생길 수 있습니다. 특히 복부 비만의 92%가 당뇨인 것으로 보아 과체중보다 복부 비만이 훨씬 위험함을 알 수 있습니다.

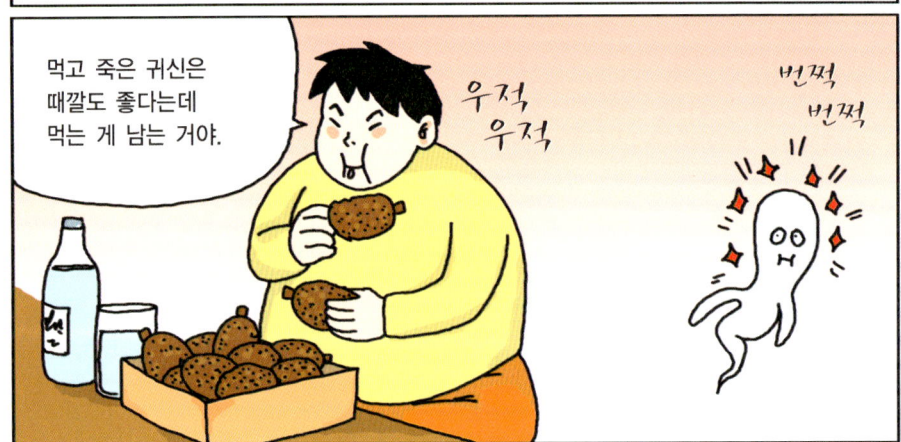

3. 식생활(食生活) : 서구화된 식단, 가공식품, 인스턴트 식품 등은 우리 인체에 독소만 쌓아가는 꼴이 되어 인체 기능이 더욱 무기력해지게 됩니다.

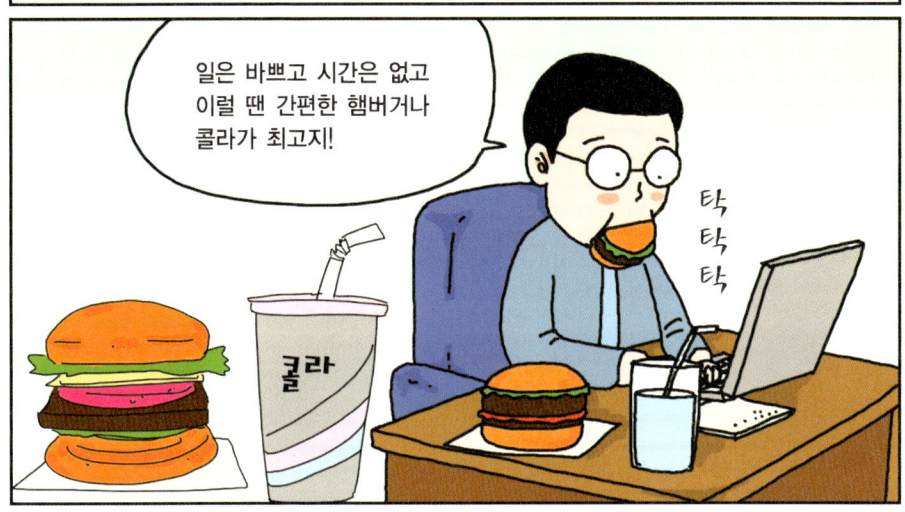

4. 약물복용(藥物服用) : 음식을 먹든 알콜을 섭취하든 화공약품을 먹든 모두 간에서 해독해야 합니다. 그러나 지나치게 독한 약물이나 과량의 약물은 간을 지치게 하고 결국 간이 손상되면 간에서 당 대사를 못하기 때문에 당뇨로 연결될 수 있습니다.

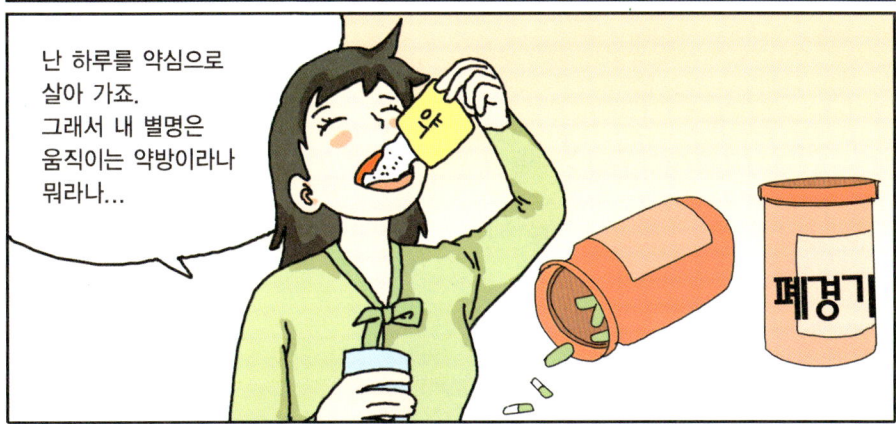

5. 감염증(感染症) : 면역력이 떨어지게 됩니다.

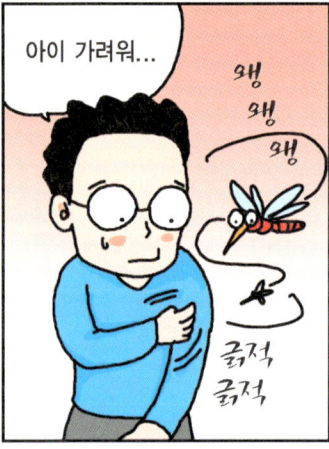

6. 운동 부족 : 운동은 모든 성인병 예방과 치료에 도움이 됩니다. 근육을 튼튼히 하면 혈당의 홍수 현상을 예방할 수 있습니다.

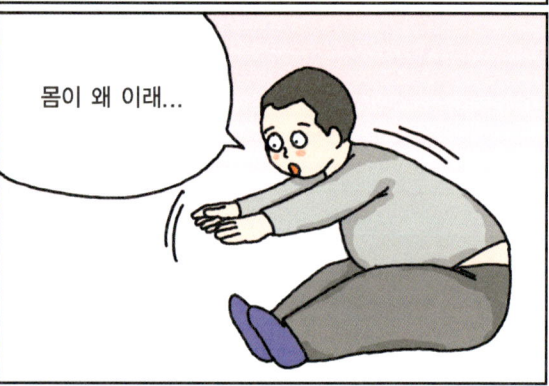

7. 산업화에 따른 생활의 불규칙 : 자연에도 규칙적인 사이클이 있듯이 인체에도 지켜야 할 주기가 있습니다. 자연을 역행하면 건강이 나빠지는 건 당연한 현상입니다.

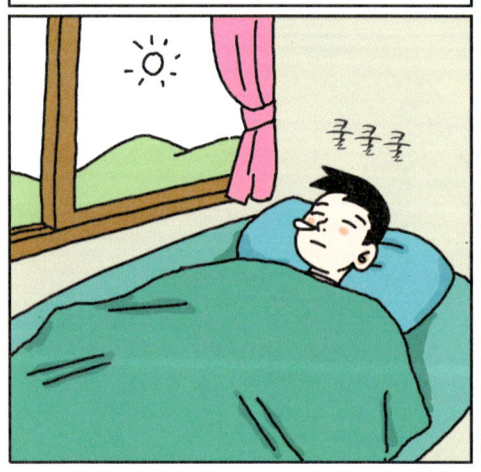

8. 폐경 이후의 내분비 이상 : 이 또한 당뇨의 원인이 됩니다.

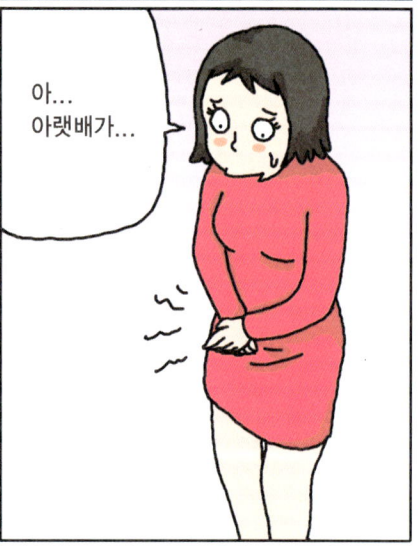

9. **스트레스** : 스트레스를 받는 것은 마치 전쟁을 치르거나 홀로 산길을 가다 호랑이를 만나는 것과 같습니다.
전쟁이 일어나면 사람들은 죽을 힘을 다해 피난을 가거나 식량을 사재기합니다.

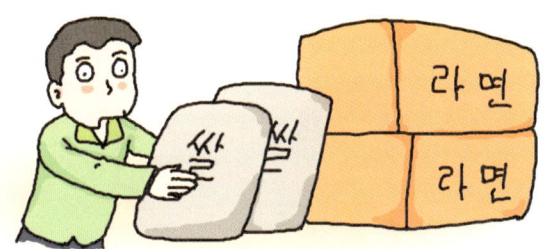

만약 산길을 가다 호랑이를 만난다면 젖 먹던 힘까지 다해서 도망가거나 그렇지 않으면 돌멩이라도 주워 호랑이와 싸워야 합니다. 그럴 때 엄청난 에너지가 필요하겠지요.

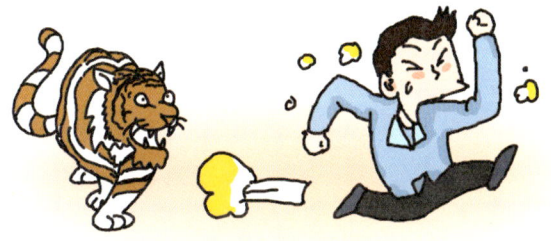

마찬가지로 스트레스라는 위기 상황에 부딪히면 인체는 에너지(포도당)를 보호하기 위해 부신에서 알도스테론(aldosterone), 코르티솔(cortisol), 카테콜아민(catecholamine)과 같은 스트레스 호르몬이 분비되어 인슐린이 포도당을 없애는 작용을 막아 버립니다. 그래서 스트레스로 인한 포도당 수치가 올라가게 되는 것이지요.

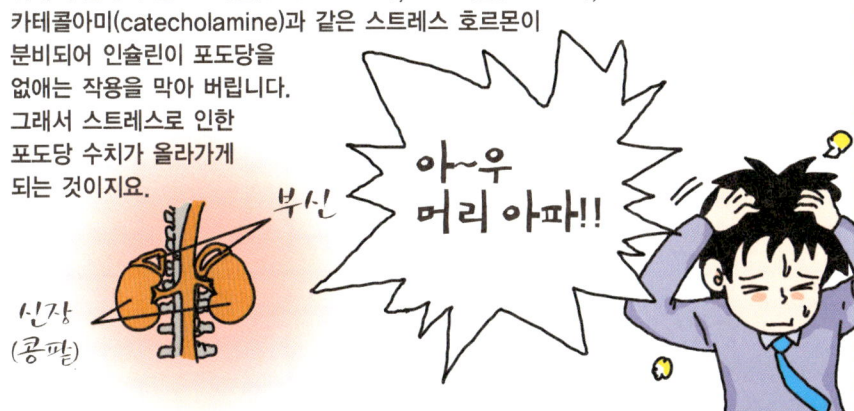

10. 조급증과 불안감, 초조감 등은 호르몬 시스템을 교란시킵니다.

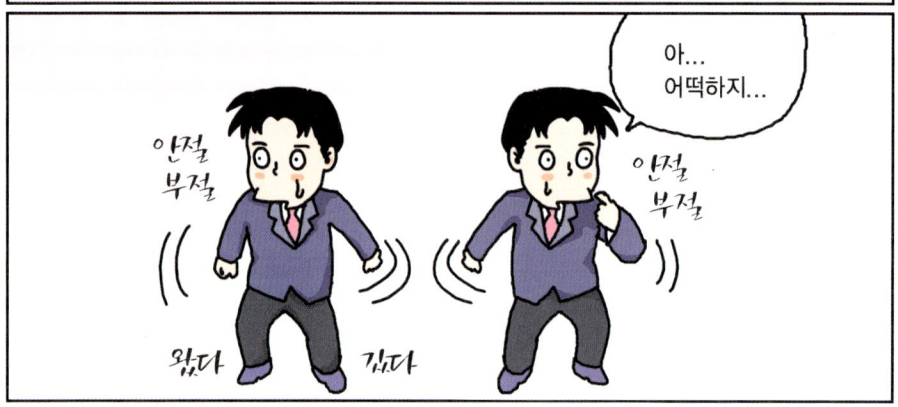

11. 부정적인 사고방식 : 긍정적인 태도는 인생은 물론 건강까지도 좌우합니다. 그러나 부정적인 태도는 스스로 스트레스를 유발하여 자신의 건강한 심신(心身)을 갉아 먹습니다.

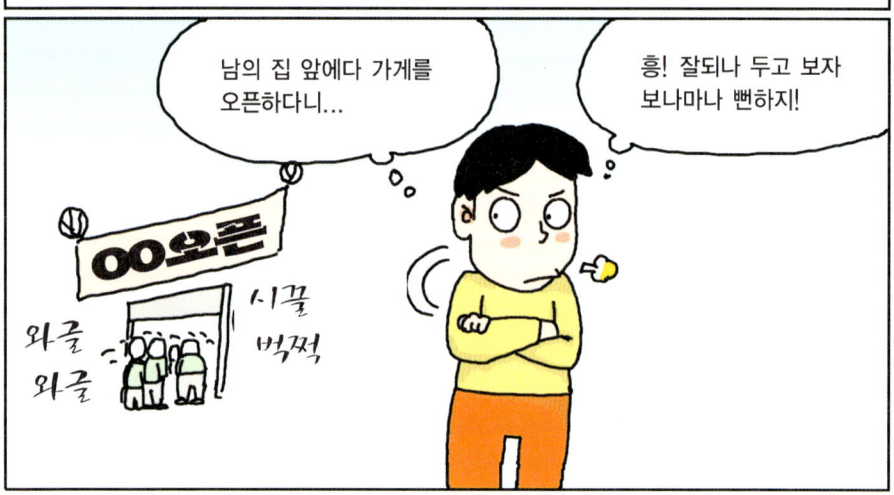

12. 잘못된 식습관 : 조선시대 임금들의 평균수명은 42세였습니다. 정제된 음식과 육류 등 고량진미한 음식이나 단 음식은 식적(食積)을 초래하는데 이는 위장(胃臟)과 대장(大臟)에 열(熱)을 유발하게 됩니다.

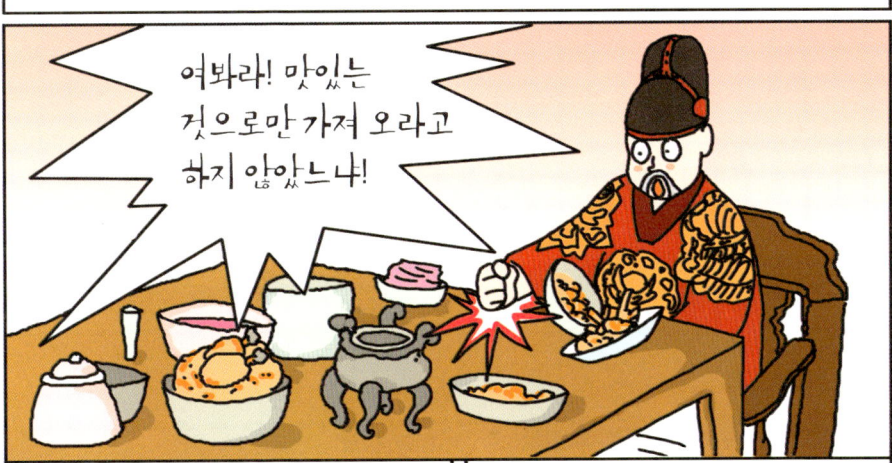

13. 노령(老齡) : 인체가 노령화되면 모든 혈관들이 막히고 장기들이 노쇠하여 남자는 항문이 내려오고, 여자는 항문뿐만 아니라 자궁도 빠지는 예가 많습니다.

14. 임신(姙娠) : 임신 시에는 에너지 대사의 변화가 당 대사에 악영향을 주기 때문에 산모에게 당뇨의 소인이 있으면 임신 중 당뇨병이 생길 확률이 많습니다.

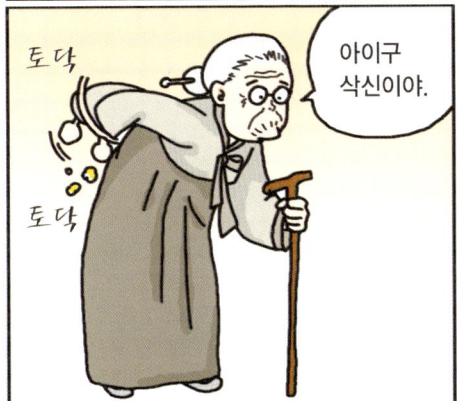
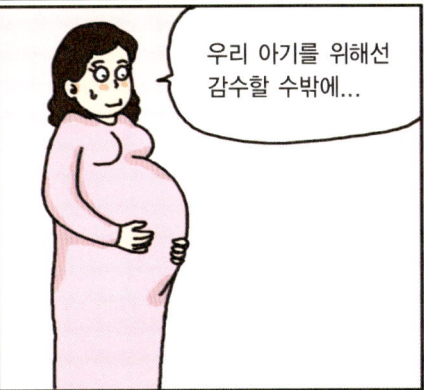

스트레스 극복을 위한 생활수칙

웃음은 건강과 행복의 비결. 15초 웃으면 이틀 더 오래 삽니다.

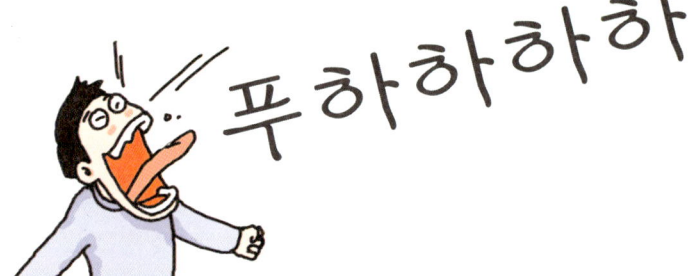

결과를 맡기고 과정을 즐깁니다.

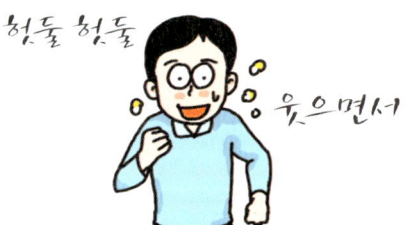

화가 날 때 5분 정도 타임 아웃을 갖습니다.

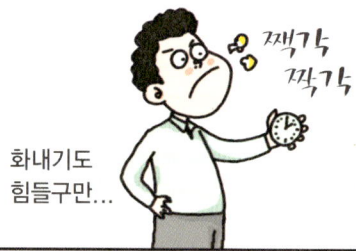

자연과 함께하는 시간을 자주 갖습니다.

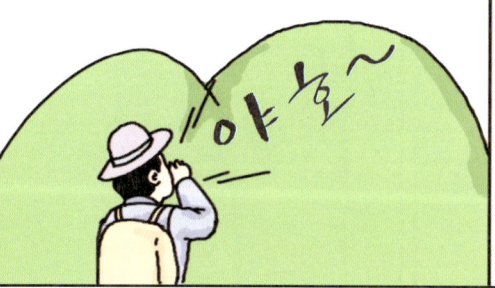

술과 담배를 자제합니다.

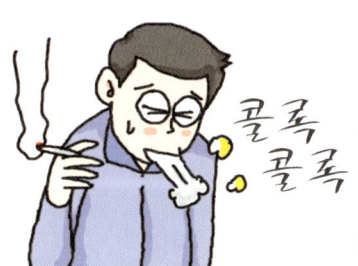

이런 사람들은 당뇨에 조심하자

부모님이 당뇨 환자인 경우, 30대 이후에 5kg 이상 체중이 증가하는 경우

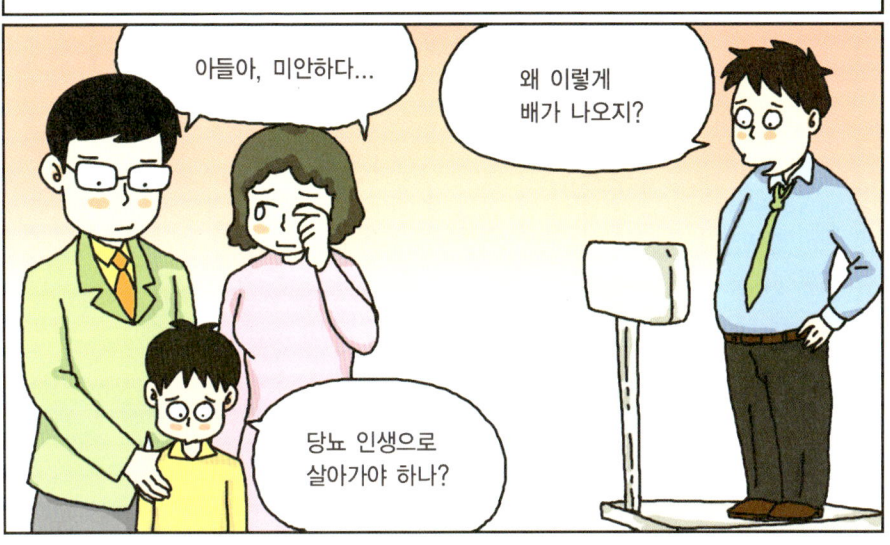

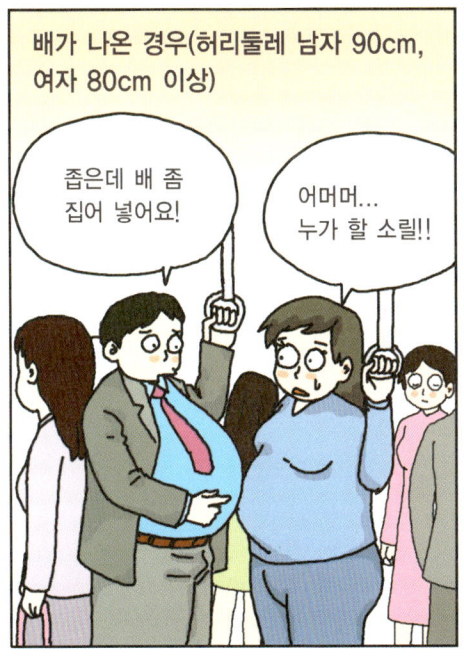

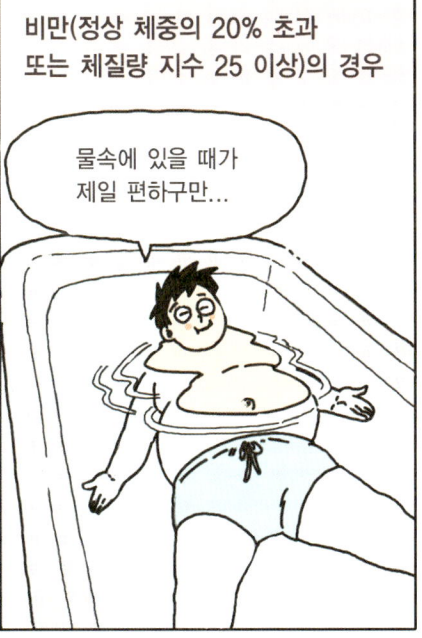

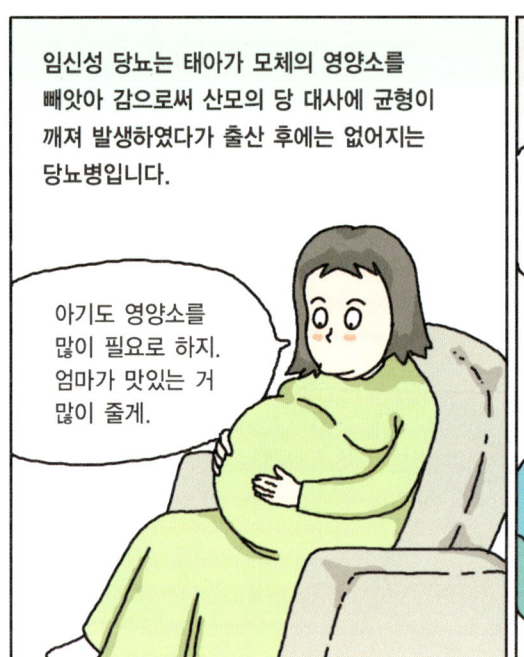

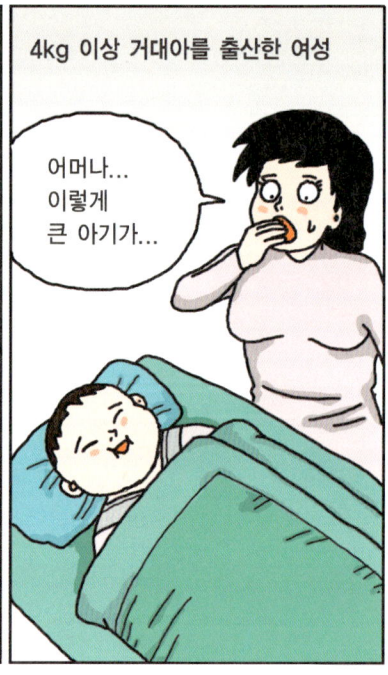

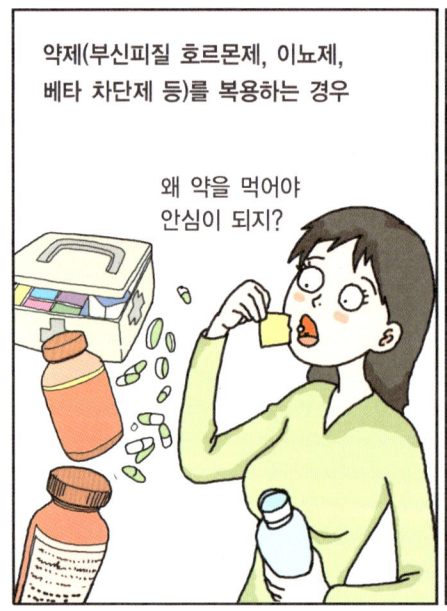

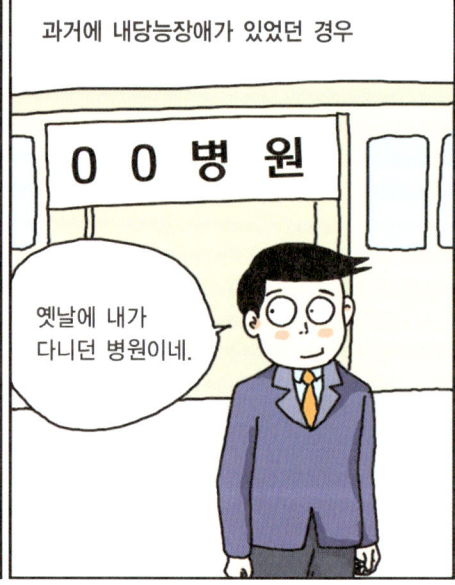

2장 당뇨의 증상과 진단

당뇨의 증상과 진단
인슐린 의존형과 비의존형
당뇨의 증상
당뇨의 진단
내당능장애
당화혈색소(HbA1c) 검사

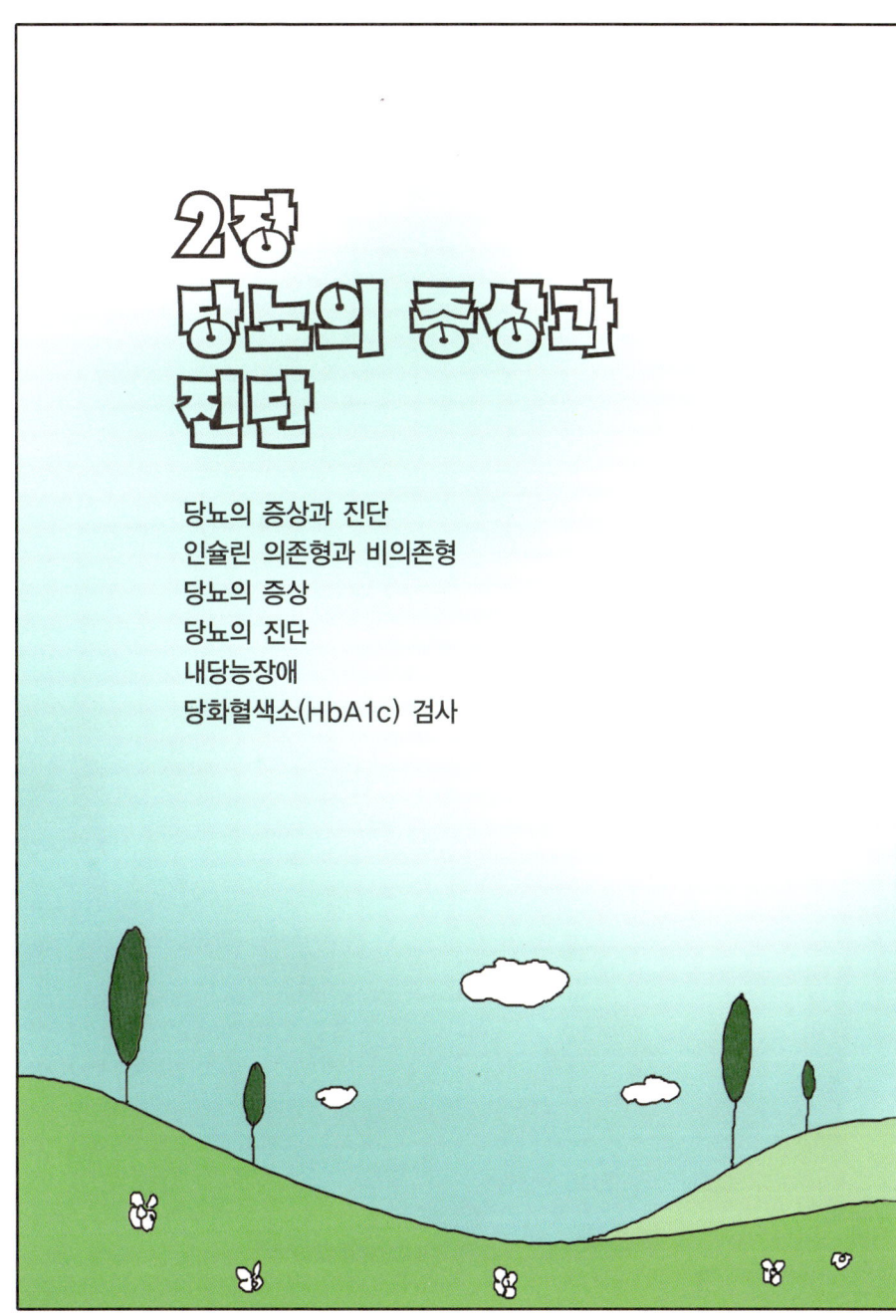

당뇨의 증상과 진단

당뇨, 즉 한방에서 말하는 소갈의 증상은 편의상 세 가지로 분류합니다.

첫째는 심한 갈증을 느껴 물을 많이 마시는 다음(多飮)이고 둘째는 정상적인 절차로 에너지 공급이 안 되므로 공복감이 생겨 과식을 하는 다식(多食)입니다.

세번째는 혈관에 흐르는 포도당이 에너지로 전환되지 못하고 소변으로 배출되는 다뇨(多尿)입니다.

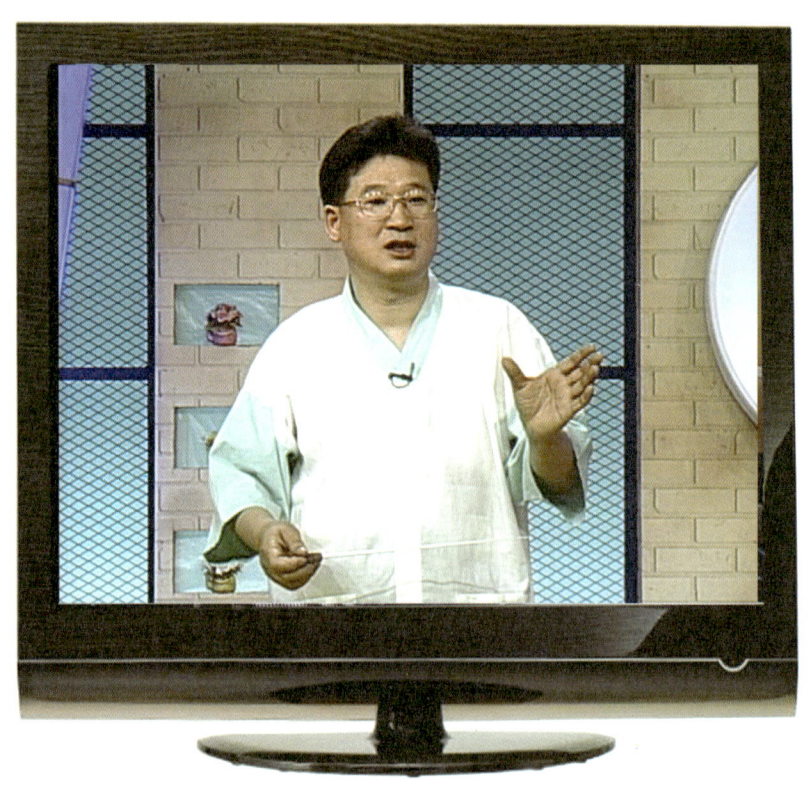

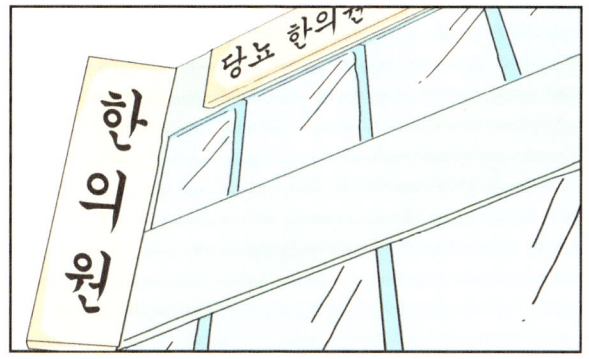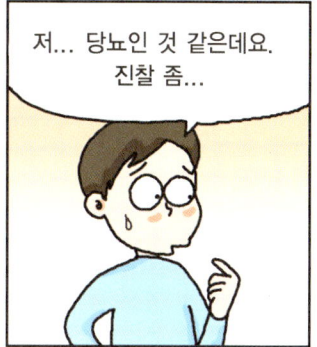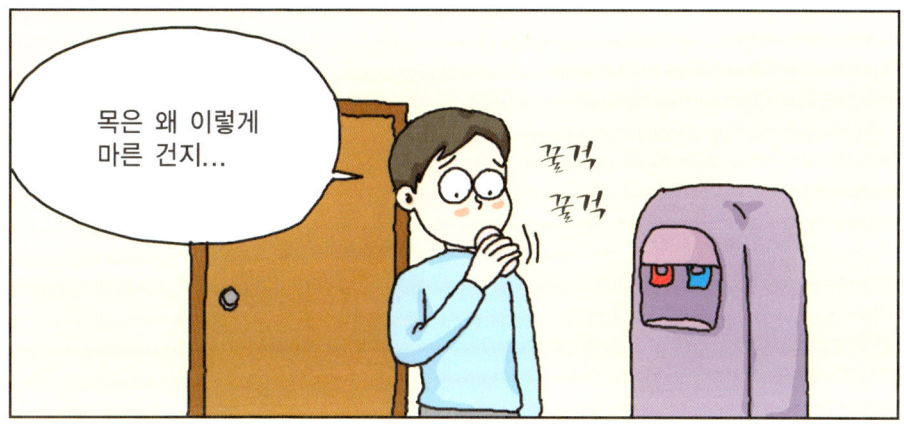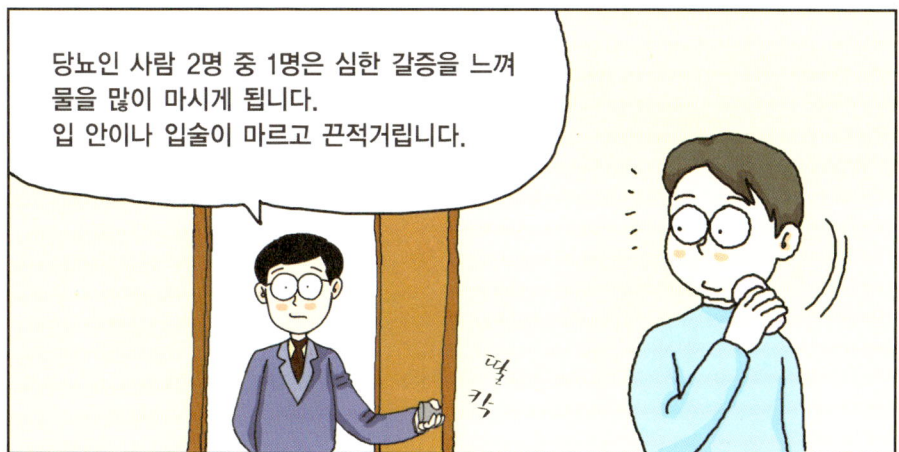

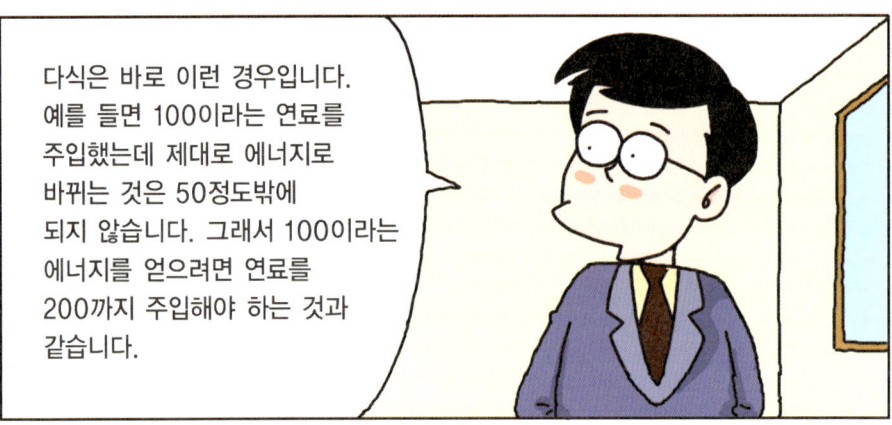
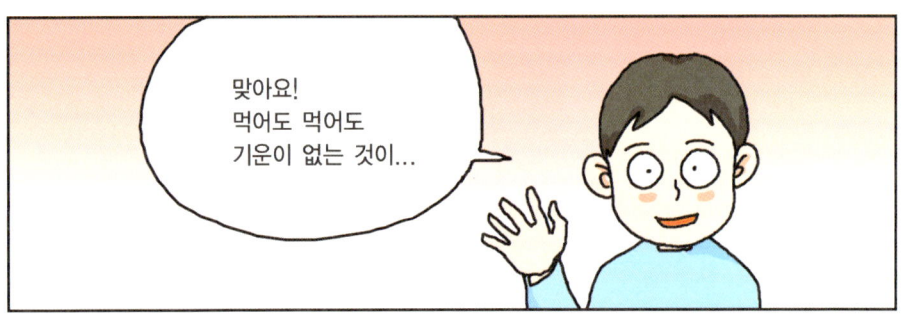
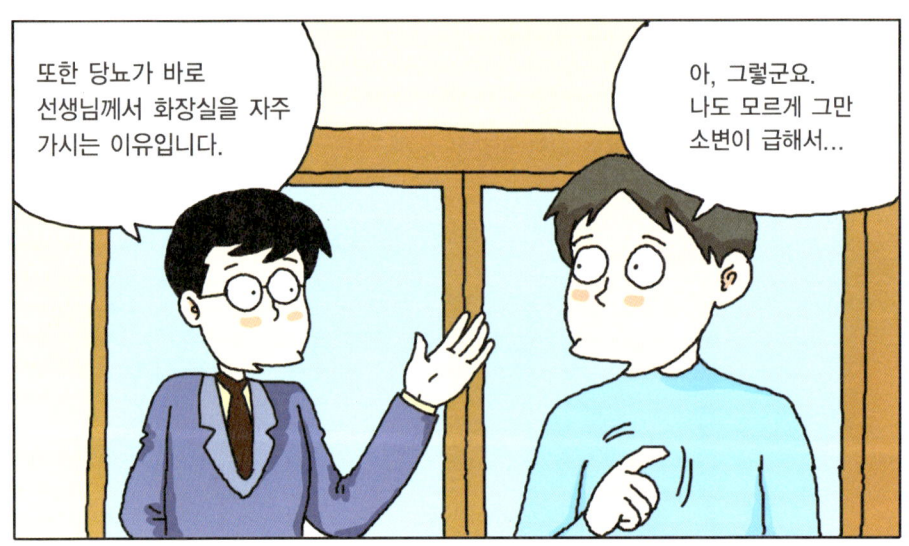

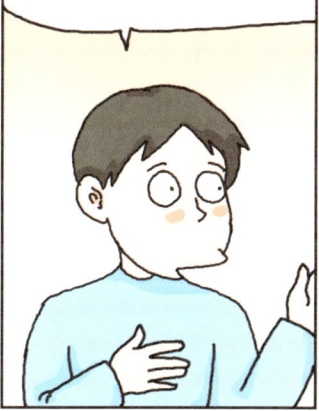
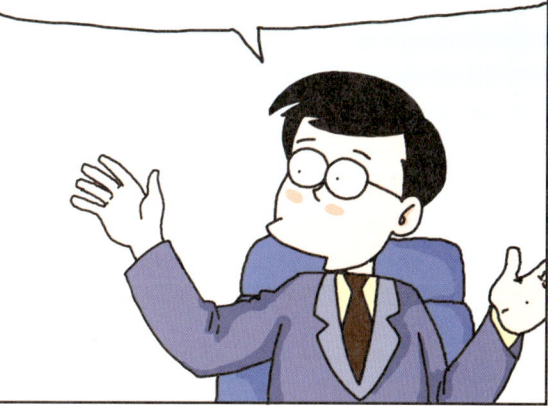
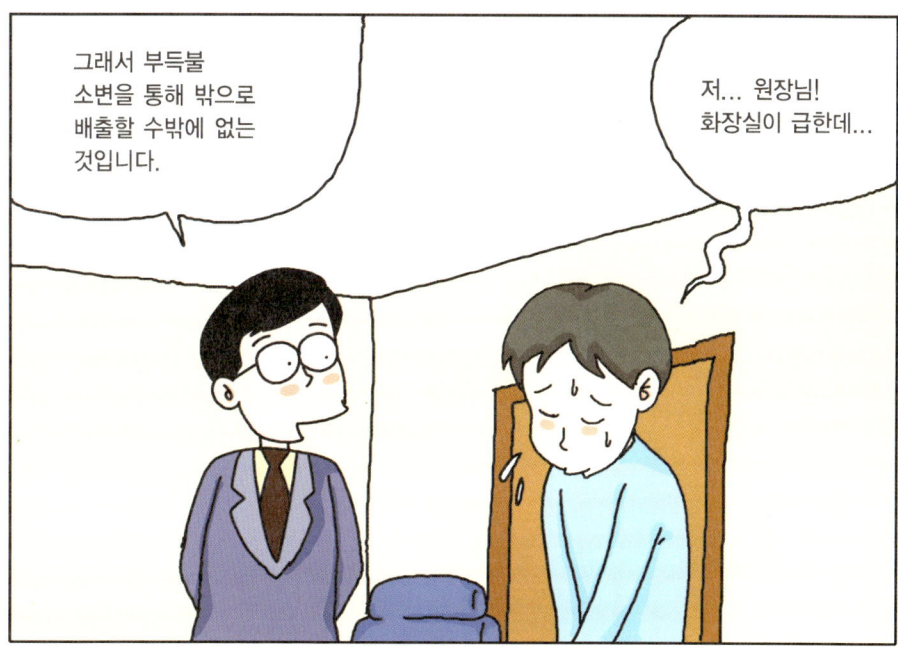

인슐린 의존형과 비의존형

당뇨의 증상은 매우 다양한 측면이 있어서 일률적으로 단정할 수 없습니다.

인슐린 비의존형과 의존형의 차이는 무엇인가요?

인슐린 비의존형의 경우 초기단계에서는 증상을 겉으로 보거나 진찰하는 것만으로는 거의 알 수 없습니다.

그러나 인슐린 의존형은 발병 당시에 증상이 매우 뚜렷하기 때문에 본인은 물론 주위 사람도 알게 됩니다.

아... 겉으로 드러나지 않아 당뇨를 무서운 병이라고 하는군요?

그렇지요. 다른 말로는 급성경과와 만성적인 경과로도 구분을 합니다.

〈급성경과〉를 보이는 당뇨병의 대표적인 증상은 물을 자주 찾고 소변량과 식사량이 늘어나는데 그럼에도 불구하고 체중은 줄며 쉽게 피곤해집니다.

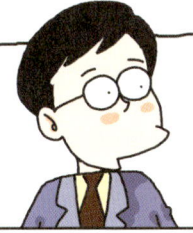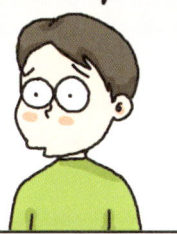

이에 비해 〈만성적인 경과〉를 보이는 당뇨병은 별다른 증상이 없습니다. 병이 진행되다가 3~5년이 지나서야 각종 합병증으로 나타납니다. 당뇨 환자의 50% 정도는 발병 초기에 아무런 증상을 느끼지 못하는 만성입니다.

만성은 인슐린 비의존형과 같은 과이네요.

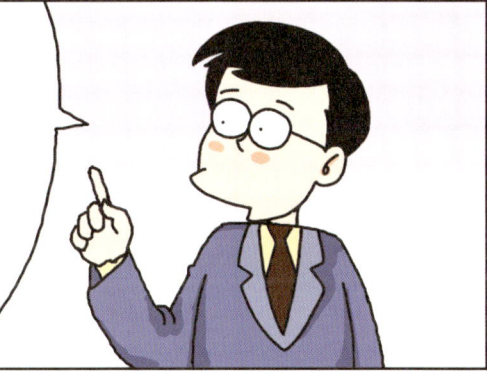

이러한 당뇨 환자의 20~30% 정도가 망막증, 신부전증 등 각종 합병증으로 발전해 있기 때문에 급성경과를 보이는 당뇨보다 훨씬 위험합니다. 무증상(無症狀)이 결과적으로 더 위험하다는 것입니다.

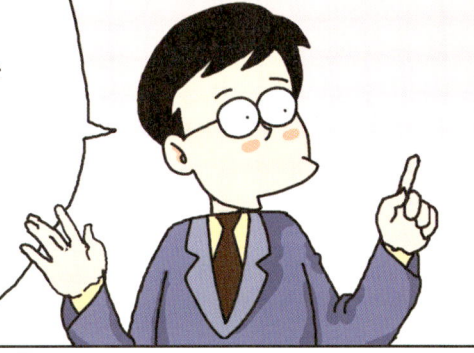

인슐린 의존형의 경우 다뇨, 다식, 다음, 체중 감소라는 증상이 빠른 시기에 나타나지만 인슐린 비의존형과 만성은 혼수상태(昏睡常態)가 되어야 비로소 당뇨병임을 알게 됩니다.

당뇨의 증상

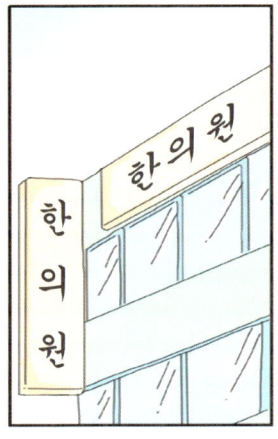

원장님, 소변을 너무 자주 보는 게 꼭 당뇨 같아요?

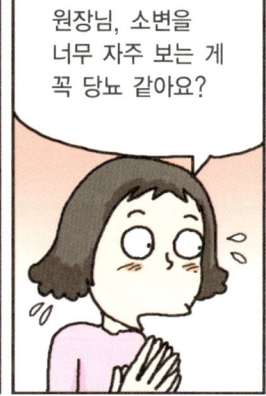

보통 사람의 하루 소변량은 1~1.5리터인데, 당뇨환자는 2리터 이상이고 그 정도이면 다뇨라고 할 수 있습니다.

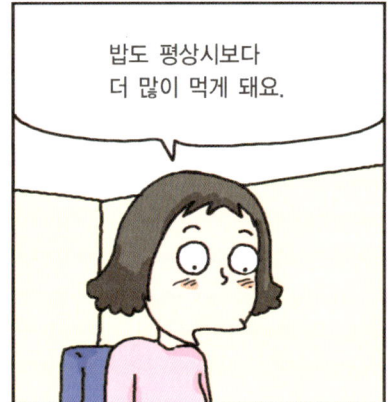

밥도 평상시보다 더 많이 먹게 돼요.

정상적인 절차를 통해 에너지를 공급받지 못하기 때문에 공복감이 생기고 따라서 과식하게 되어 있습니다.

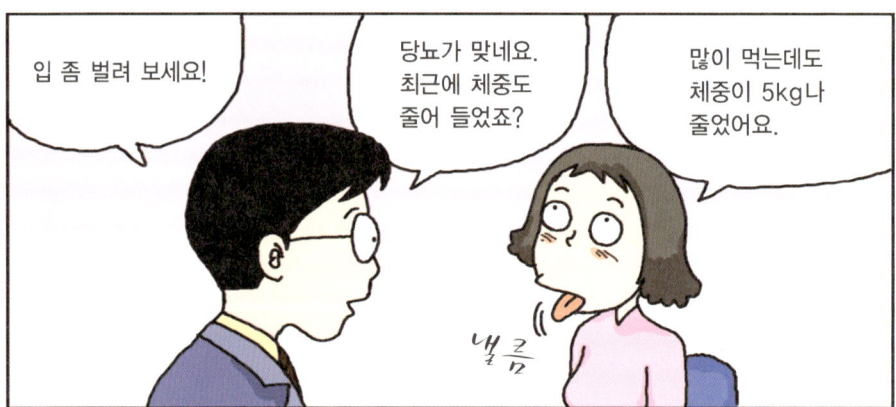

입 좀 벌려 보세요!

당뇨가 맞네요. 최근에 체중도 줄어 들었죠?

많이 먹는데도 체중이 5kg나 줄었어요.

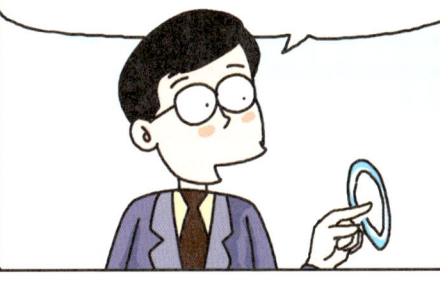
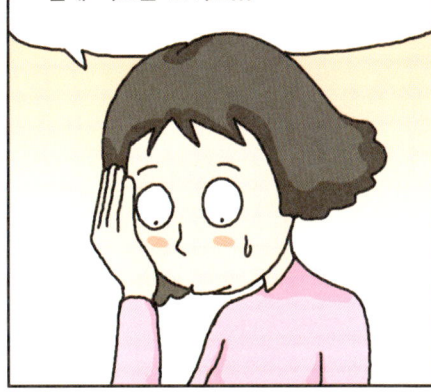
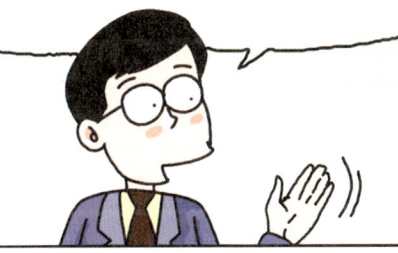
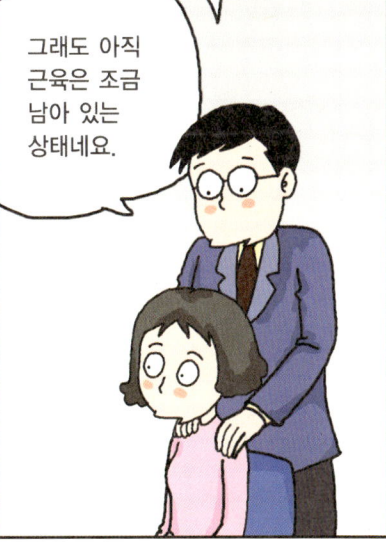

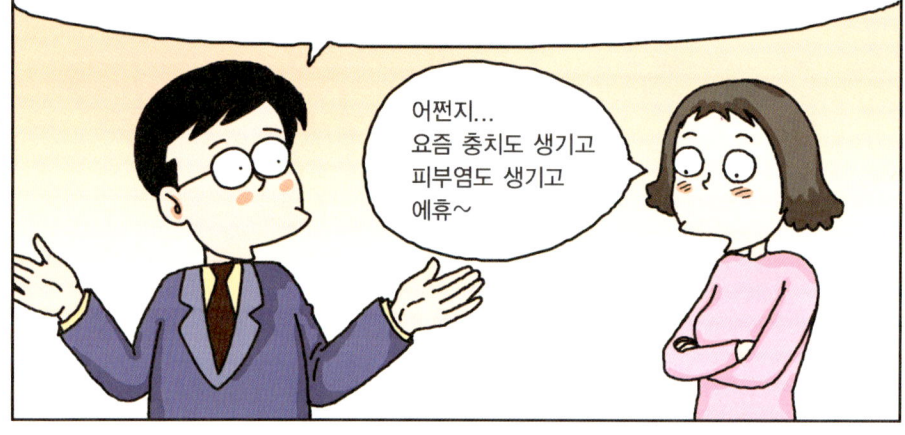

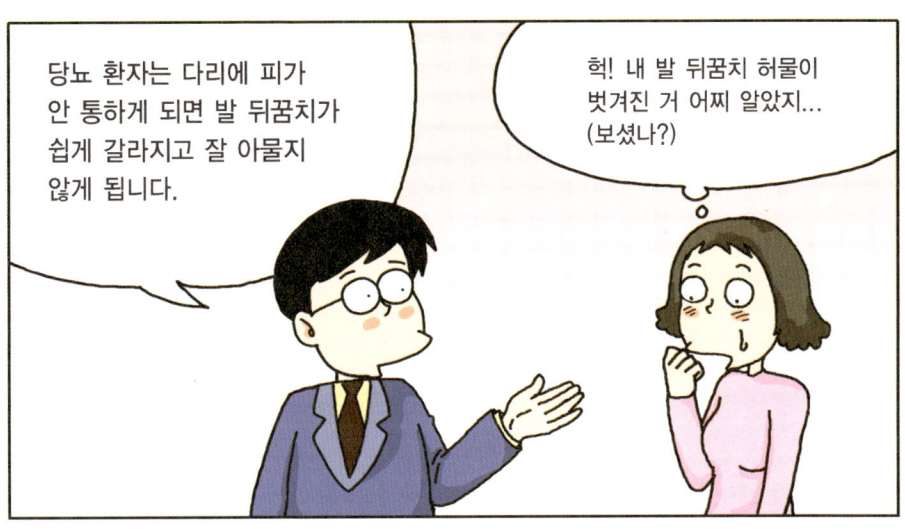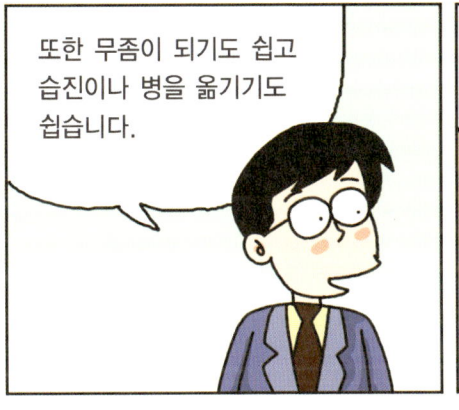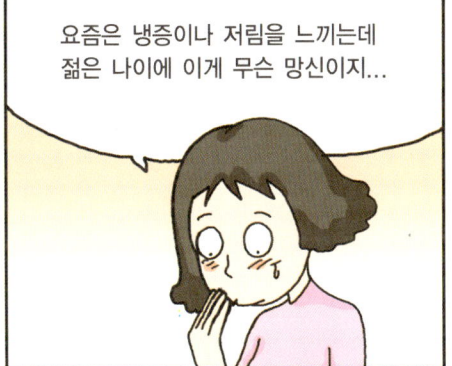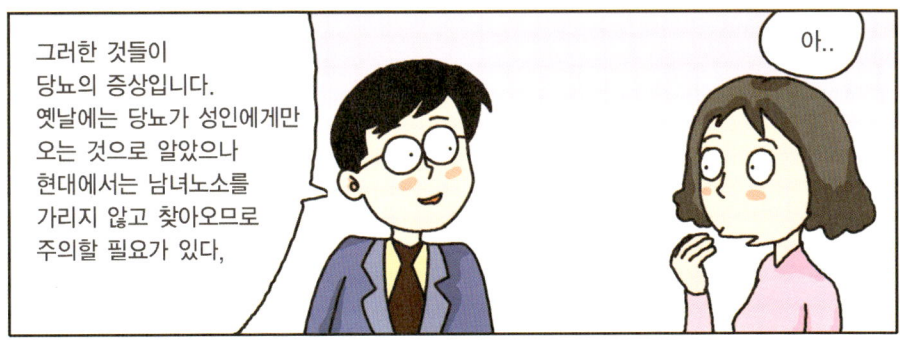

당뇨의 진단

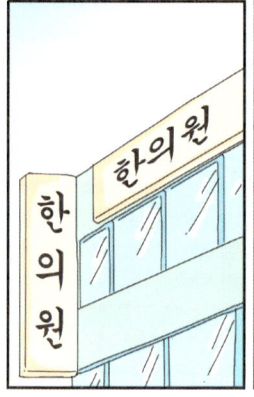
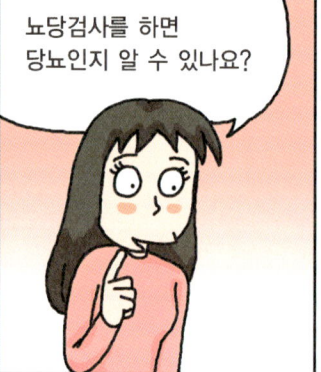
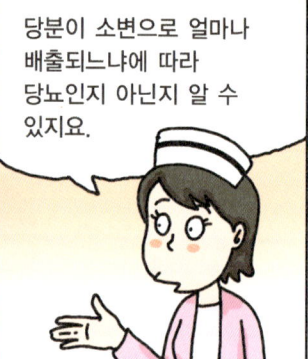
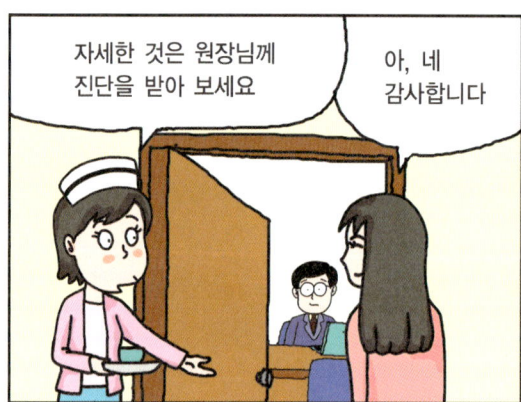
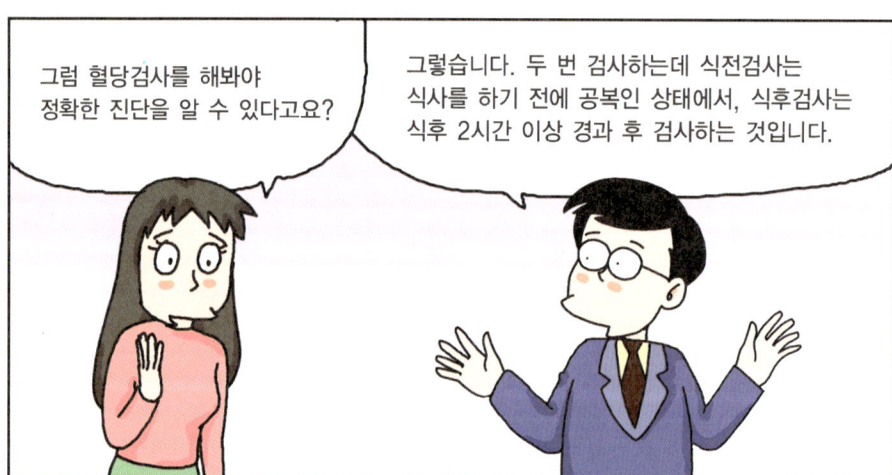

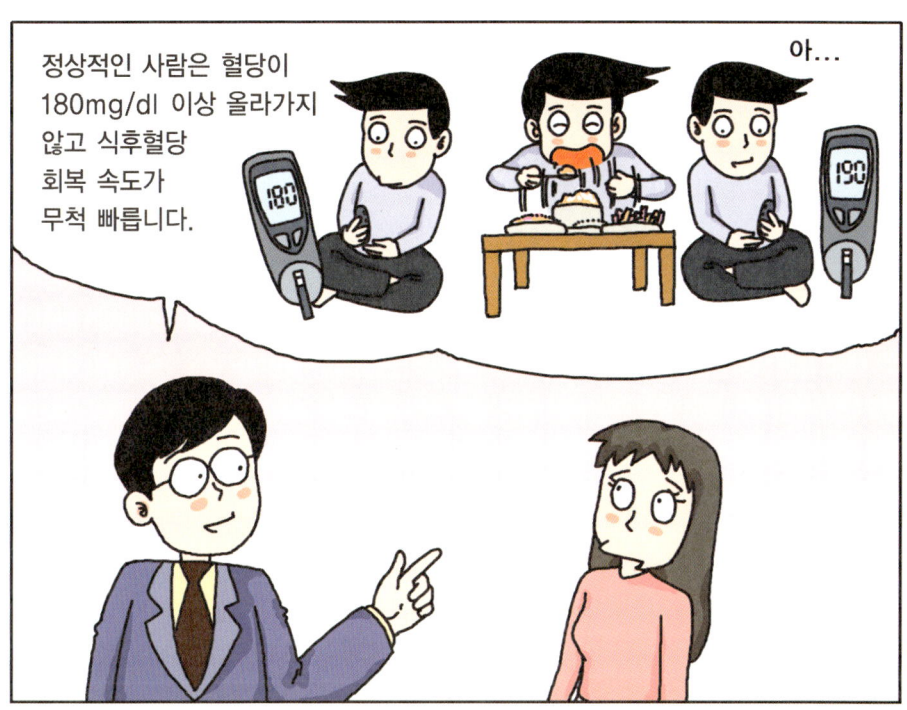

포도당 부하검사 : 공복 시의 혈액을 채취하여 수치를 측정하고 난 뒤, 포도당 75g을 물 300ml에 희석하여 마신 후 30분, 1시간, 1.5시간, 2시간 이렇게 30분 간격으로 채혈합니다. 혈장을 분리한 후 혈당의 변동추이를 측정하는 검사입니다. 정확성이 매우 높습니다.

당뇨 진단 – 전혈 포도당 농도(mg/dl)			
시간	정상	내당능장애	당뇨병
공복	109 이하	110~125	126 이상
1시간	180 이하	200 이상	200 이상
2시간	140 이하	140~199	200 이상

내당능장애

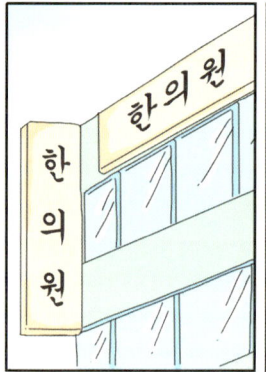
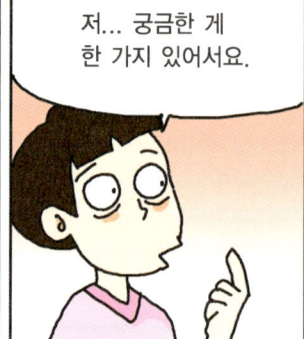
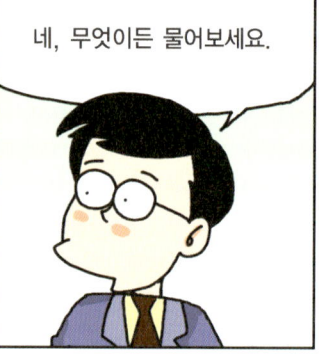
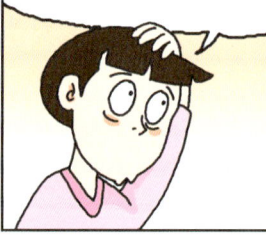
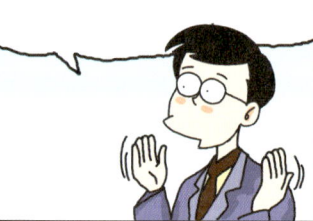
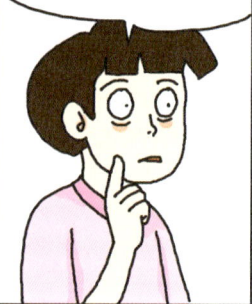
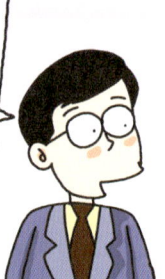

당화혈색소(HbA1c) 검사

원장님 당화혈색소라는 검사를 해보았는데 수치가 8.5가 나왔어요.

당화혈색소는 혈당이 증가되어 적혈구에 있는 혈색소(헤모글로빈)에 포도당이 붙은 상태를 말합니다.

정상 수치는 4~6%이고, 당뇨 환자에게는 6.5% 미만을 권합니다. 8% 이상의 수치는 아주 위험한 상태입니다. 당화혈색소 수치는 자신의 혈당 관리가 얼마나 잘되고 있는지 비교적 정확하게 알려주는 지표입니다. 이 수치가 높으면 당뇨 관리가 제대로 안 되고 있는 것입니다. 따라서 더욱 철저하게 식사 관리나 운동을 하면서 적극적으로 대처해야 합니다.

또한 체중이 늘어나는 것은 매우 위험하니 체중 관리를 엄격하게 하고, 1년에 2회 이상 당화혈색소 수치 검사를 하는 것이 좋습니다.

당화혈색소(%)	관리 상태	평균 혈당(mg/dL)
13		330
12	합병증의 위험 높음	300
11		270
10		240
9		210
8	합병증의 위험 낮음	180
7		150
6		120
5	정상 범위	90
4		60

아...

3장 당뇨의 종류와 합병증

당뇨의 종류
　　임신성 당뇨 / 소아 당뇨

당뇨의 합병증

당뇨로 인한 만성합병증
　　당뇨성 망막증 / 당뇨성 뇌졸중 / 심장마비
　　당뇨성 신장병증 / 신경계에서 발생하는 합병증
　　족부괴저 / 치주염과 충치

당뇨로 인한 급성합병증
　　당뇨성 케톤산혈증
　　고혈당성 고삼투압성 비케톤성 혼수
　　저혈당증

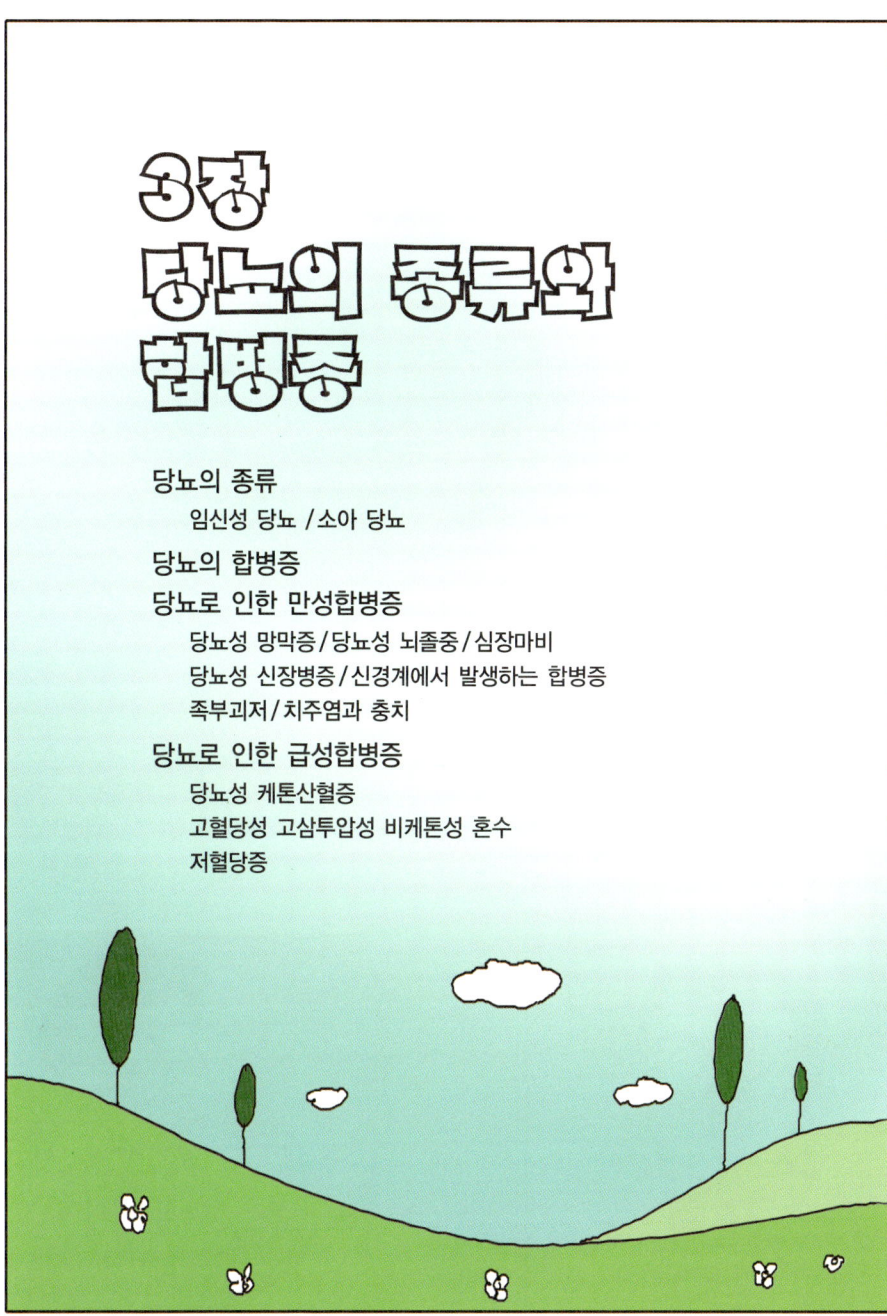

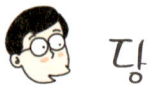
당뇨의 종류

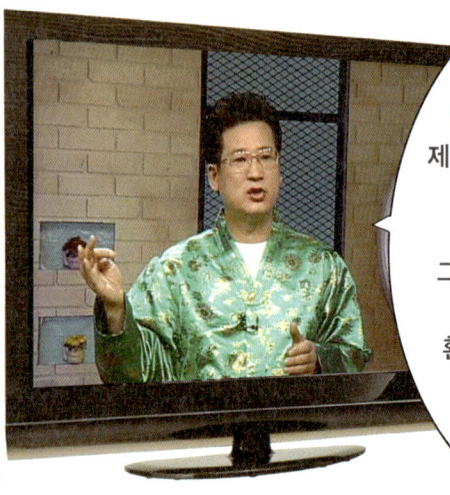

일반적으로 당뇨는 인슐린 의존 여부에 따라 제1형 당뇨(인슐린 의존형)와 제2형 당뇨(인슐린 비의존형)로 나뉘며 그 밖에 소아 당뇨와 임신성 당뇨, 노인성 당뇨가 있습니다. 그러나 한의학 치료의 특성상 환자에 따라 당뇨를 더욱 세분합니다. 환자가 100명이면 당뇨도 100가지, 환자가 천 명, 만 명이면 당뇨도 천 가지, 만 가지로 세분화하여 접근합니다.

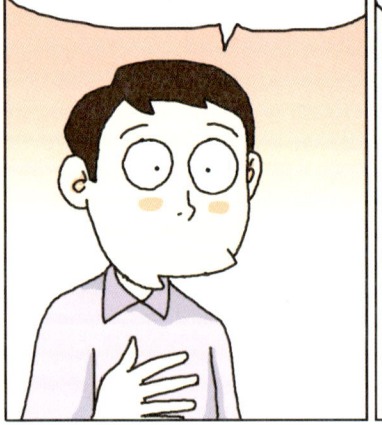

원장님! 제1형 당뇨병이란 인슐린에 의존해서 치료해야 한다고 들었는데 맞습니까?

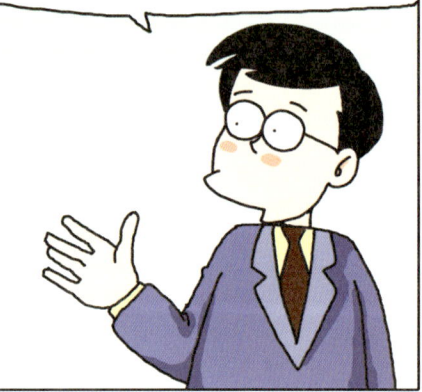

어린아이가 엄마의 보살핌에 의존하지 않고는 생명을 지탱할 수 없는 것처럼 제1형 당뇨는 인슐린에 절대적으로 의존해야 합니다. 급성으로 발병하며 증상이 뚜렷하고 몸은 야위게 됩니다.

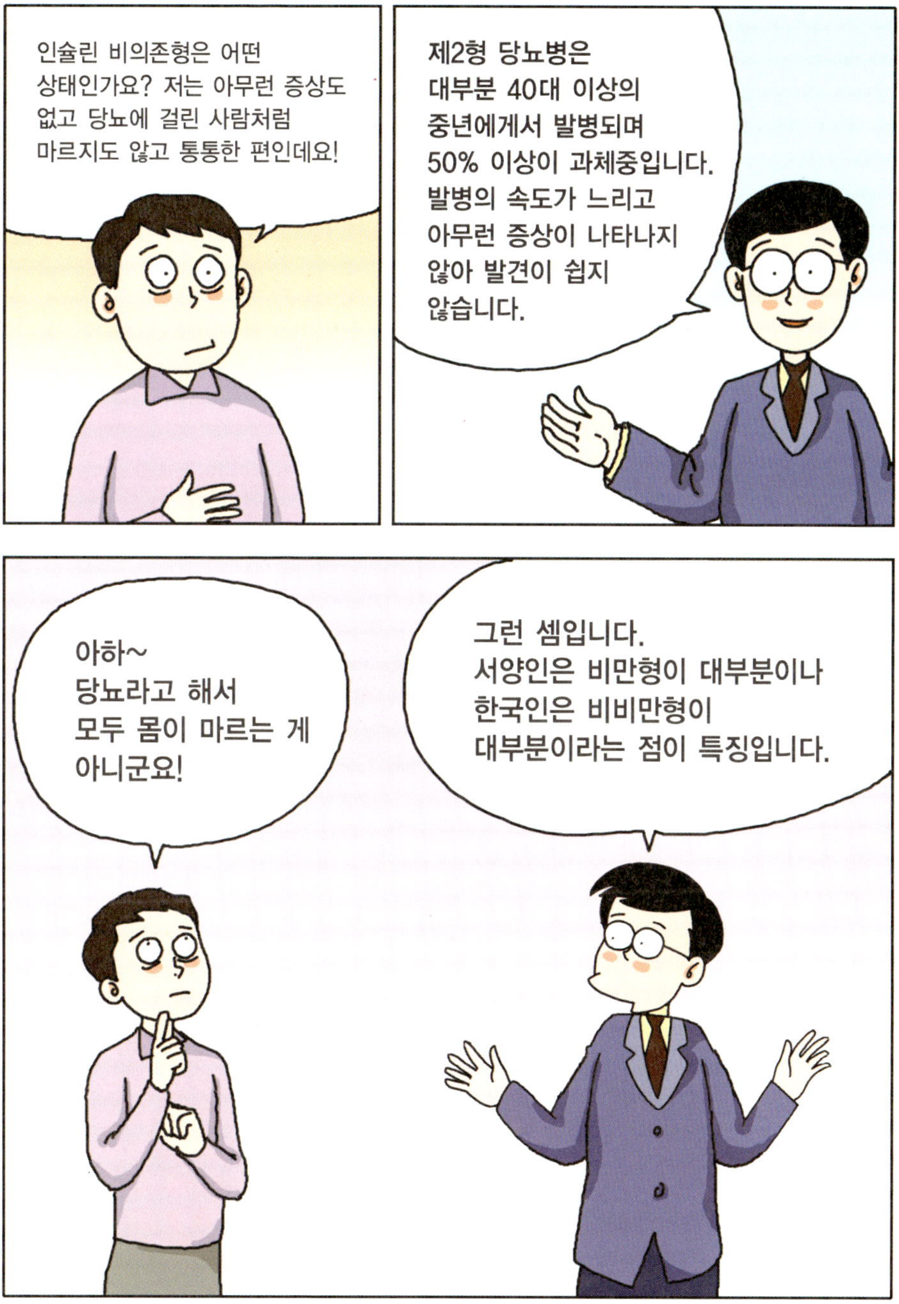

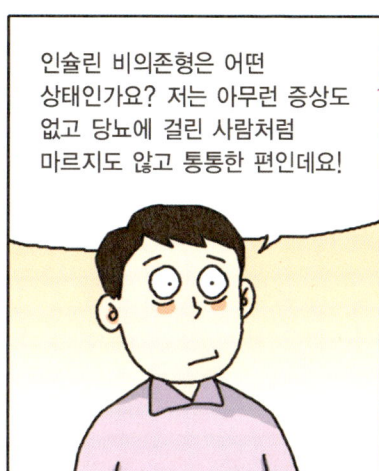
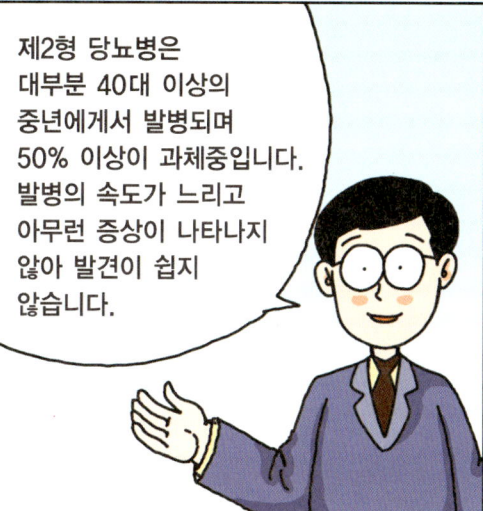

(1) 임신성 당뇨

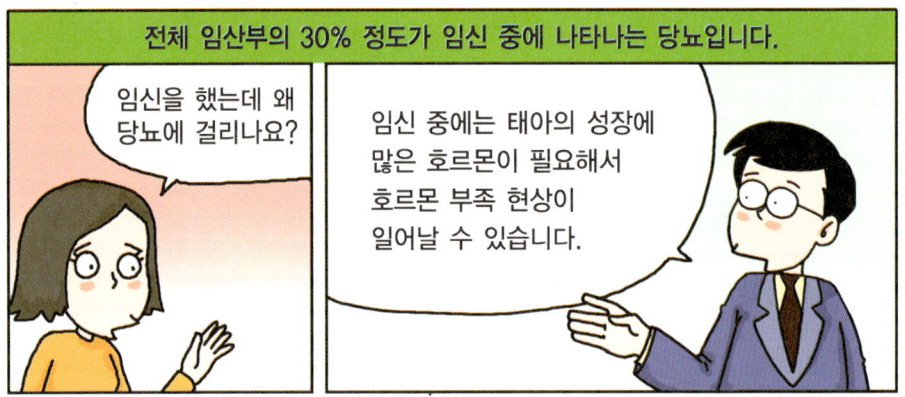

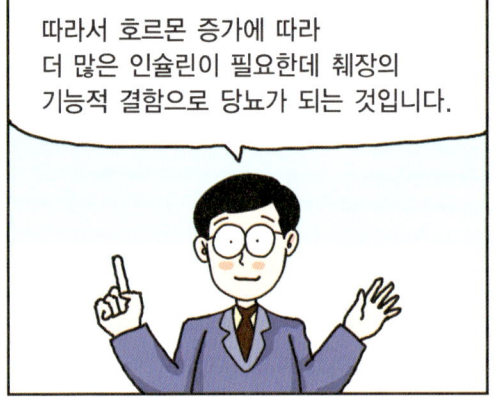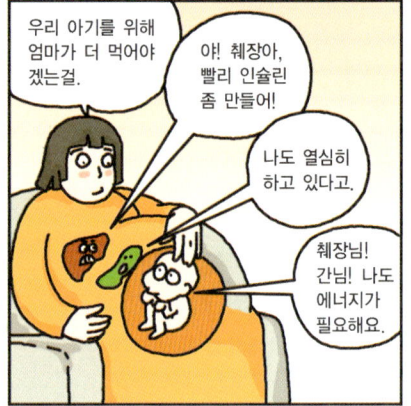

임신성 당뇨 체크 포인트

가족 중 당뇨가 있는 경우, 이전 출산시 4kg 이상의 아기를
분만한 경험이 있는 분, 뚜렷한 이유 없이 사산이나 조산, 유산한 경우,
양수과다증이 있는 경우, 산모의 나이가 많은 경우,
산모의 체중이 80kg 이상인 경우.
소아 당뇨는 주로 10세에서 15세 사이에 발병률이 높고
발병하면 갑작스럽게 진행되며 증상도 뚜렷합니다.

(2) 소아 당뇨

소아에서도 성인과 같은 인슐린 의존형과 비의존형의 두 종류의 당뇨 형태를 볼 수 있습니다. 소아기에 주로 발생하는 당뇨병은 인슐린 의존형으로 일반적으로 소아의 경우는 비만을 동반하지 않고 당뇨병의 출현이 급격하게 다가오며 어느날 갑자기 물을 많이 마시거나 소변을 자주 보게 되어 발견되는 경우가 많습니다. 당뇨병이 처음 발견되는 소아의 경우 약 1/4 정도가 케톤산혈증이라는 당뇨병의 급성합병증을 경험하게 됩니다. 소아에서는 대체로 5, 6세 전후나 사춘기 전후(여아의 경우 11세 전후, 남아의 경우 13세 전후)에 잘 발생합니다.

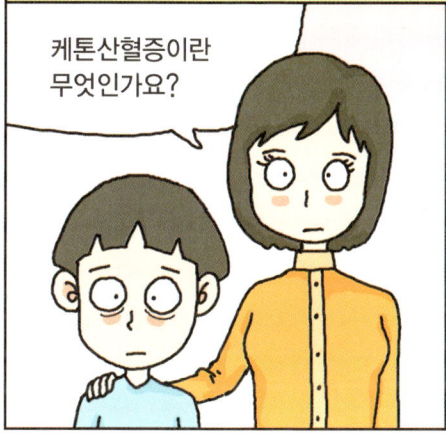

케톤산혈증이란 무엇인가요?

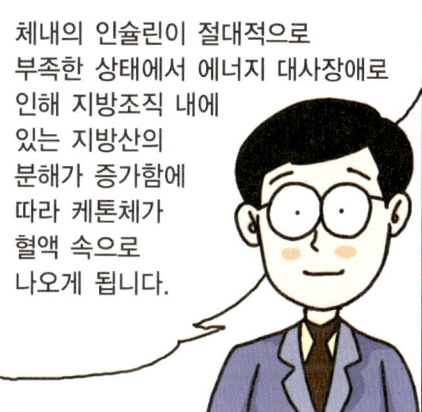

체내의 인슐린이 절대적으로 부족한 상태에서 에너지 대사장애로 인해 지방조직 내에 있는 지방산의 분해가 증가함에 따라 케톤체가 혈액 속으로 나오게 됩니다.

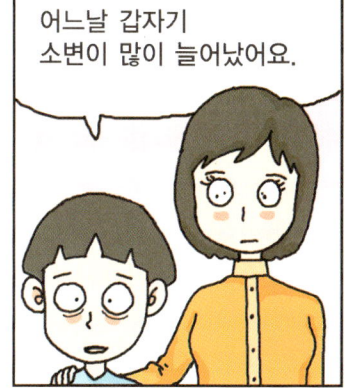

어느날 갑자기 소변이 많이 늘어났어요.

혈액 속에서 급격히 증가된 포도당과 케톤의 농도 때문에 소변의 양이 현저하게 증가하게 되고 따라서 탈수 현상을 동반하게 됩니다. 이는 곧 심한 갈증으로 이어지고 탈수현상으로 혈압이 저하되어 의식에 문제가 생기고 혈류량의 장내 진입이 감소하여 복통, 구토 등의 증상이 심하게 됩니다.

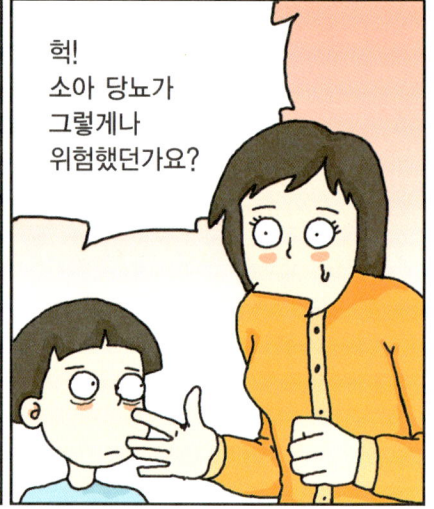

또한 케톤이라는 물질이 강한 산성이어서 혈액이 자연스럽게 산성화되어 중추신경계 및 순환계의 기능적 장애를 가져와 생명에 위험을 초래할 수 있습니다.

헉! 소아 당뇨가 그렇게나 위험했던가요?

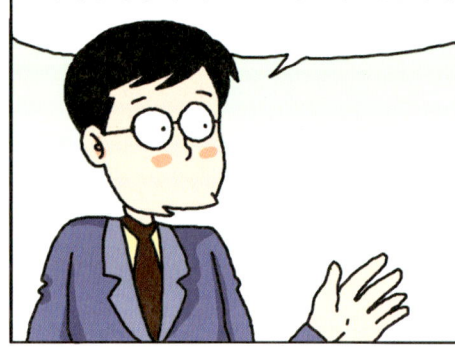

소아기에 보는 또 다른 당뇨 유형은 인슐린 비의존형 당뇨의 하나의 형태인 이른바 약년형 당뇨(Maturity Onset of Diabetes in Youth, MODY)입니다. 이것은 일반적으로 유전성 질환으로 보며 대개 대대로 내려오는 성인형 당뇨의 가족력이 있으며 주로 25세 미만에 발병하고 비만을 동반하는 것이 일반적입니다.

사춘기가 되면 성장호르몬의 급격한 분비 증가가 있으며 이에 따라 혈당 농도의 상승 및 인슐린에 대한 저항성이 증가합니다. 따라서 이 시기에는 인슐린의 투여량을 증가시켜야 하며 심지어는 하루 체중 kg당 2단위의 인슐린을 투여해야만 혈당 조절이 가능합니다. 인슐린 의존성 당뇨는 발병 초기에는 많은 양의 인슐린 투여를 필요로 하지만 발병 후 빠르면 며칠 후, 늦으면 몇 개월 후부터 인슐린의 요구량이 감소되어 심지어는 전혀 인슐린을 투여하지 않아도 정상적인 혈당의 농도를 유지할 수 있는 시기가 오기도 합니다.

당뇨의 합병증

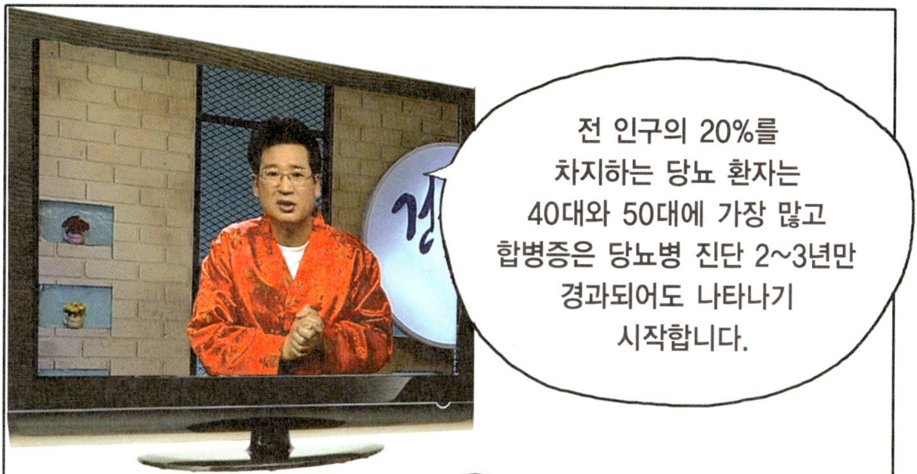

전 인구의 20%를 차지하는 당뇨 환자는 40대와 50대에 가장 많고 합병증은 당뇨병 진단 2~3년만 경과되어도 나타나기 시작합니다.

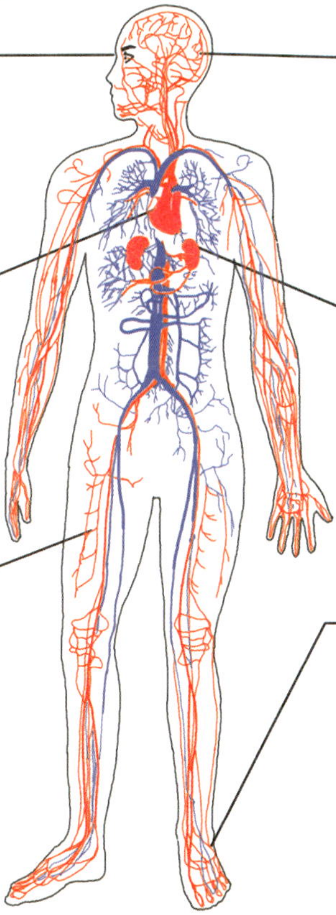

눈
망막 장애는 망막 내 혈관에 손상을 입힌다.

순환계
동맥경화증은 뇌동맥에 영향을 미친다.

심장
관상동맥의 동맥경화증 위험도를 높여 심장병을 유발한다.

신장
장기간의 고혈당은 혈관을 손상시켜 신장 기능에 영향을 미친다.

신경계
신경에 손상을 입혀 감정조절과 성기능 장애를 초래한다.

발
동맥경화증으로 인하여 다리와 발에 괴저와 절단을 초래한다.

당뇨로 인한 만성합병증 (1) 당뇨성 망막증

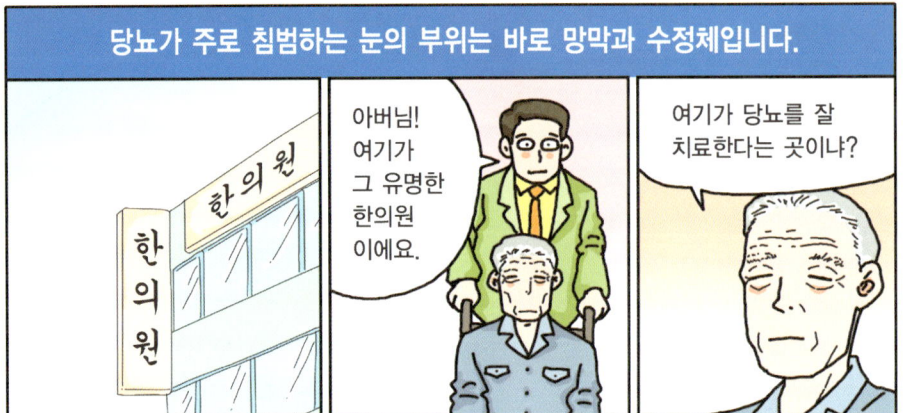

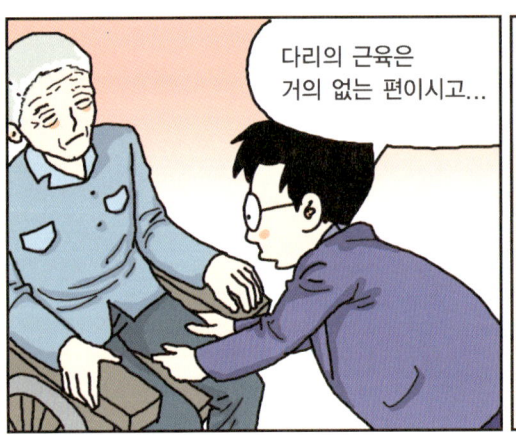
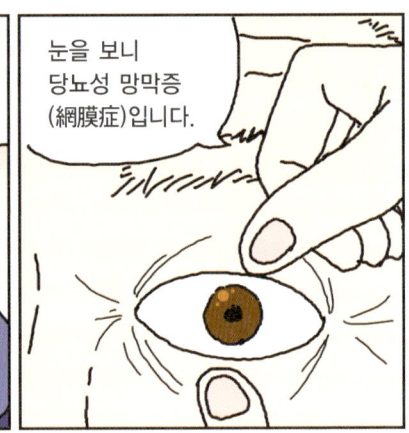

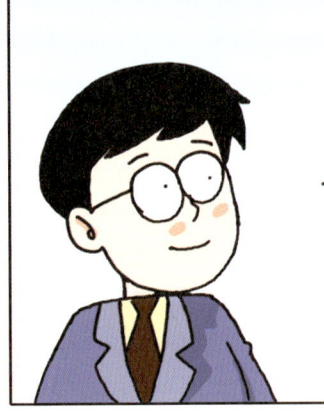

바로 눈에서 발생하는 합병증입니다. 망막은 카메라의 필름에 해당됩니다. 필름에 상이 맺혀야 시신경으로 전달되어 물체를 볼 수 있는데 필름이 망가지면 물체를 볼 수 없습니다. 이처럼 당뇨성 망막증은 시력과 관련이 있기 때문에 **실명(失明)**할 수도 있어서 심각합니다.

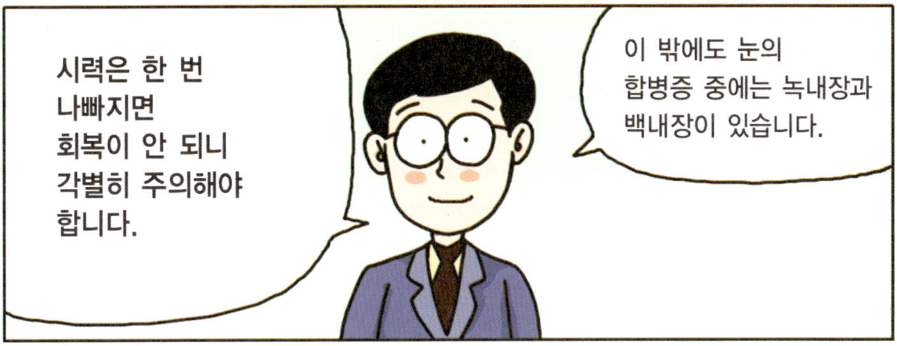

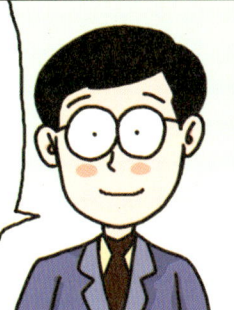

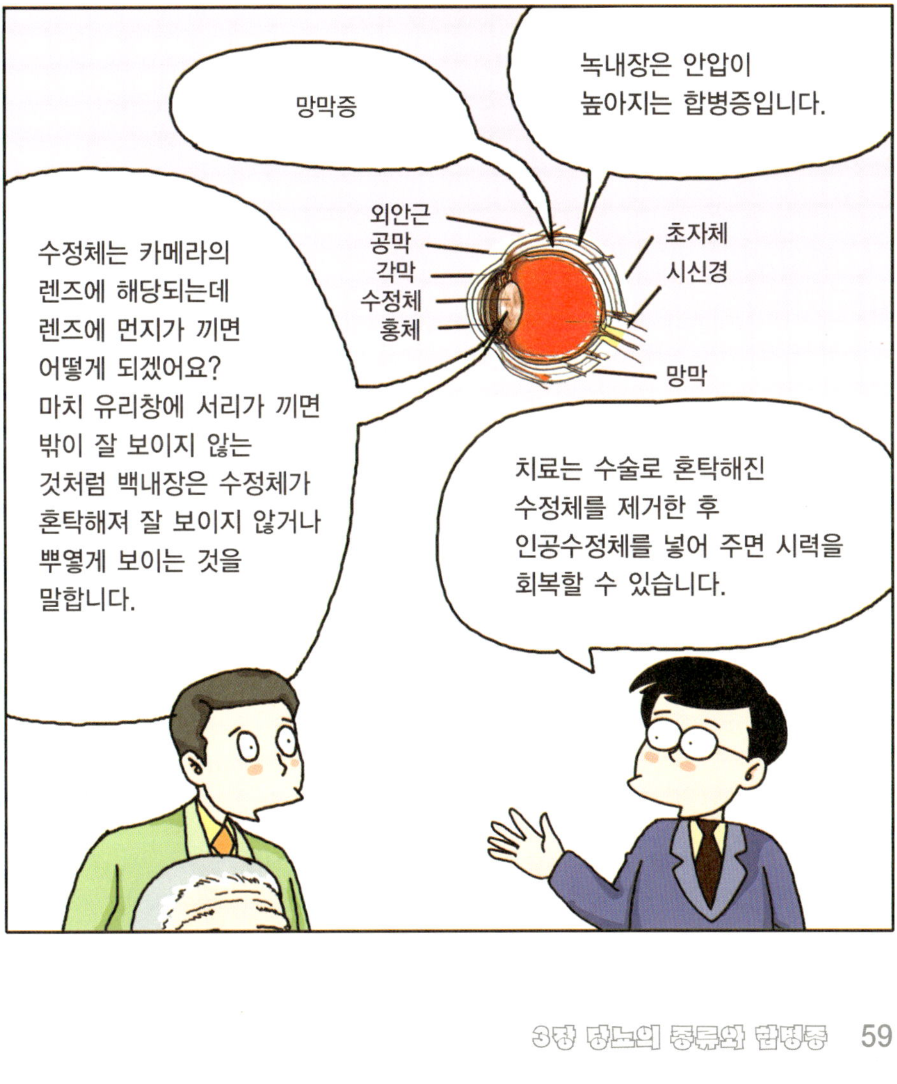

(2) 당뇨성 뇌졸중

> 당뇨는 뇌의 혈액 공급을 방해하여 뇌졸중을 일으켜 사망하게 합니다.
> 고혈당은 당뇨 초기에 혈당조절에 최선을 다해야 합니다.

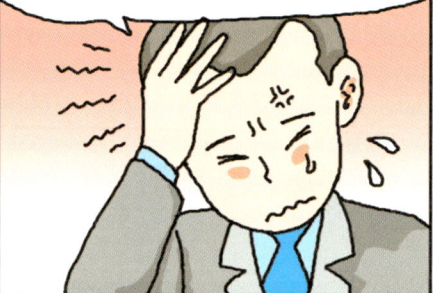

요즘 들어 두통이 심하고 어질어질하면서 머리가 쪼개질 것 같아요. 왜이러죠?

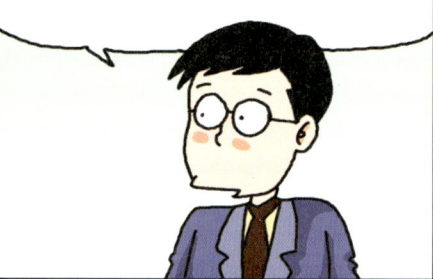

그것은 뇌에서 발생하는 당뇨성 합병증입니다. 특히 머리가 아플 때는 더욱 혈당 조절에 신경을 써야 합니다.

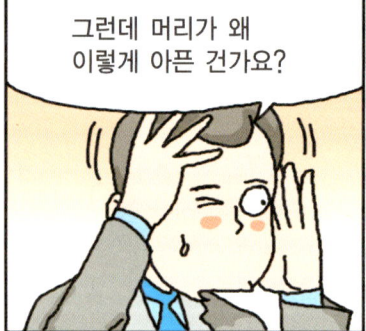

그런데 머리가 왜 이렇게 아픈 건가요?

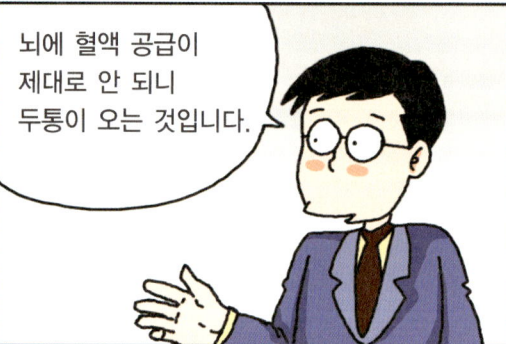

뇌에 혈액 공급이 제대로 안 되니 두통이 오는 것입니다.

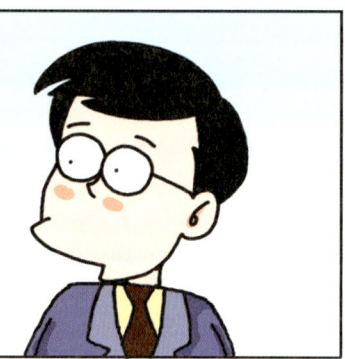

뇌에서 발생하는 합병증은 뇌경색과 뇌출혈이 있는데 고혈당일 때는 더욱 주의해야 합니다.

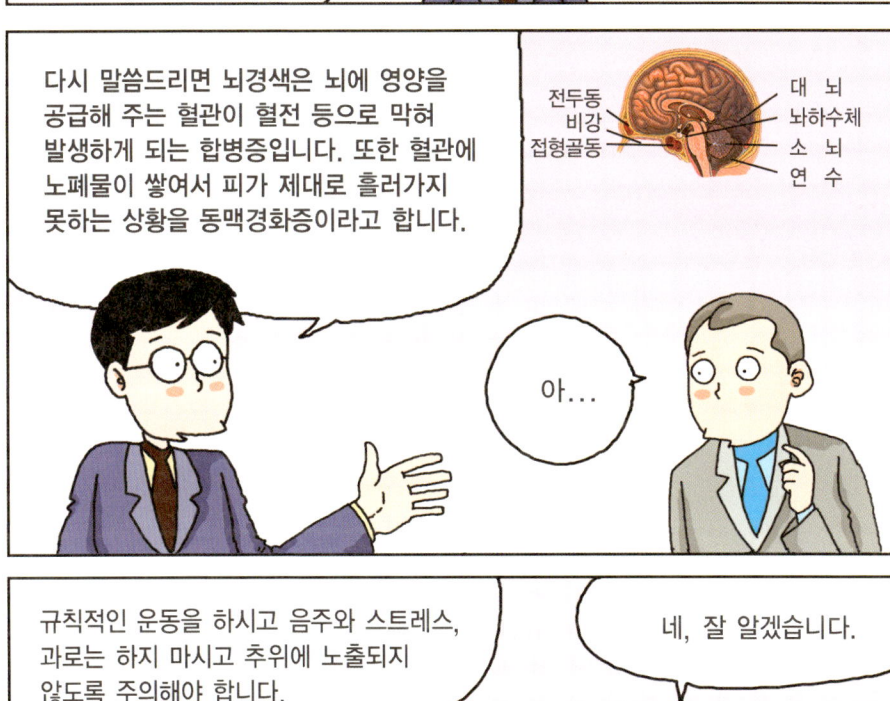

(3) 심장마비

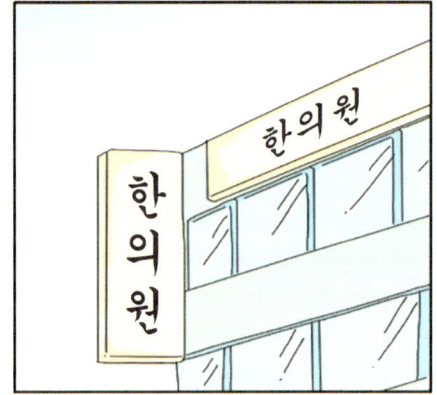

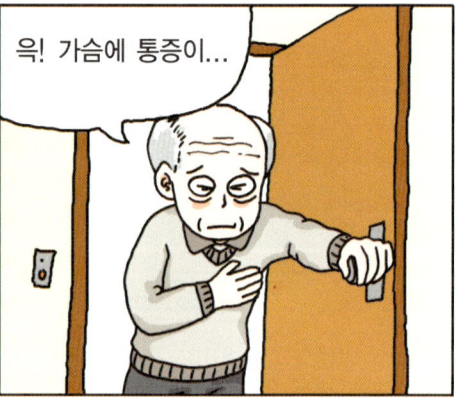

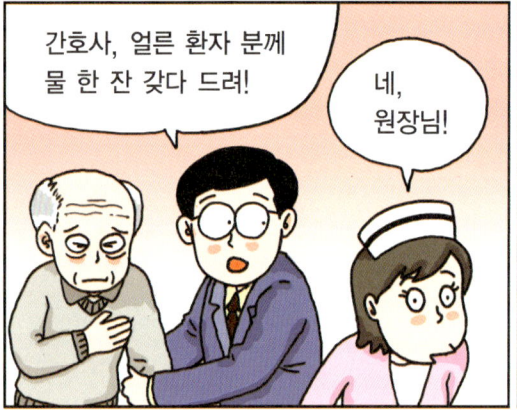

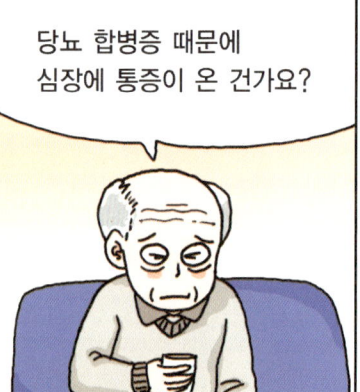

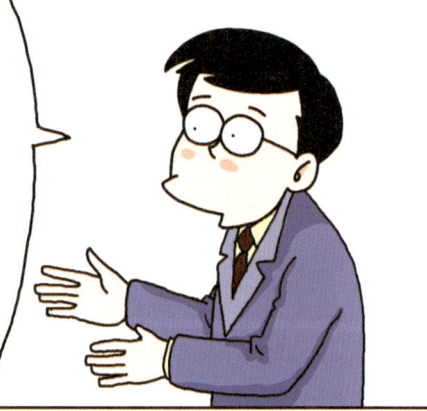

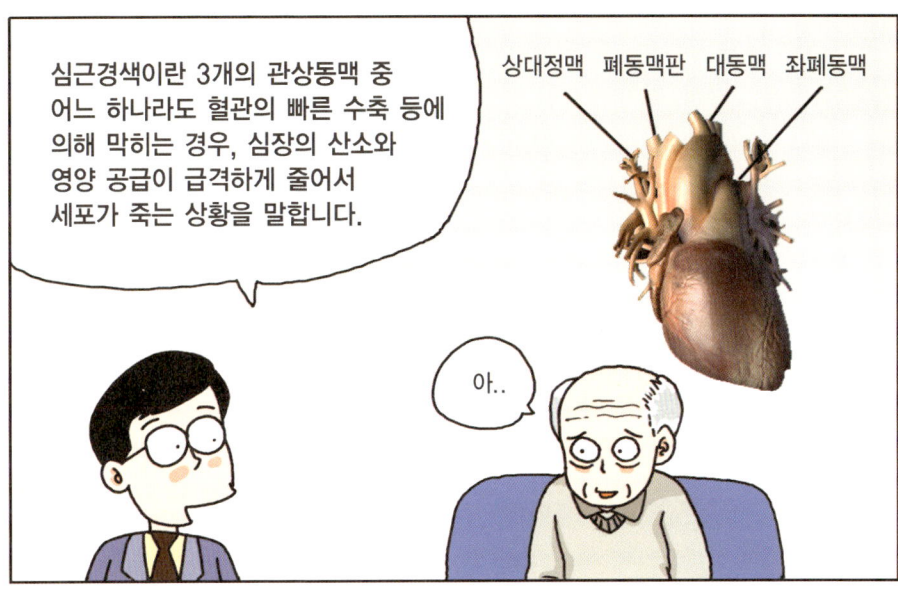

(4) 당뇨성 신장병증

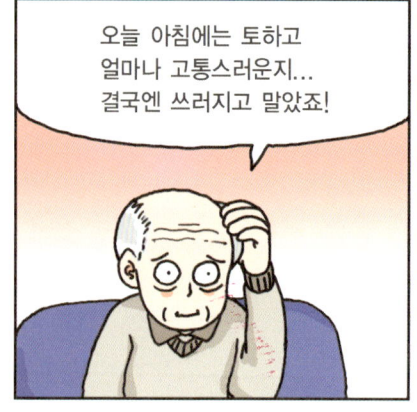

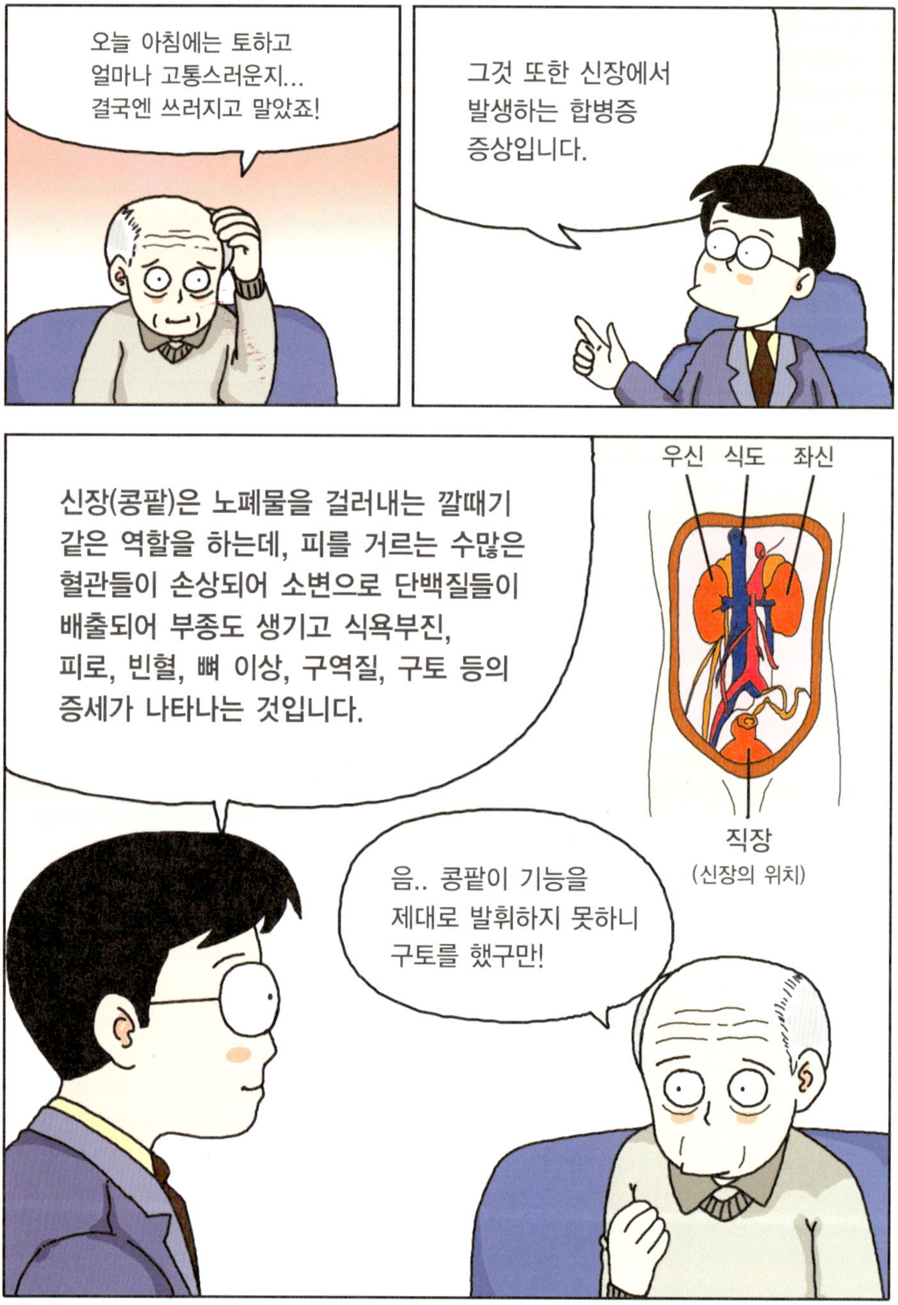

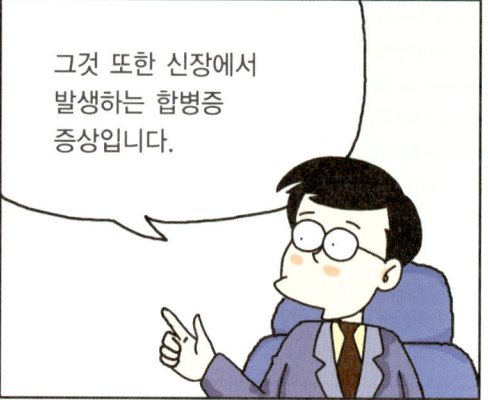

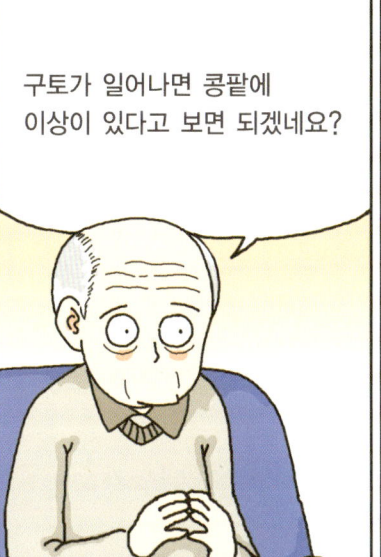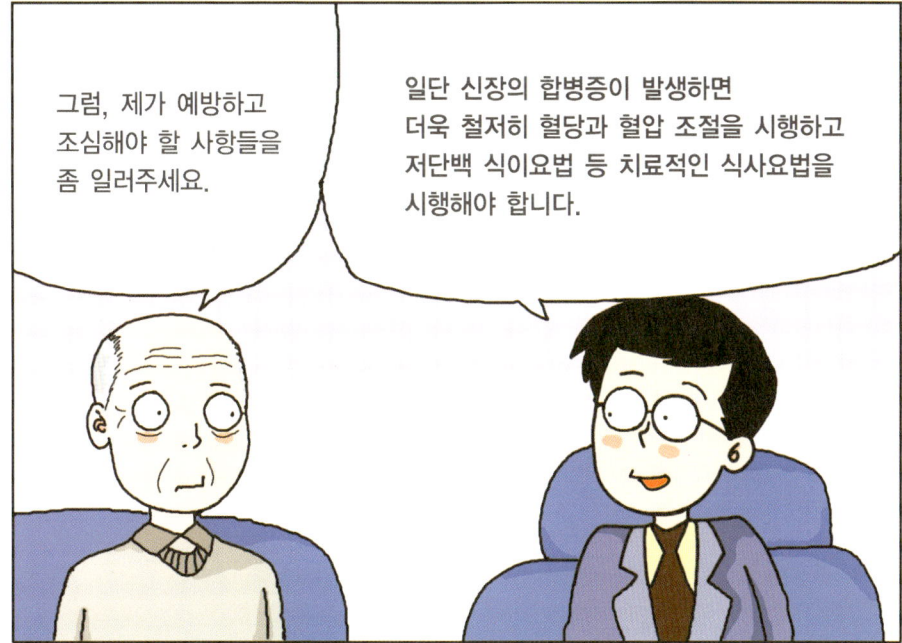

(5) 신경계에서 발생하는 합병증

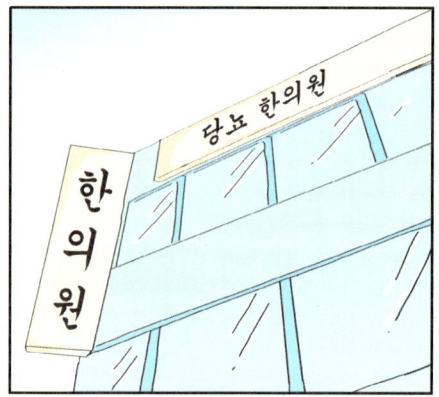

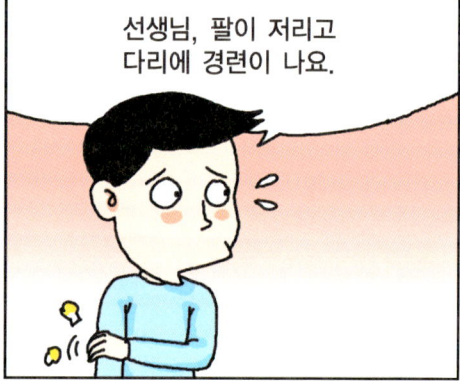

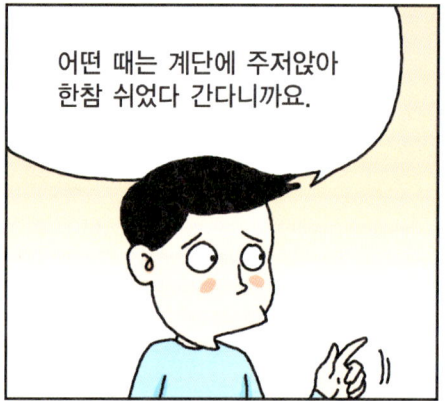

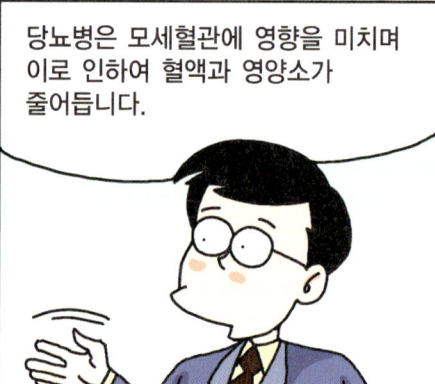

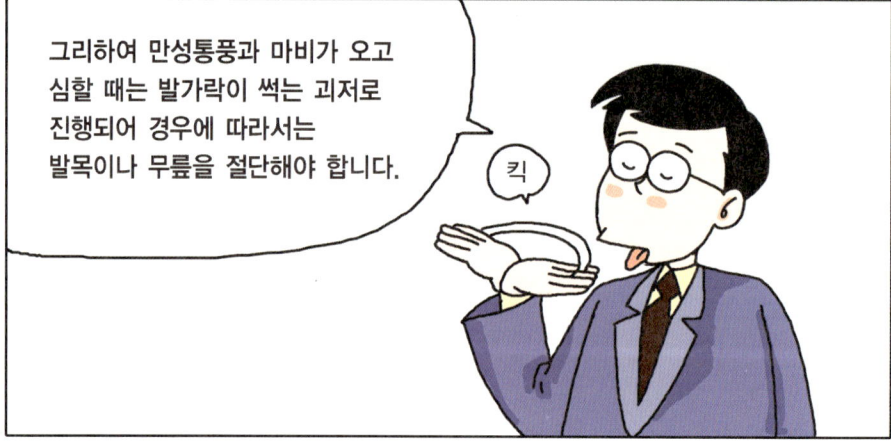

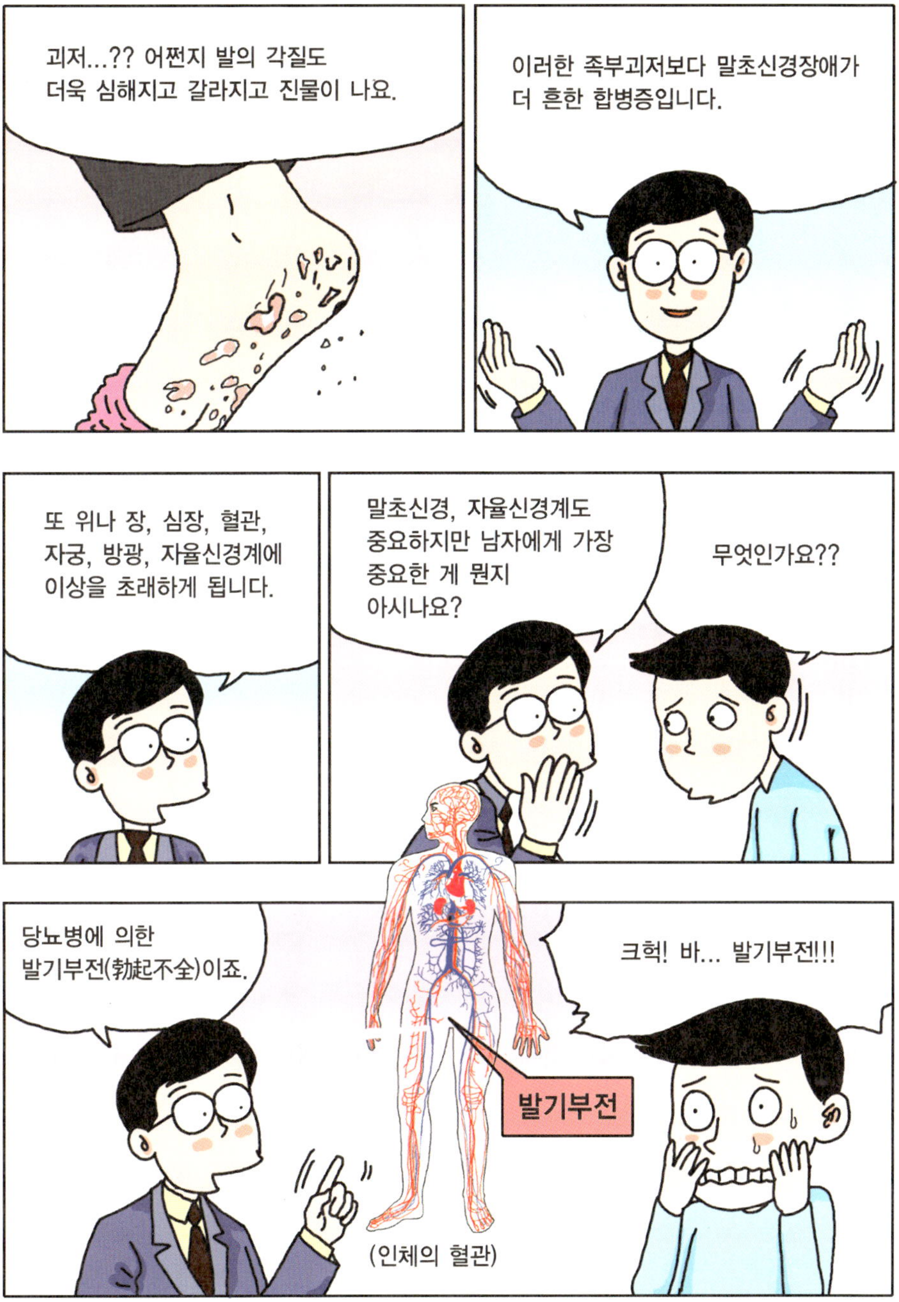

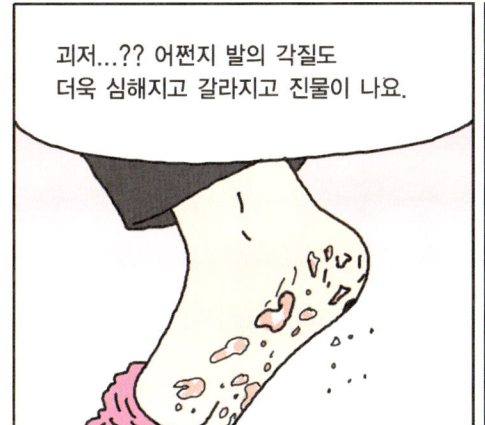
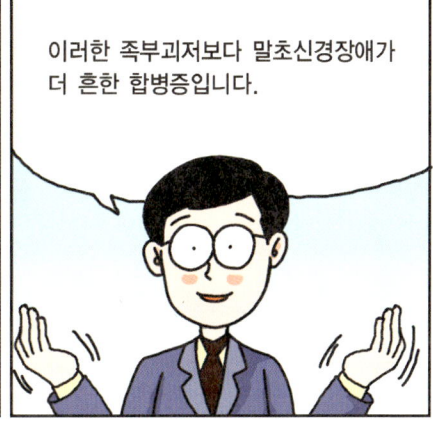

(6) 족부괴저(壞疽)

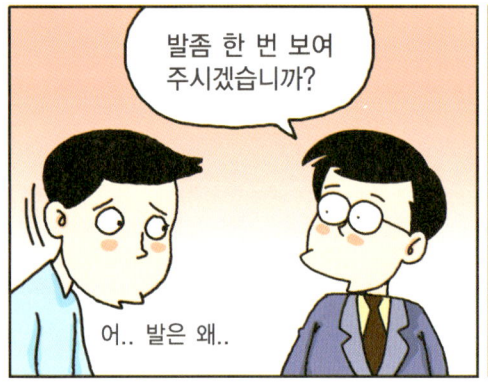

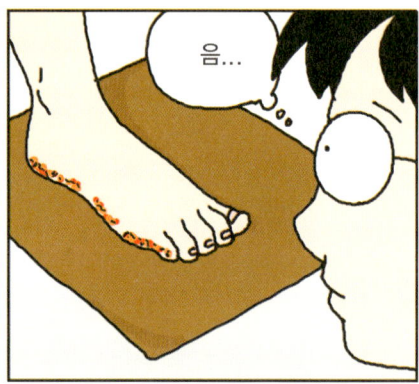

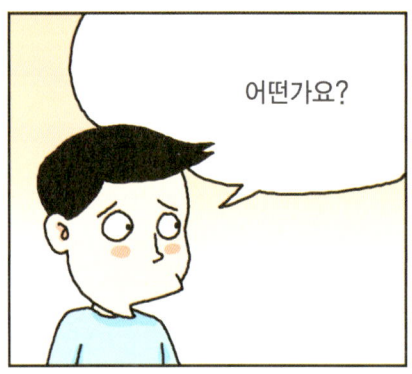

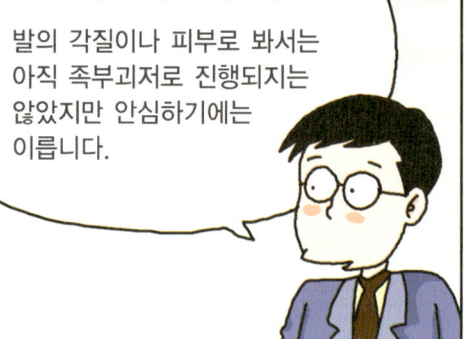

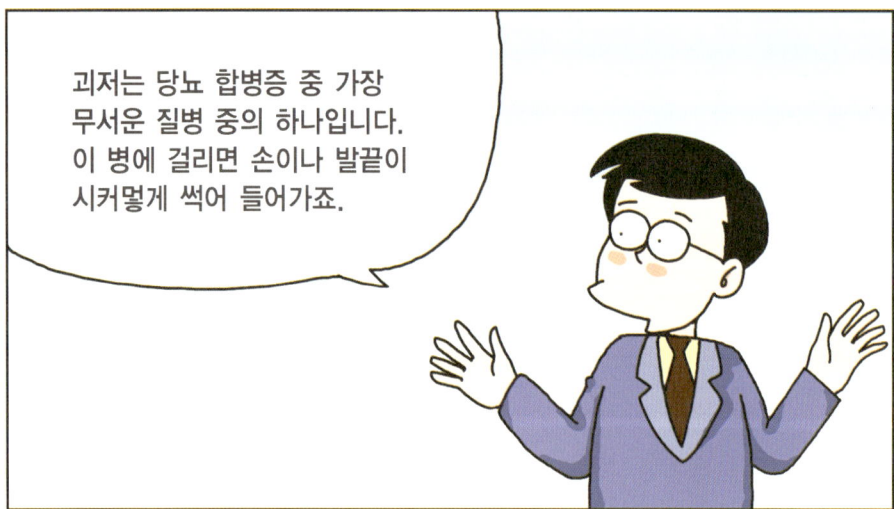

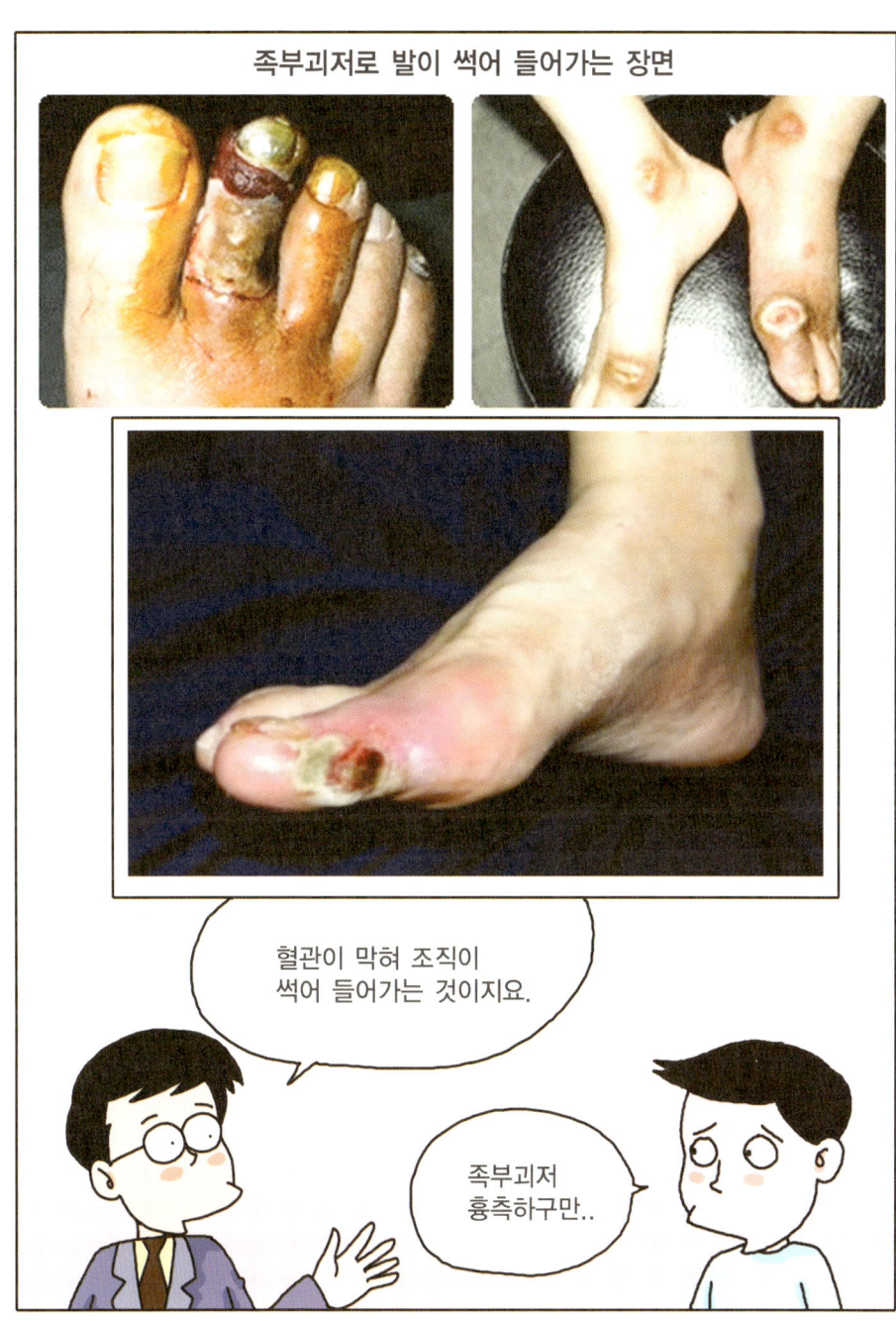

(7) 치주염과 충치

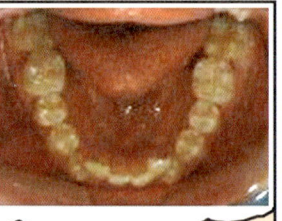

당뇨 환자는 일반인에 비해 침의 당 농도가 높아 충치나 치주 질환이 발생할 확률이 높습니다.

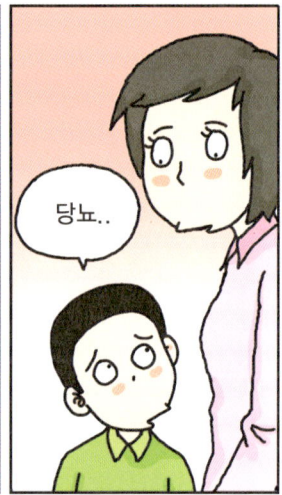

당뇨..

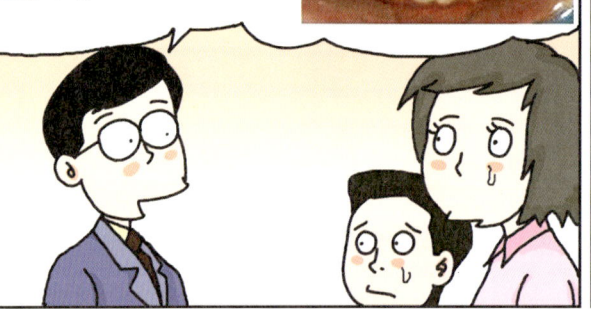

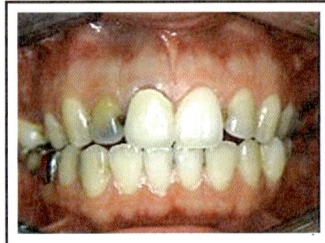 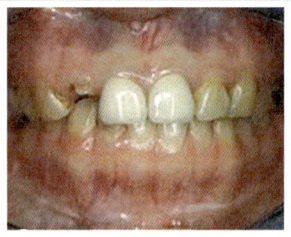 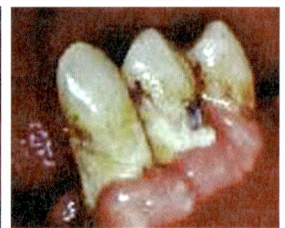

또 침 분비가 줄어들어 독성 성분의 세균이 더 강해집니다. 염증이 생기면 나을 때까지 시간이 오래 걸리고, 치주 질환 진행 속도도 일반인보다 훨씬 빠릅니다. 치료를 초기에 하지 않으면 염증이 옆 치아까지 전염돼 여러 개의 치아를 잃을 수도 있으니 빨리 치료를 하세요.

정말 끔찍하네..

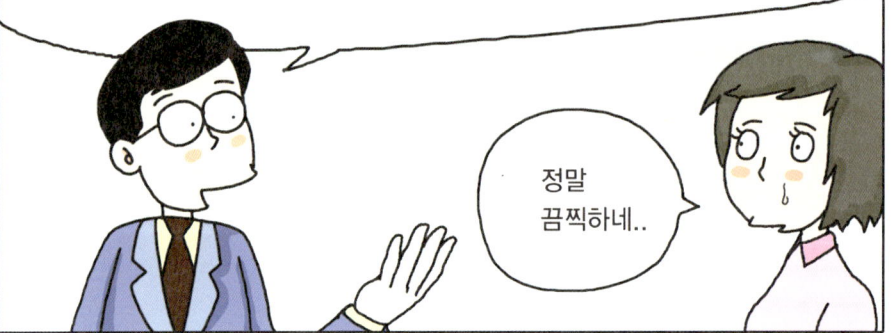

당뇨로 인한 급성 합병증 (1) 당뇨성 케톤산혈증

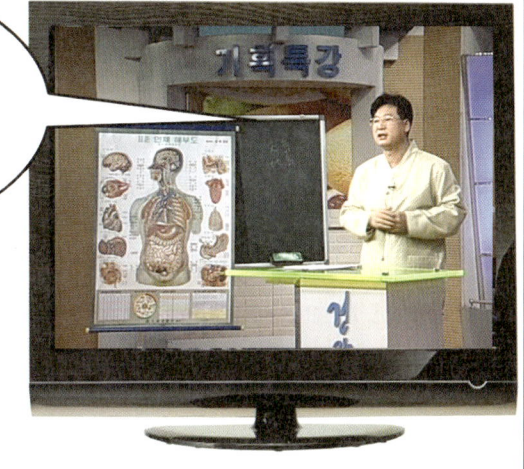

당뇨의 급성합병증은 매우 짧은 시간 내에 발생해 치료하지 않으면 생명이 위험합니다.

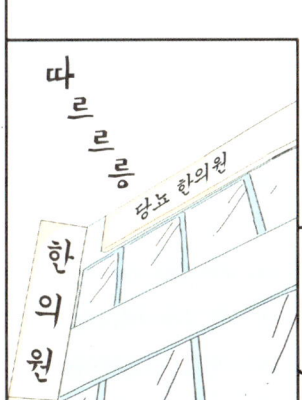

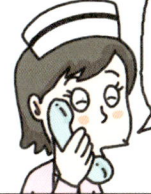

네~ 강남 OO 한의원입니다.

아! 그러시면 원장님을 바꿔 드릴게요.

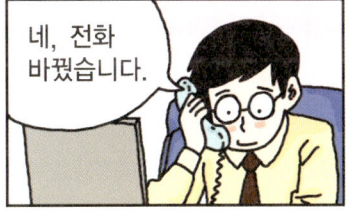

네, 전화 바꿨습니다.

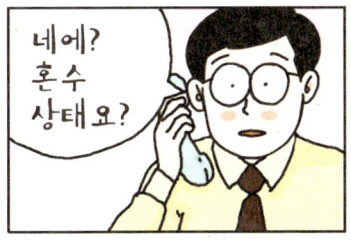

네에? 혼수상태요?

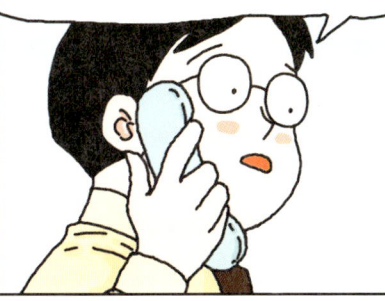

급성합병증에는 혈당이 높은 경우와 낮은 경우가 있는데 둘 다 뇌세포에 영양공급이 잘 되지 않아서 혼수상태에 빠지게 됩니다.

혼수상태 원인은 크게 당뇨성 케톤산혈증, 비케톤성 고삼투압성 혼수, 저혈당증이 있습니다.

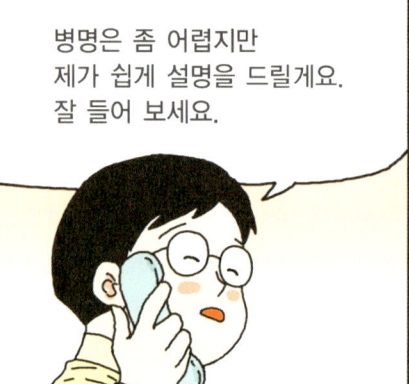

병명은 좀 어렵지만 제가 쉽게 설명을 드릴게요. 잘 들어 보세요.

당뇨성 케톤산혈증이란 고혈당 상태에서 인슐린 공급이 되지 않아 혈액 속 당분이 에너지로 쓰이지 못하게 되면 우리 몸은 다른 대체 에너지를 찾게 됩니다. 그로 인해 단백질이나 지방 등의 영양소가 분해되어 에너지로 쓰이게 되는데 이 상태가 계속되면 우리 몸에서는 '케톤체'가 형성됩니다. 혈당과 케톤이 증가하면 산혈증이 진행되고 방치하면 혼수상태에 빠지게 되는 것입니다.

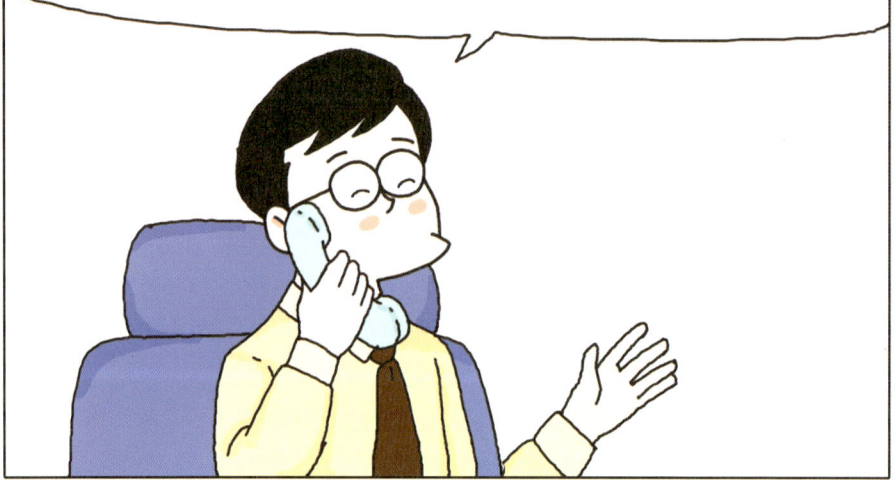

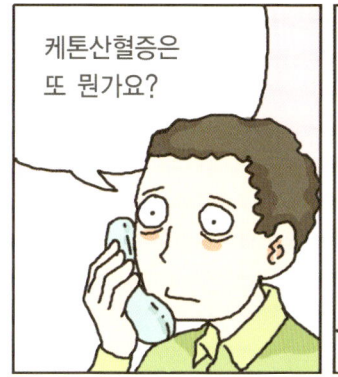
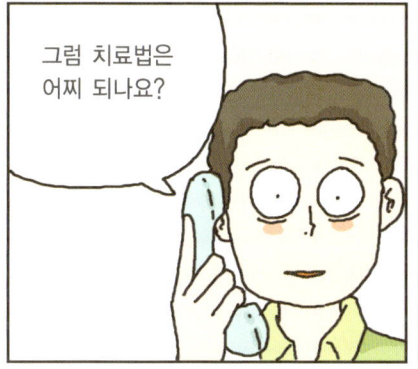
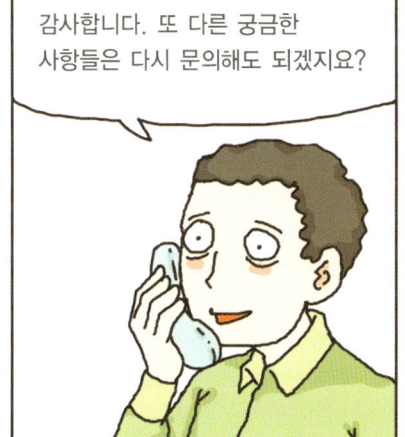
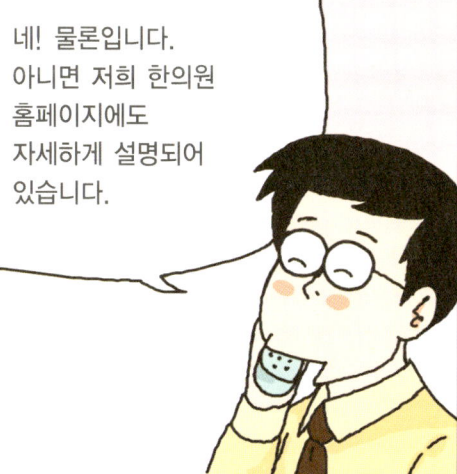

(2) 고혈당성 고삼투압성 비케톤성 혼수

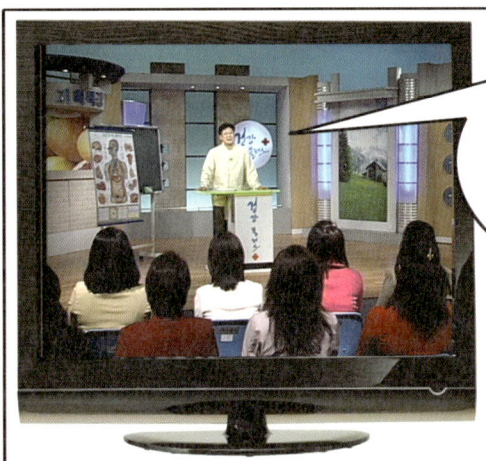

고혈당성 고삼투압성 비케톤성 혼수라는 것은 고령환자, 감염 등 급성질환, 스트레스에 의해 혈당이 급상승하는 경우입니다.

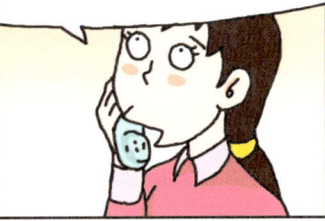

그럼 어떡해야 하나요? 또 다른 약을 드셔야 하나요?

아닙니다. 모든걸 약으로 해결하시면 안 되고요. 평상시 보리차와 같은 물을 많이 드시게 하고 병원에서 충분한 수액과 전해질을 투여하여 교정하는 것이 가장 중요합니다.

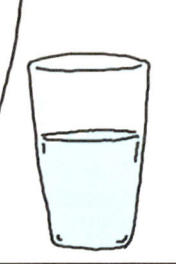

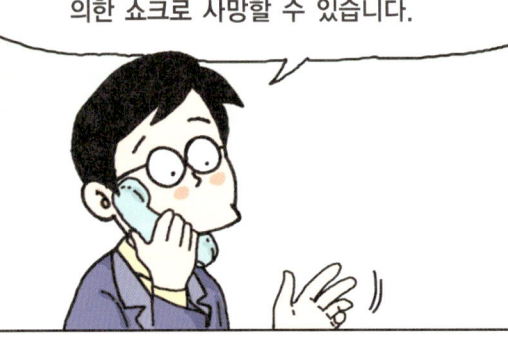

만약 치료가 늦어지는 경우 저혈압에 의한 쇼크로 사망할 수 있습니다.

네, 잘 알겠습니다 원장님!

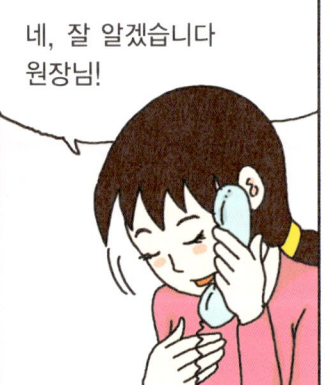

(3) 저혈당증(低血糖症)

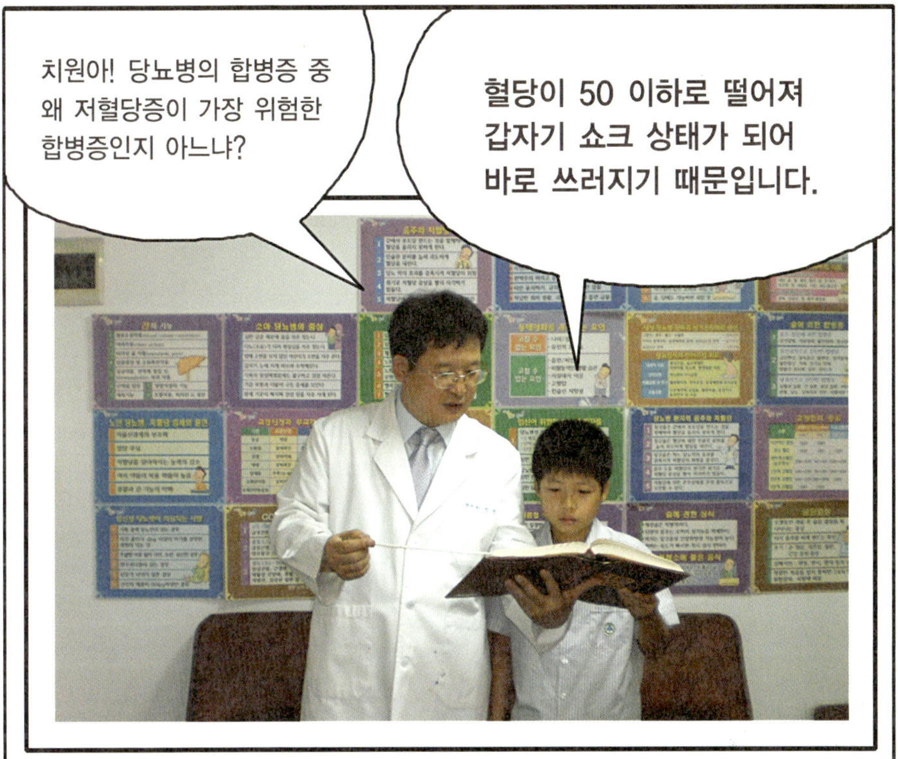

치원아! 당뇨병의 합병증 중 왜 저혈당증이 가장 위험한 합병증인지 아느냐?

혈당이 50 이하로 떨어져 갑자기 쇼크 상태가 되어 바로 쓰러지기 때문입니다.

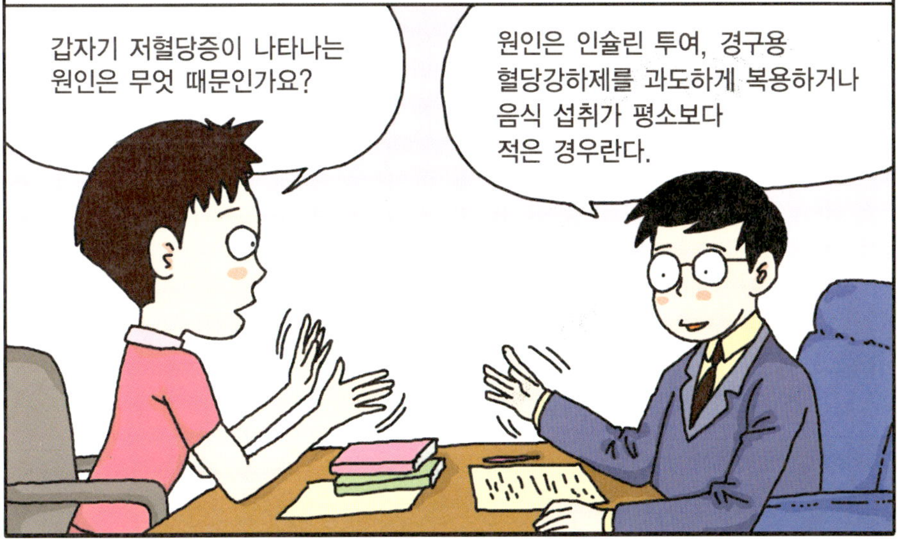

갑자기 저혈당증이 나타나는 원인은 무엇 때문인가요?

원인은 인슐린 투여, 경구용 혈당강하제를 과도하게 복용하거나 음식 섭취가 평소보다 적은 경우란다.

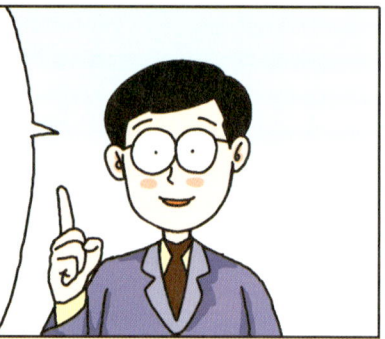

또 운동을 많이 해서 당분 소모가 많은 경우, 술을 마신 경우, 인슐린 투여량이 많아진 경우, 간, 신장 등에 이상이 있는 경우에도 혼수상태의 원인이 된다.

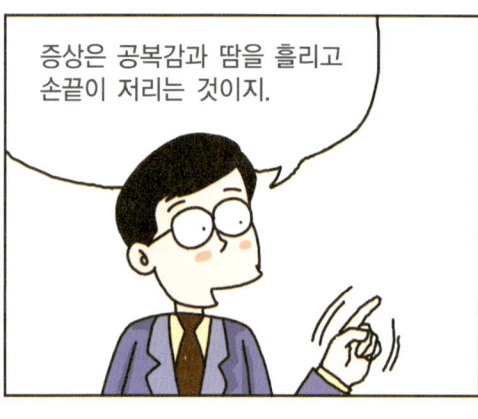

증상은 공복감과 땀을 흘리고 손끝이 저리는 것이지.

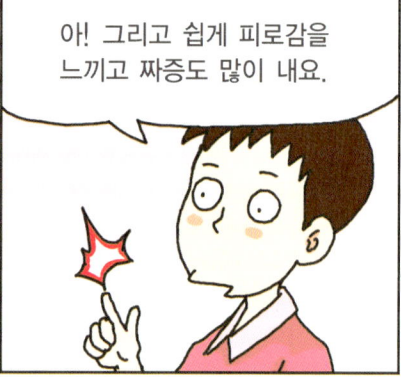

아! 그리고 쉽게 피로감을 느끼고 짜증도 많이 내요.

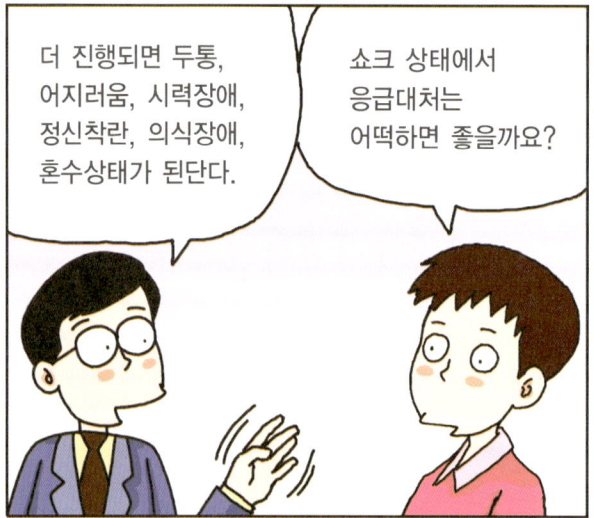

더 진행되면 두통, 어지러움, 시력장애, 정신착란, 의식장애, 혼수상태가 된단다.

쇼크 상태에서 응급대처는 어떡하면 좋을까요?

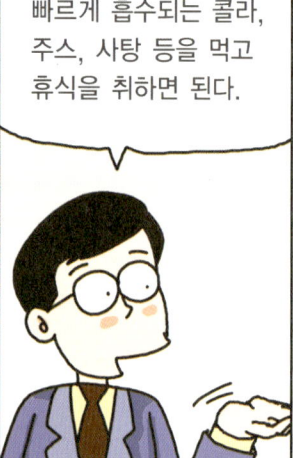

빠르게 흡수되는 콜라, 주스, 사탕 등을 먹고 휴식을 취하면 된다.

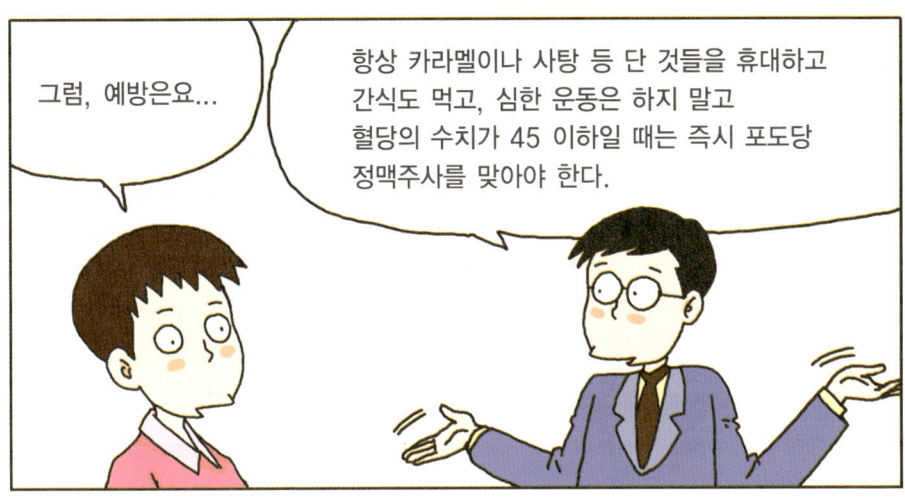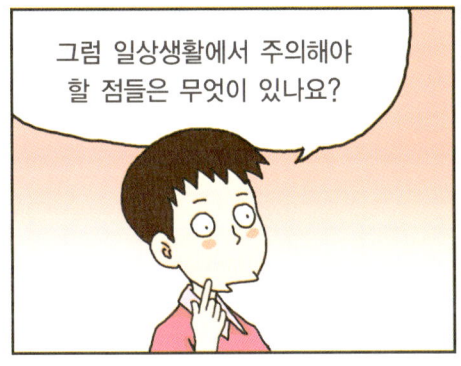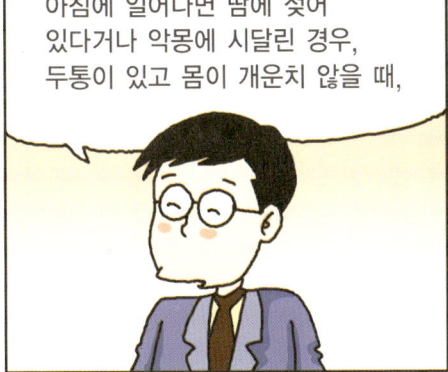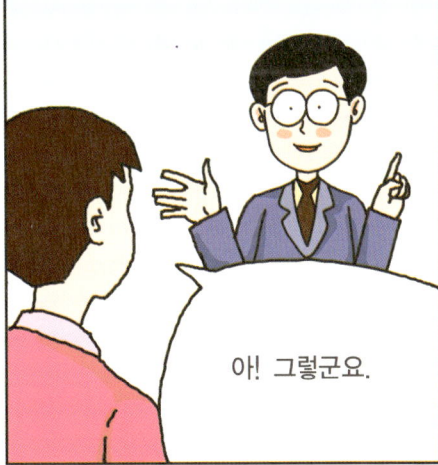

4장 당뇨 예방 비법 전수

바람직한 식사습관
식이요법
운동요법
지식요법
생활요법
약물요법

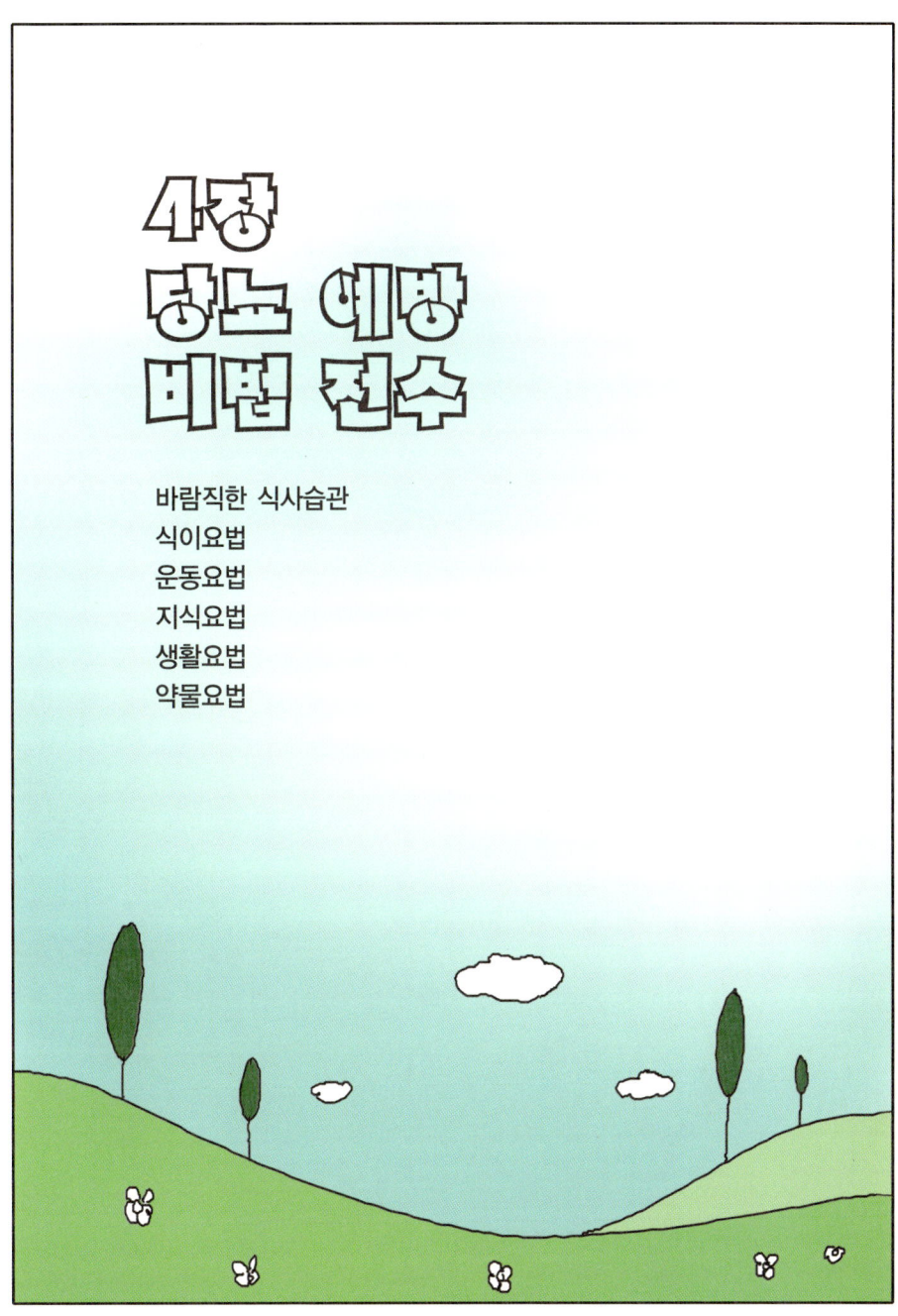

당뇨 예방 십계명

1. 바람직한 식사습관을 갖는다.

2. 식후 1시간 뒤 재미있고 쉬운 운동을 한다.

3. 자신의 상태와 당뇨의 특성을 정확히 알고 적절히 대처할 수 있는 지식을 키우자.

4. 스트레스 관리를 잘하자.

5. 15초 웃으면 이틀 더 오래 산다.

6. 화가 날 때는 5분 정도 타임아웃을 하고 잠시 휴식을 취한다.

7. 규칙적인 생활을 한다.

8. 과음이나 과식하지 않는다.

9. 적정한 체중을 유지한다.

10. 정기적인 검진을 받는다.

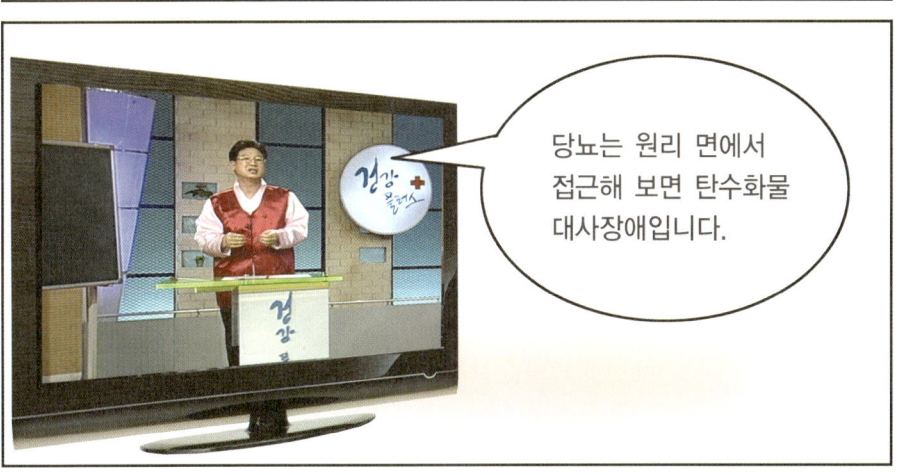

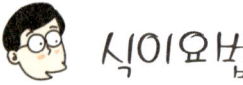
식이요법

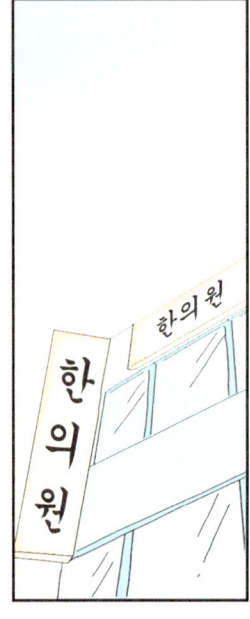
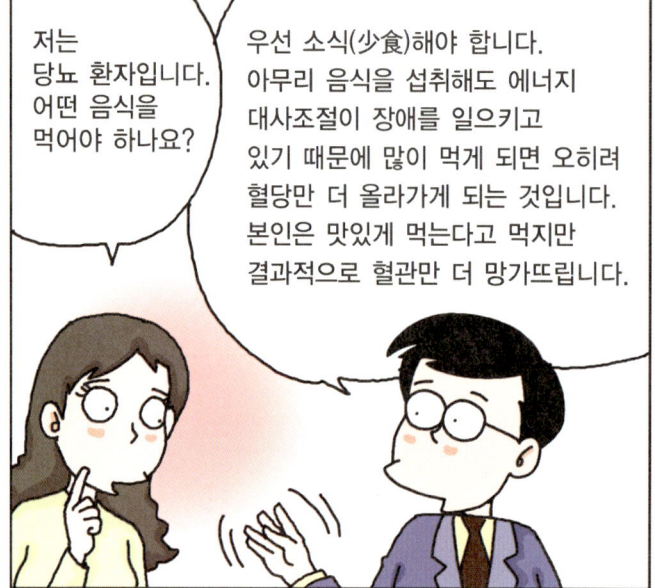

저는 당뇨 환자입니다. 어떤 음식을 먹어야 하나요?

우선 소식(少食)해야 합니다. 아무리 음식을 섭취해도 에너지 대사조절이 장애를 일으키고 있기 때문에 많이 먹게 되면 오히려 혈당만 더 올라가게 되는 것입니다. 본인은 맛있게 먹는다고 먹지만 결과적으로 혈관만 더 망가뜨립니다.

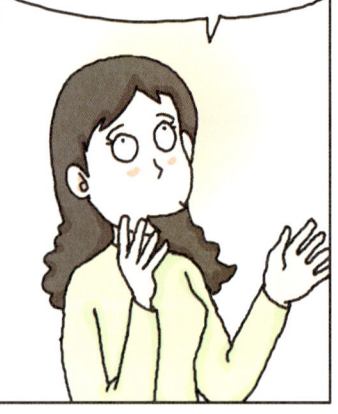
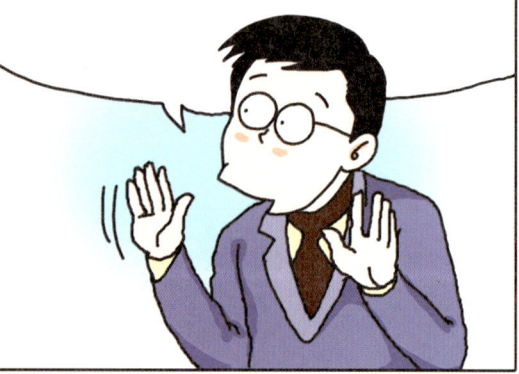

제가 고기를 정말 좋아하는데 고기를 먹어도 되나요?

당뇨 환자라고 해서 고기를 못 먹는 것은 아닙니다. 물에 삶아서 기름기를 제거하고 섭취하면 됩니다. 그러나 단백질은 1일 필요량의 1/3 정도만 동물성 식품에서 섭취하시는 것이 좋습니다.

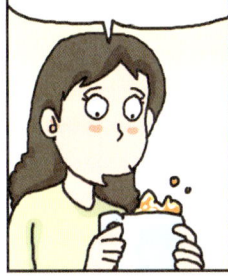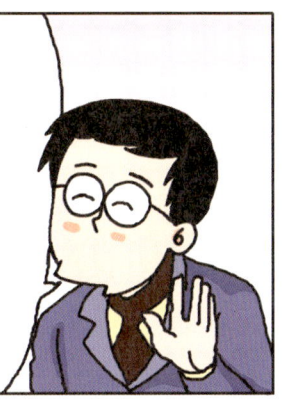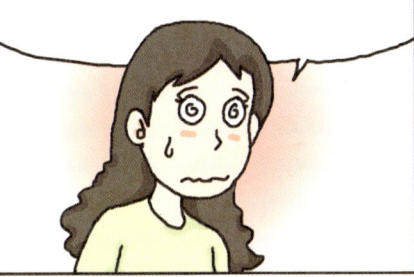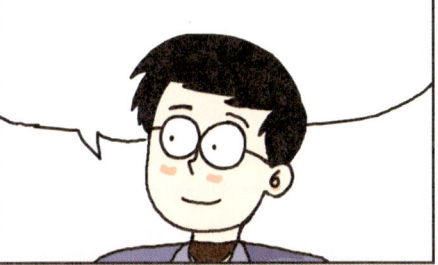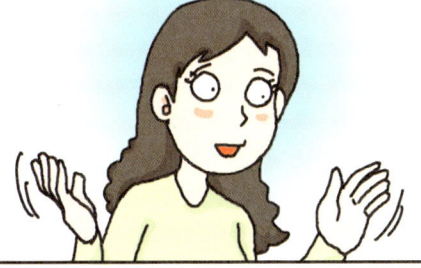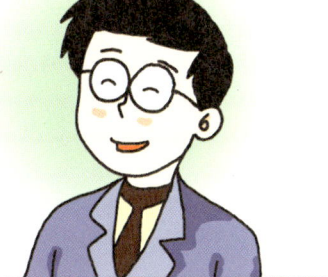

식이요법(좋은 음식)

당뇨병 환자들이 자유롭게 먹을 수 있는 식품

콩	팥	두부	배추	무	죽순
미나리	도라지	더덕	참나물	두릅	토마토
시금치	영지버섯	김	미역	율무	오미자차
결명자차	마	다시마	솔잎		

평소에 멀리했던 음식들이네요. 앞으로는...

식이요법(나쁜 음식)

당뇨병 환자들이 주의해야 할 식품					
꿀	콜라	사이다	파인애플	젤리	껌
사탕	단 쿠키	초콜릿	엿	과일통조림	잼
케이크	조청	삼겹살	약과	요구르트	갈비

내가 좋아하는 초콜릿이나 삼겹살 등등...

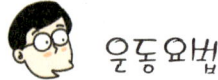 운동요법

운동은 혈당조절과 합병증 예방에 아주 중요합니다. 유산소 운동을 일반인보다는 다소 낮은 강도로 하고, 시간은 조금 길게 하시는 것이 좋습니다.

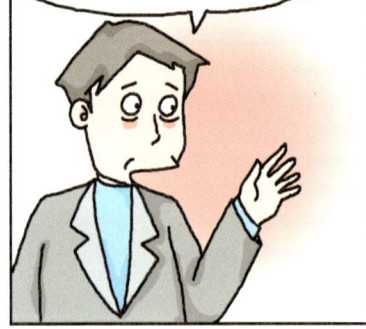

운동하는데 주의할 사항이라도 있습니까?

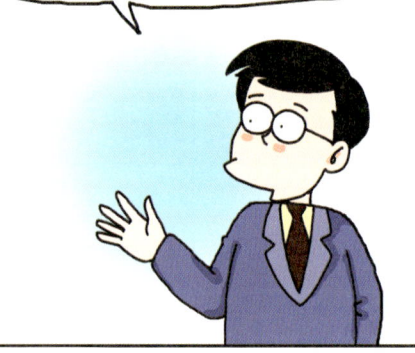

심한 운동보다 가벼운 운동이 더 유리하죠. 그렇기 때문에 운동도 잘 선택해서 해야 합니다.

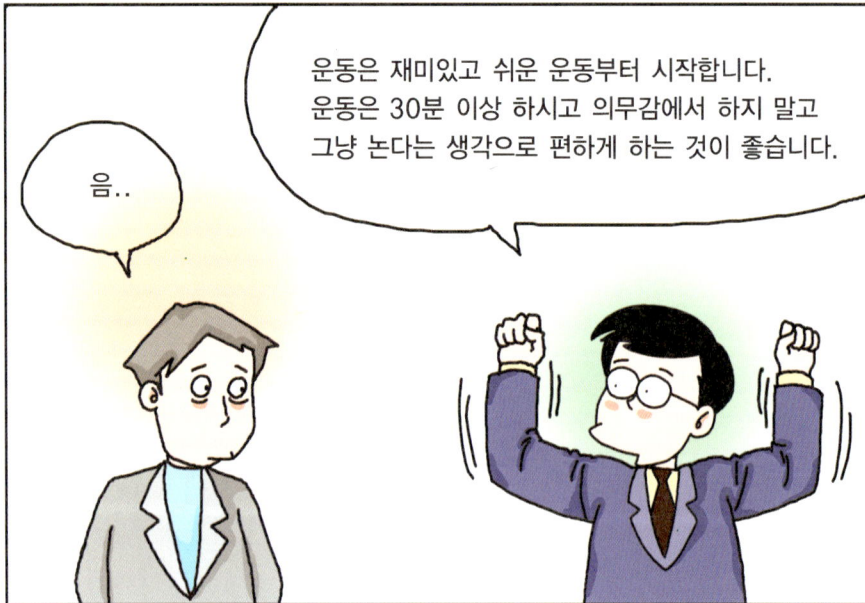

음..

운동은 재미있고 쉬운 운동부터 시작합니다. 운동은 30분 이상 하시고 의무감에서 하지 말고 그냥 논다는 생각으로 편하게 하는 것이 좋습니다.

맨손체조- 손목, 팔, 어깨, 목, 가슴, 허리, 골반, 무릎, 발목의 순서대로 관절과 근육을 스트레칭해 준다.

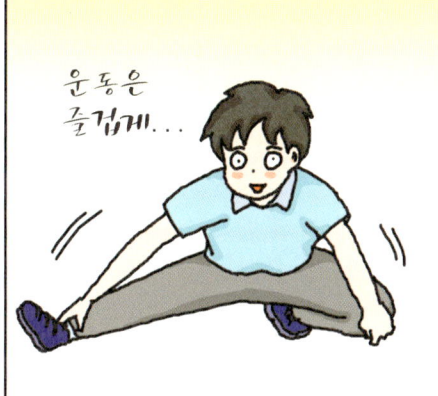

줄넘기- 점프를 하므로 무릎에 무리가 가지 않도록 스트레칭을 해주고 반드시 운동화를 신는다.

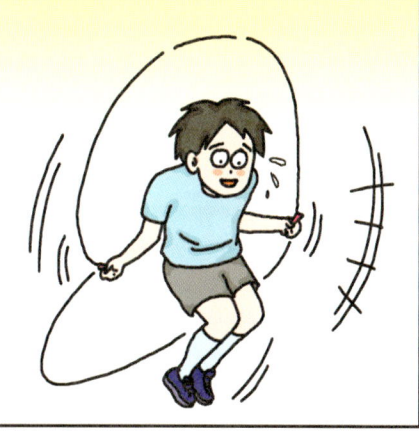

걷기- 저녁 먹고 1시간 후 초등학교 운동장을 40분 이상 빠른 걸음으로 걷는다.

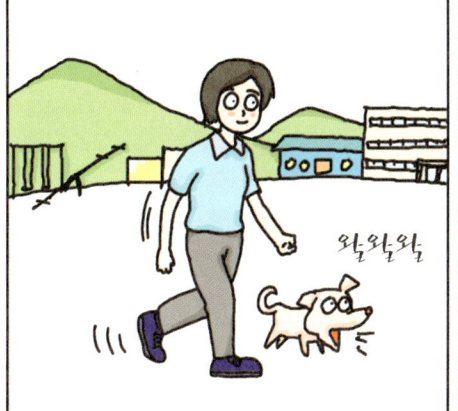

수영은 몸무게가 많이 나가는 사람들이 부력을 이용해 관절에 무리를 주지 않고 운동할 수 있어서 좋다.

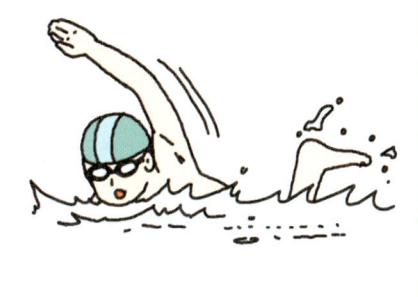

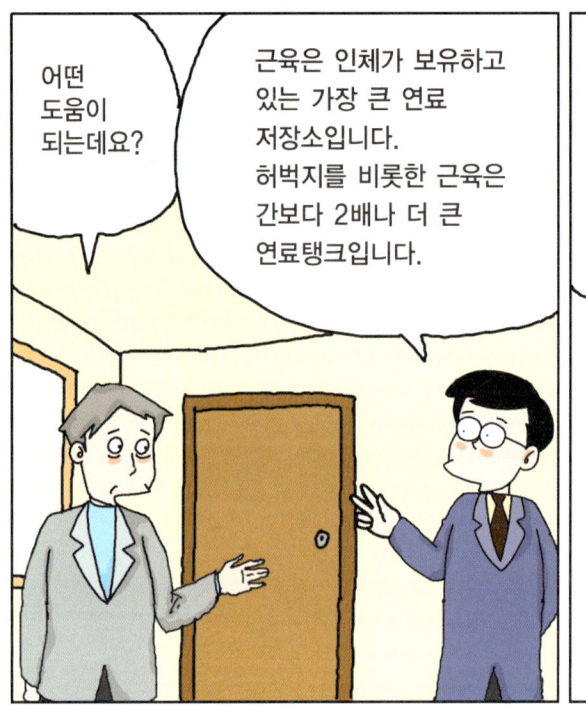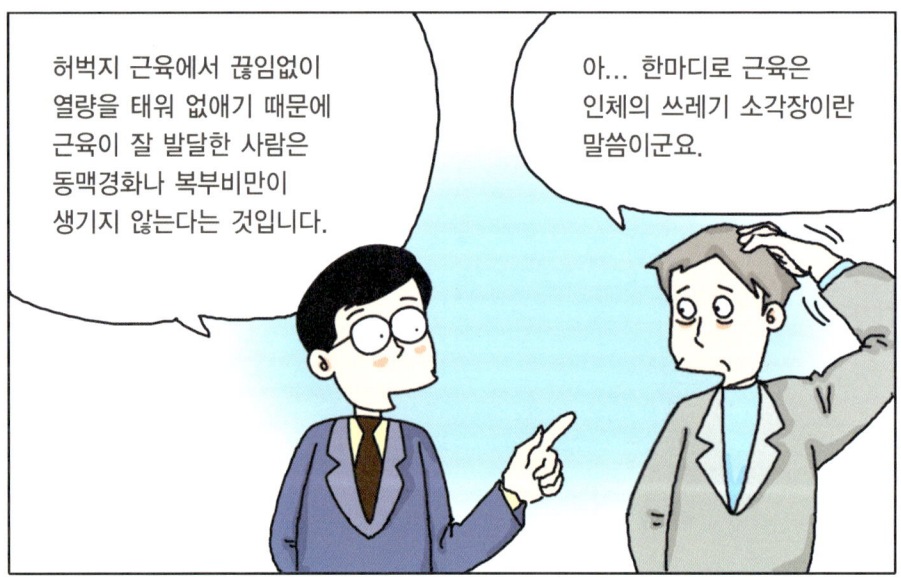

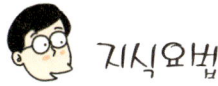

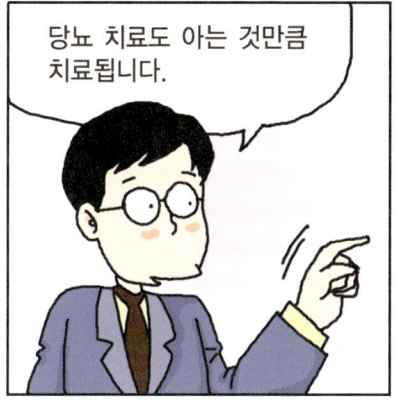

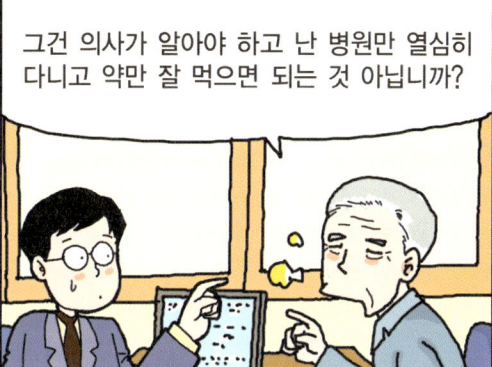

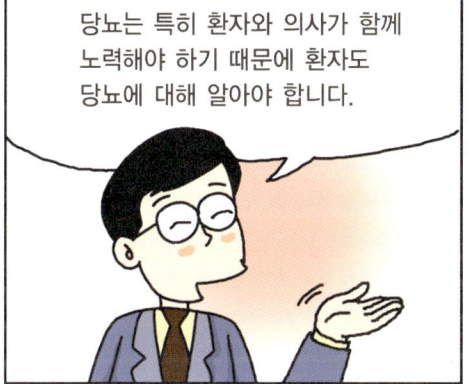

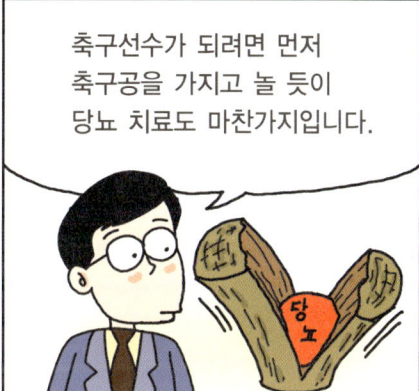

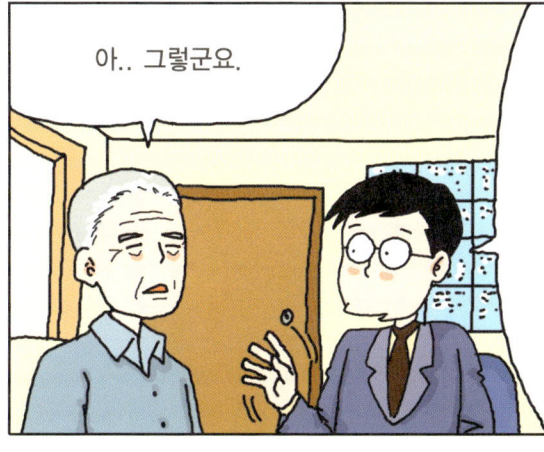

생활요법

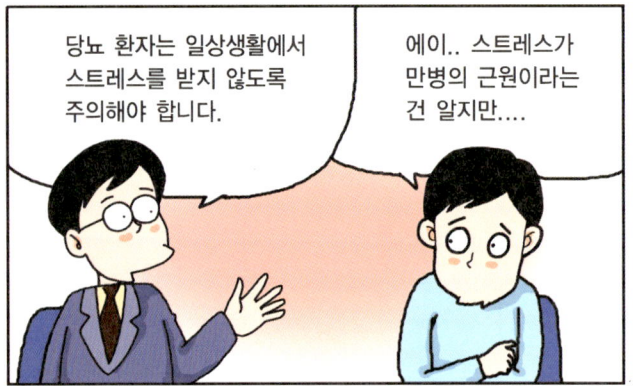
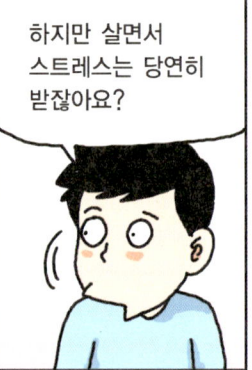

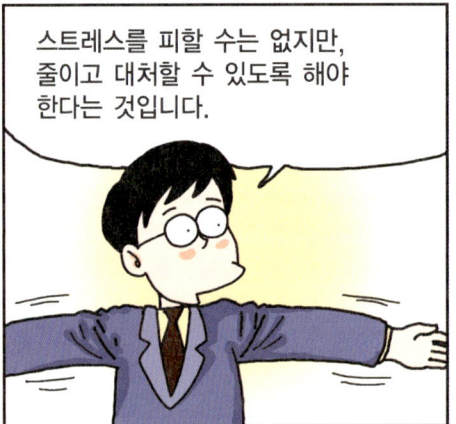
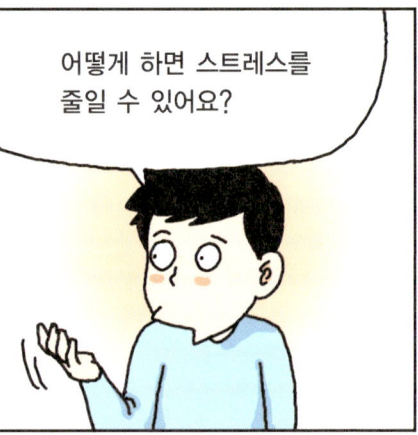

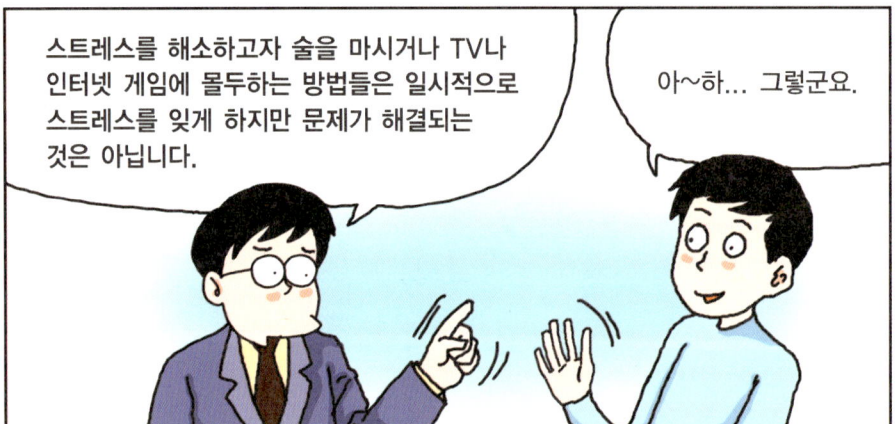

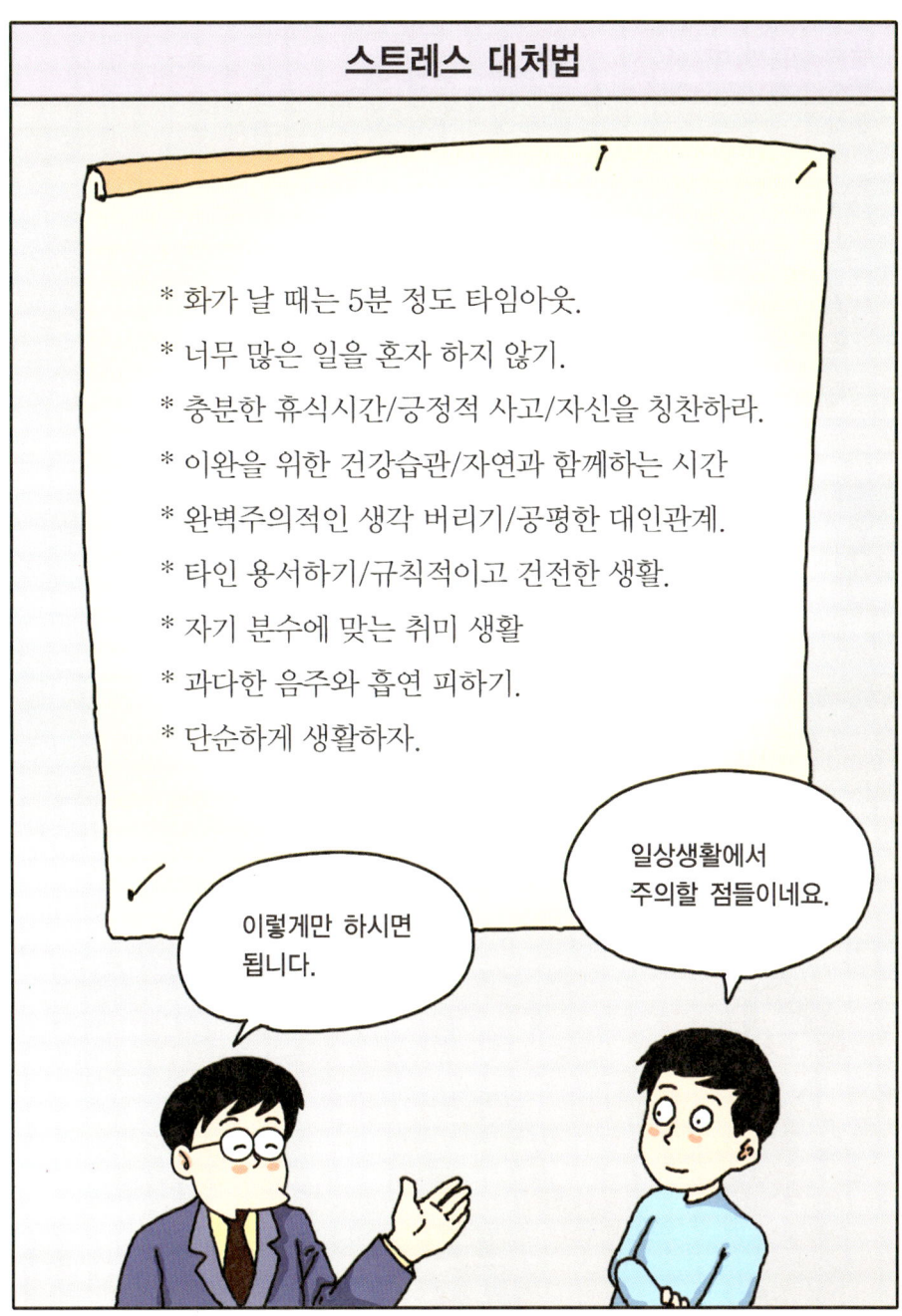

약물요법

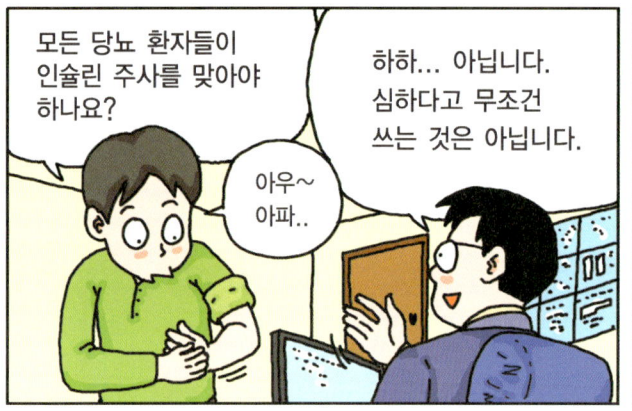
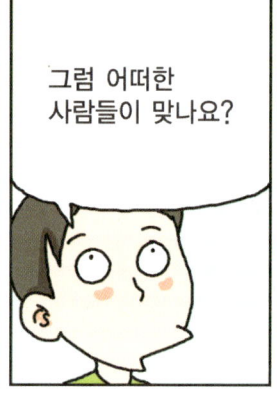
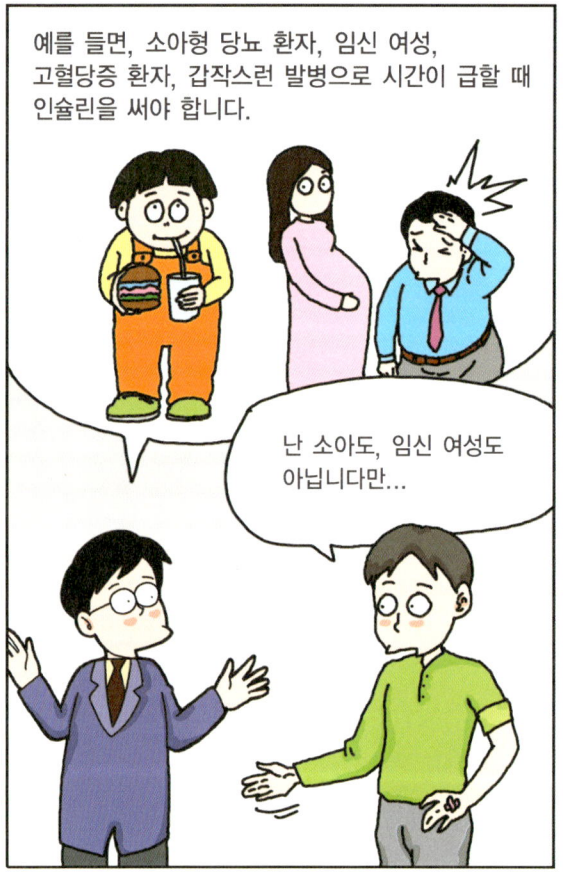
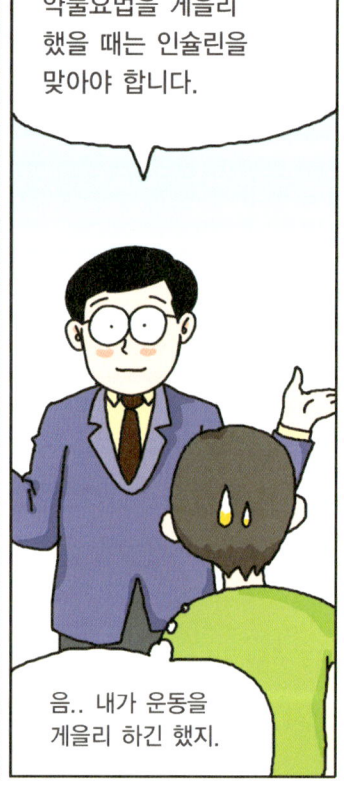

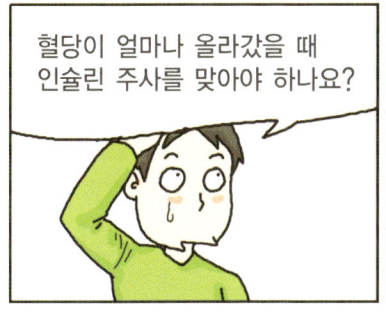
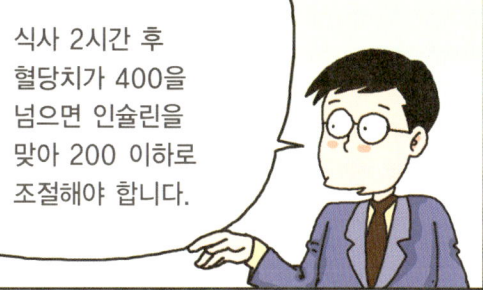
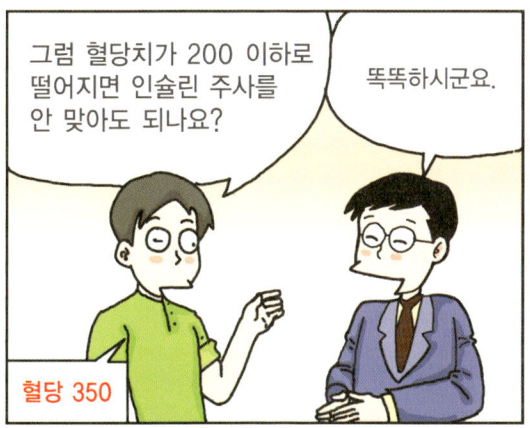
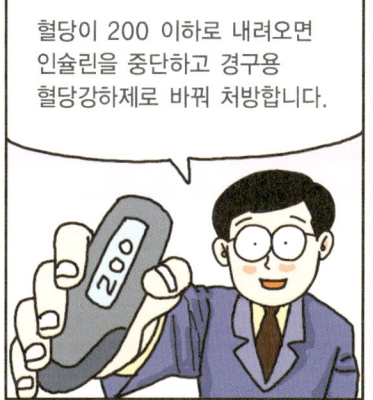
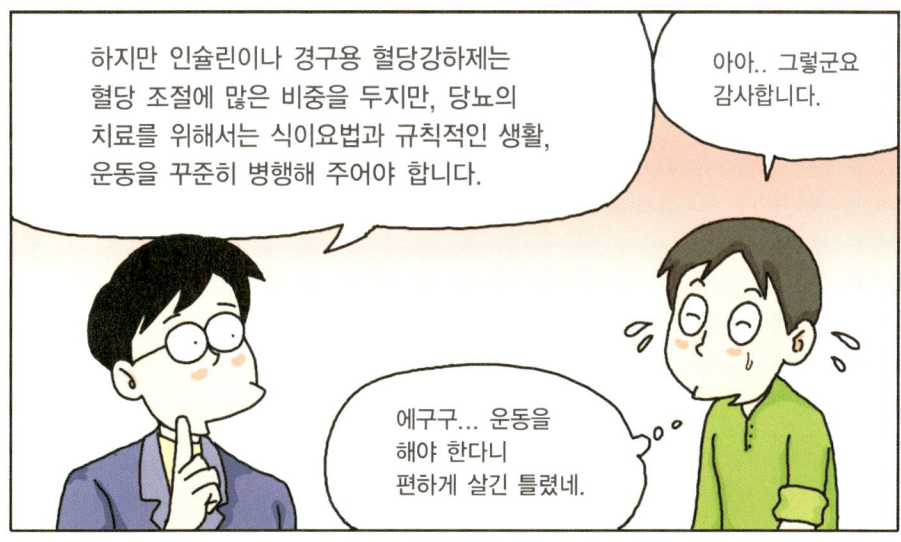

5장 Q&A
당뇨, 아는 만큼 치료된다

당뇨 환자는 물을 많이 마시면 안 되나요?
당뇨 환자는 왜 소변량이 많을까요?
당뇨 환자는 왜 체중이 줄어드나요?
당뇨병인데 증상이 안 나타날 수도 있나요?
혈당검사는 언제 하나요?
새벽에 혈당이 너무 높습니다.
내당능장애란 무엇인가요?
급성당뇨가 호전되었다가 다시 재발하는 경우도 있나요?
마른 사람도 당뇨병에 걸릴 수 있나요?
당뇨 환자는 단식하는 것과 같다?
당뇨 환자는 얼마나 많이 발생하는가?
스트레스를 받으면 왜 혈당이 올라가나요?
뚱뚱한 사람이 왜 쉽게 당뇨가 되나요?
당뇨 환자가 술을 조심해야 하는 이유?
양약과 한약을 같이 복용해도 되나요?
대사증후군이란?
한약을 복용하면 간에 해로운가요?
경구용 혈당강하제
다이어트와 당뇨

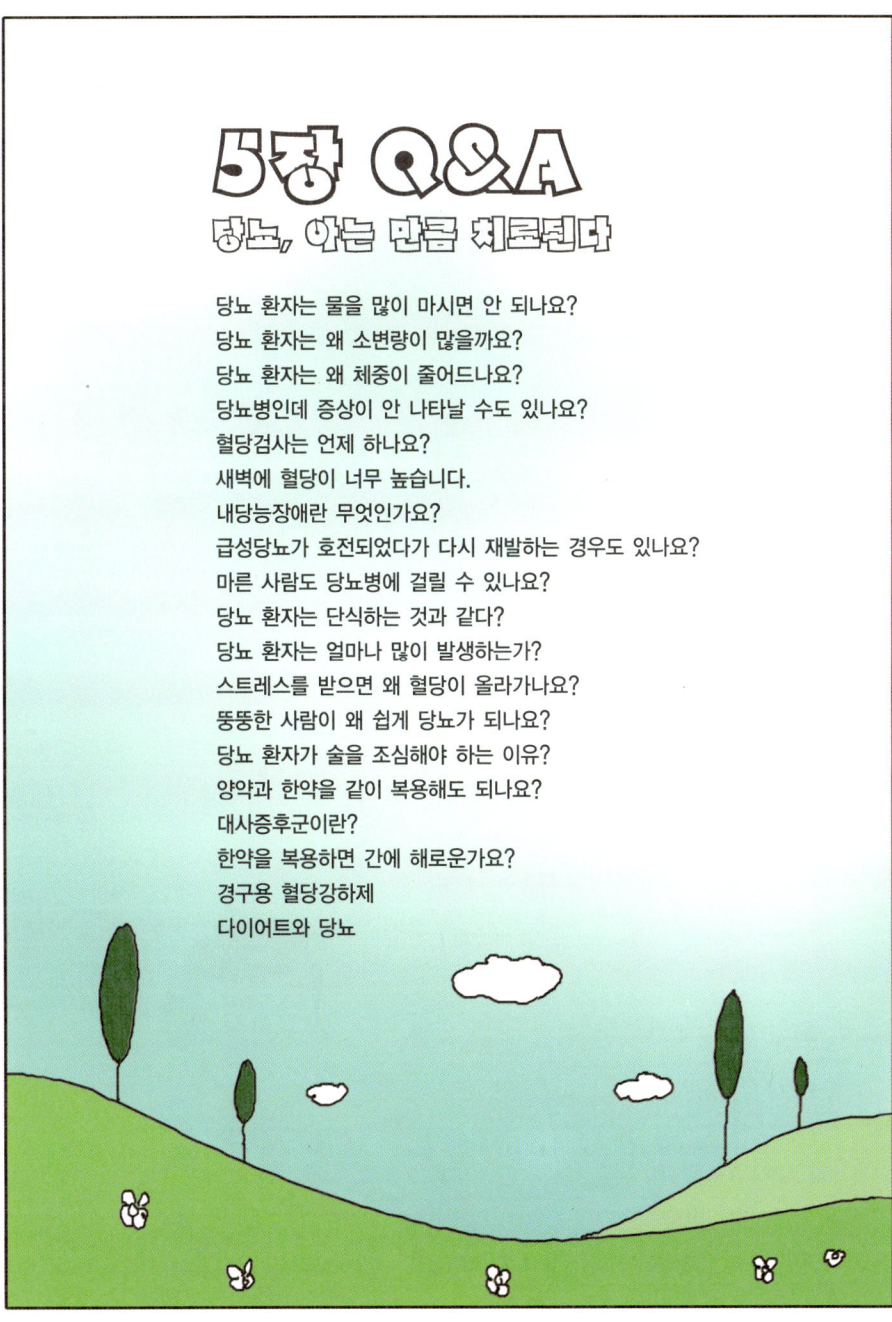

1. 당뇨 환자는 물을 많이 마시면 안 되나요?

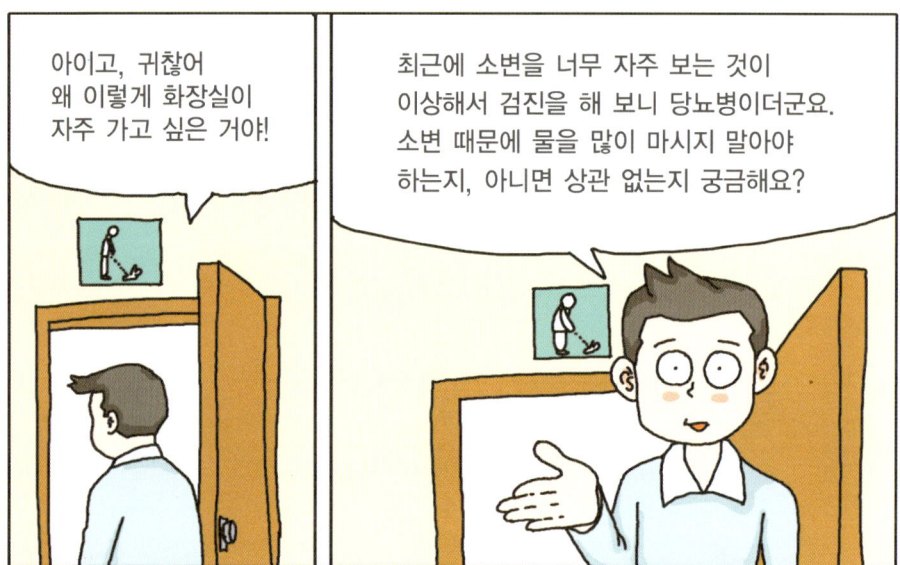

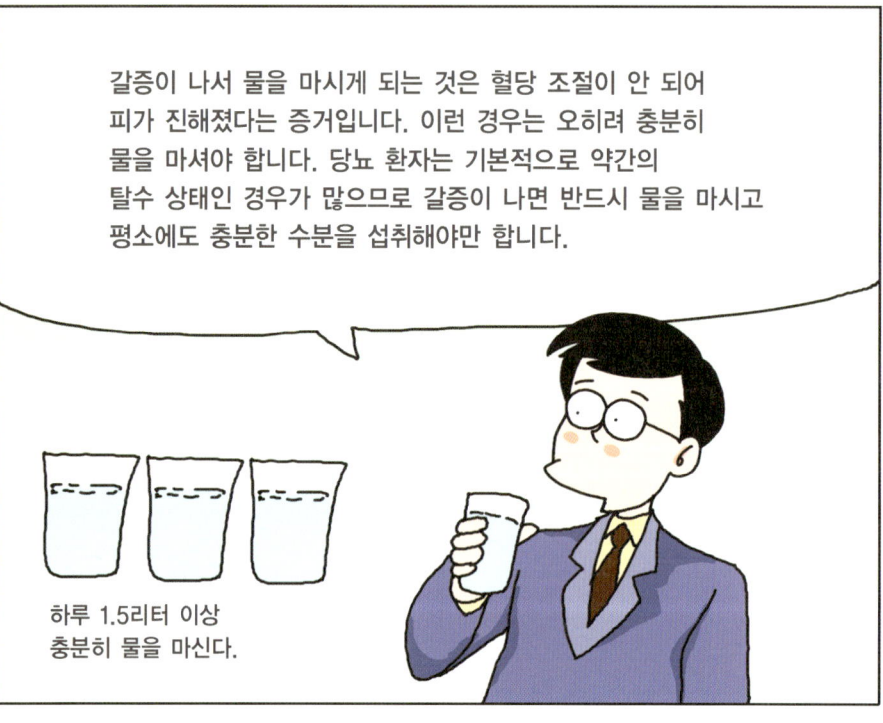

2. 당뇨 환자는 왜 소변량이 많을까요?

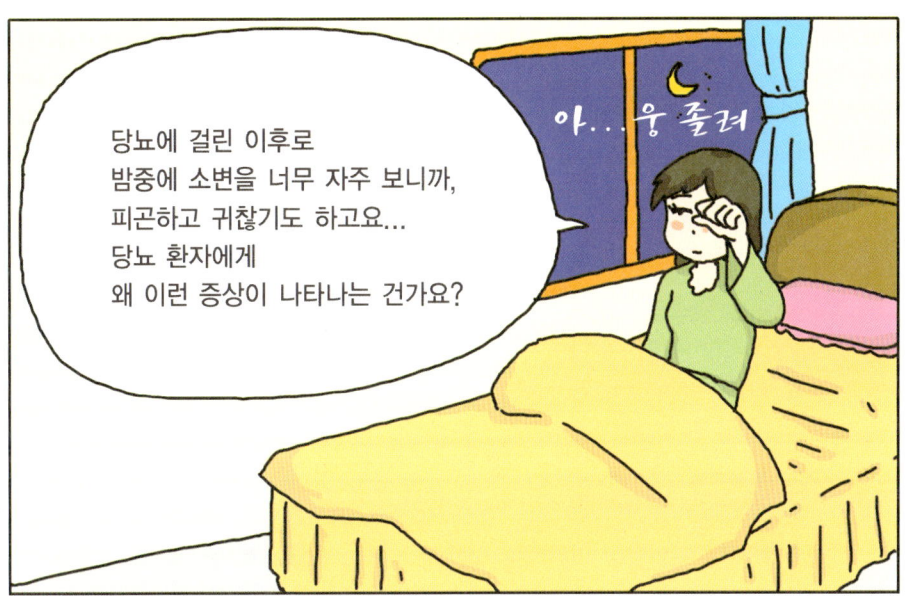

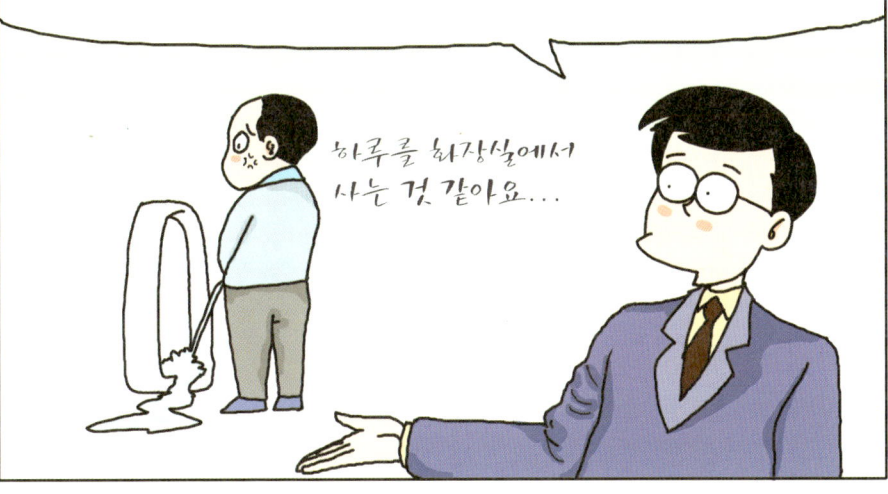

3. 당뇨 환자는 왜 체중이 줄어드나요?

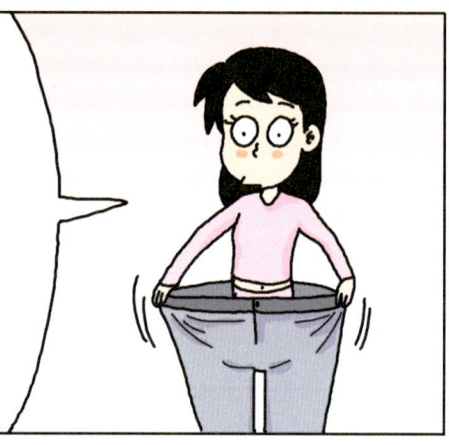

당뇨가 된 이후로 평소보다 많이 먹는데도 배가 고파요. 단 것도 먹고 아이스크림이나 초콜릿을 많이 먹는데도 체중은 3개월 사이에 7kg이나 빠졌어요. 왜 이렇게 살이 빠지는 건가요?

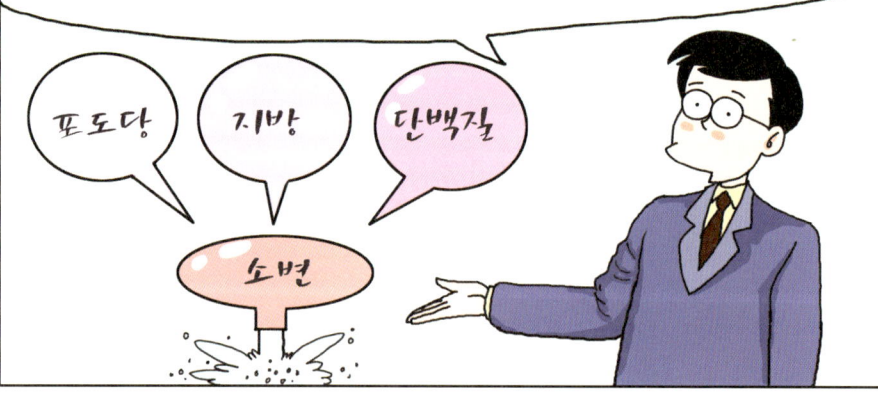

당뇨 환자는 끊임없이 먹는데도 심하게 마르는 경우가 있습니다.
원인은 혈당치 때문인데요, 혈당이 높아지면 아무리 먹어도
단맛을 느끼지 못해 계속 먹게 됩니다.
그러면 혈당치는 더더욱 높아지게 되고 그런데도 당뇨 환자들의 포도당은
에너지로 바뀌지 못하니까 이를 보충하려고 지방이나 단백질이
대신 이를 메워 주는 겁니다.
포도당은 너무 쌓여 소변으로 자꾸 빠져나가고,
비상용으로 비축된 단백질이나 지방을 에너지로 자꾸 쓰다 보니
체중이 감소할 수밖에 없는 것입니다.

4. 당뇨병인데 증상이 안 나타날 수도 있나요?

당뇨에 걸리면 물을 자주 먹고, 소변이 늘며, 체중이 감소한다고 알고 있는데, 저는 전혀 그런 증상을 느끼지 못하고 있었습니다.
어느 날 어머니 따라 병원에 갔다가 정말로 우연히 혈당을 체크해 보고 당뇨라는 것을 알게 되었습니다.
증상이 없는데도 당뇨가 진행될 수 있나요?

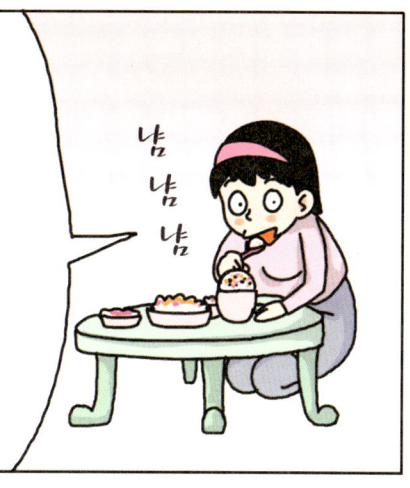

만성 당뇨의 경우 별다른 증상이 없다가 5년쯤 지나면 각종 합병증을 유발하는데 이런 경우가 훨씬 더 위험합니다.
실제로 환자들의 50% 정도는 발병 초기에 아무런 증상을 못 느끼고 합병증이 온 다음에야 알게 됩니다.
당뇨의 제일 무서운 경우가 이와 같은 무증상입니다.
그래서 당뇨를 **침묵의 살인자**라고 하는 것입니다.

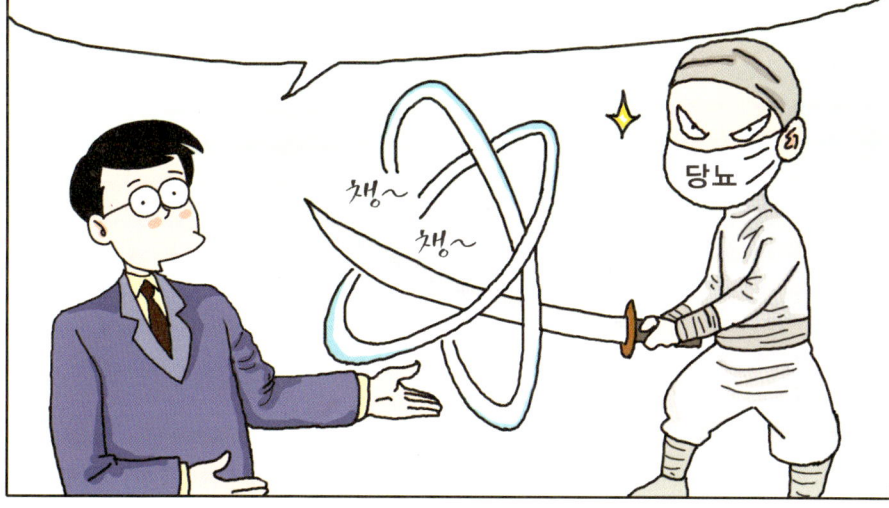

5. 혈당검사는 언제 해야 하나?

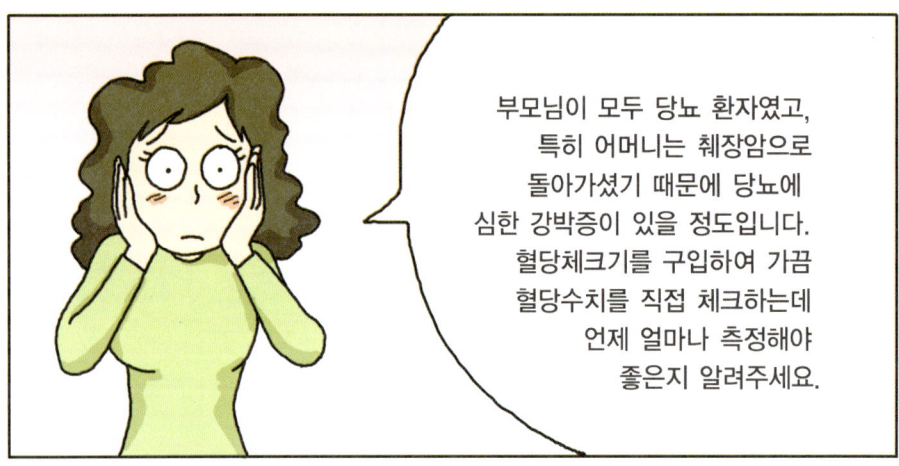

부모님이 모두 당뇨 환자였고, 특히 어머니는 췌장암으로 돌아가셨기 때문에 당뇨에 심한 강박증이 있을 정도입니다. 혈당체크기를 구입하여 가끔 혈당수치를 직접 체크하는데 언제 얼마나 측정해야 좋은지 알려주세요.

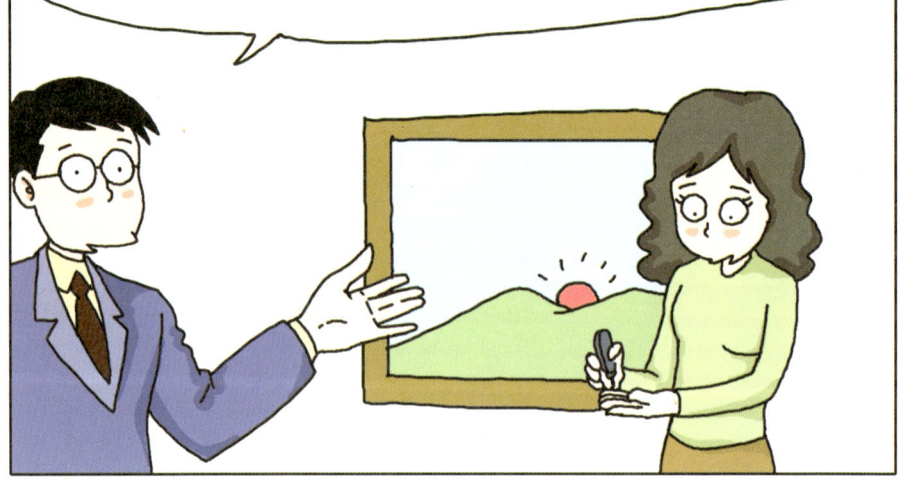

혈당은 필요에 따라 재면 됩니다. 얼마나 자주 측정해야 하는가에 대한 기준은 없습니다. 일반적으로 음식에 따라 영향을 많이 받는 식후 혈당보다는 공복 상태인 아침 식전의 혈당을 측정하여 혈당조절 상태를 가늠하는 것이 좋습니다.
식후 혈당은 식전 혈당을 여러 날 측정한 뒤 참고하면 됩니다.
측정 횟수는 보통 일주일에 2~3회 정도가 적당합니다.
인슐린 투여자의 경우에는 하루에 3~4회 측정해 보면 좋습니다.

6. 새벽에 혈당이 너무 높습니다.

45세 된 직장인 남자입니다. 작년에 당뇨 진단을 받아 취침 전에 음식 섭취를 전혀 하지도 않고 운동도 열심히 하는데 취침시보다 오히려 새벽에 혈당이 더 높게 나옵니다. 왜 그럴까요?

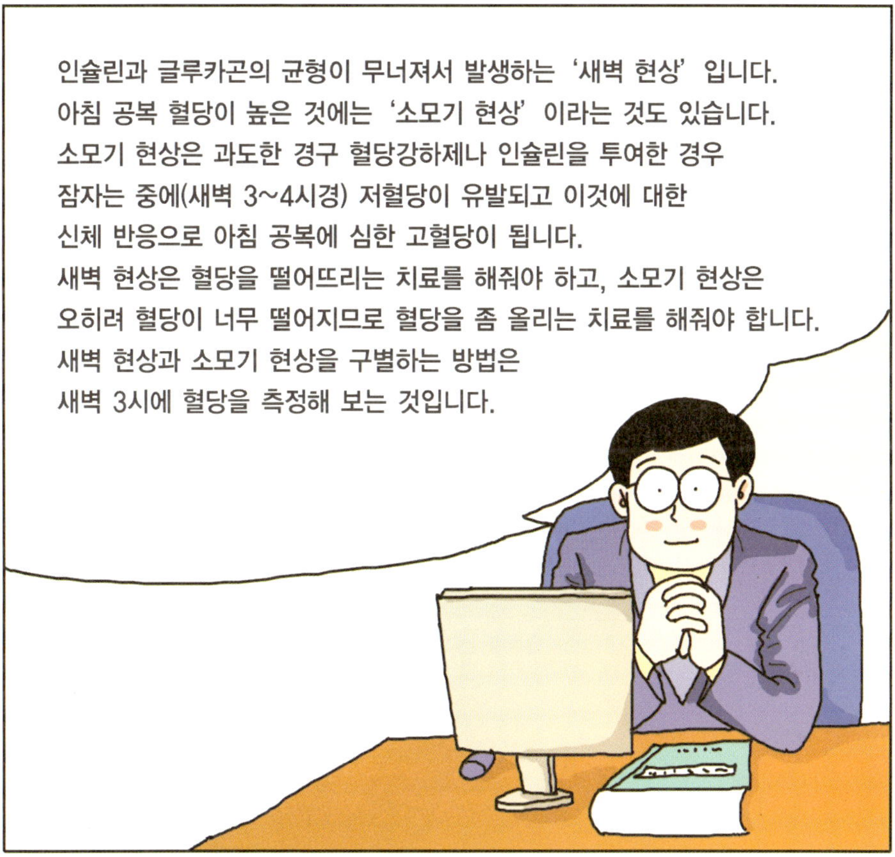

인슐린과 글루카곤의 균형이 무너져서 발생하는 '새벽 현상'입니다.
아침 공복 혈당이 높은 것에는 '소모기 현상'이라는 것도 있습니다.
소모기 현상은 과도한 경구 혈당강하제나 인슐린을 투여한 경우
잠자는 중에(새벽 3~4시경) 저혈당이 유발되고 이것에 대한
신체 반응으로 아침 공복에 심한 고혈당이 됩니다.
새벽 현상은 혈당을 떨어뜨리는 치료를 해줘야 하고, 소모기 현상은
오히려 혈당이 너무 떨어지므로 혈당을 좀 올리는 치료를 해줘야 합니다.
새벽 현상과 소모기 현상을 구별하는 방법은
새벽 3시에 혈당을 측정해 보는 것입니다.

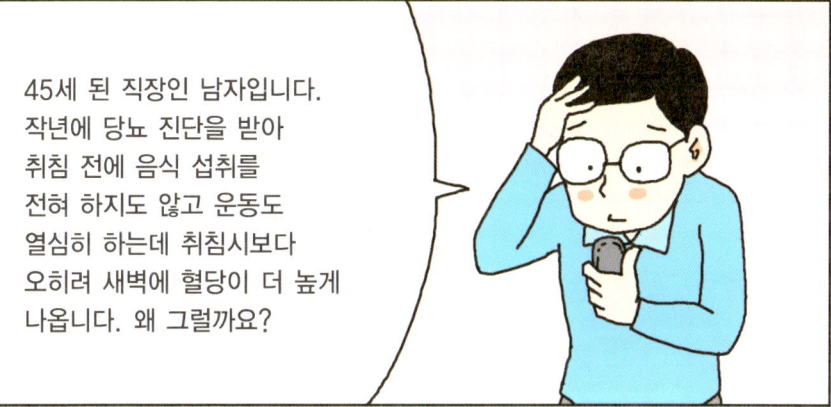

7. 내당능장애란 무엇인가요?

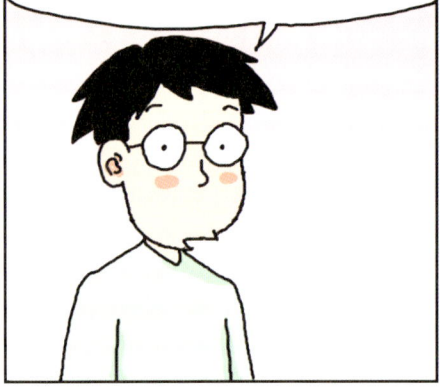

우연히 혈당을 체크해 보았더니 공복혈당이 121이 나왔습니다. 내당능장애에 해당한다고 하는데 내당능장애란 무엇인가요?

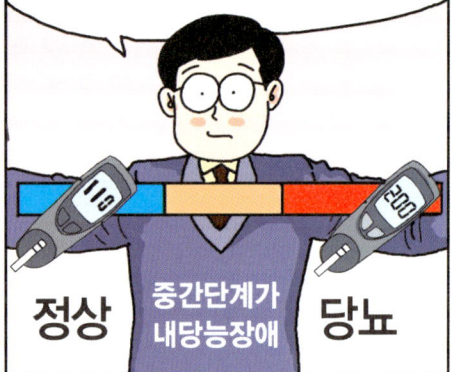

내당능장애는 정상과 당뇨병의 중간 단계로 공복 혈당수치가 110~125mg/dl이며, 식후 2시간의 혈당수치가 140~200mg/dl인 경우를 말합니다.

정상   중간단계가 내당능장애   당뇨

내당능장애는 정상으로 회복될 수 있는 상태이지만 방치하면 당뇨병으로 진행됩니다. 예전에는 이러한 내당능장애를 중요하게 생각하지 않았지만 당뇨병으로 진행되므로 소홀히 해서는 안 됩니다. 최근 연구결과에 의하면 심장 및 뇌혈관질환 등의 동맥경화증의 진행은 이미 내당능장애 상태부터 영향을 받습니다. 이 시기에는 고혈압이나 고지혈증 같은 위험 요인들이 새롭게 생기기도 쉽습니다. 따라서 적극적인 대처가 필요합니다.

8. 급성 당뇨가 호전되어 정상에 가까워지다 다시 재발하는 경우도 있나요?

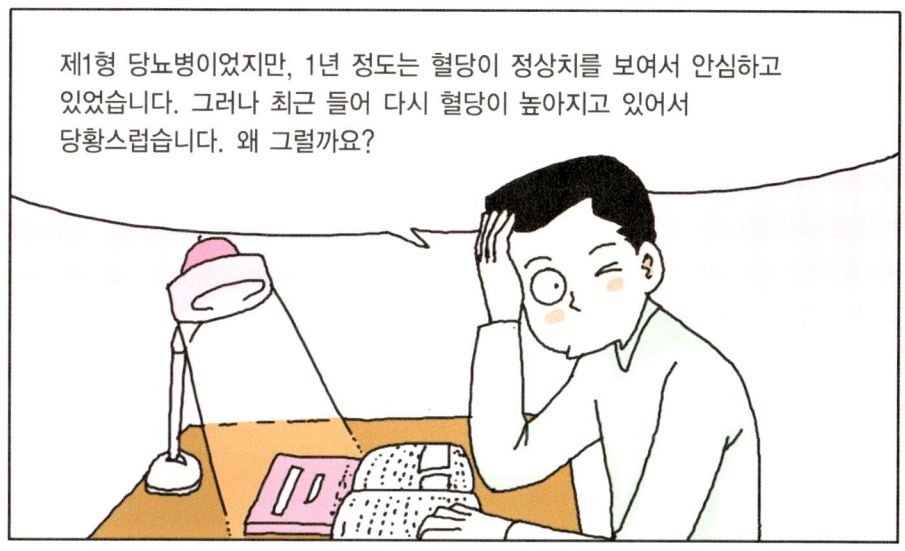

제1형 당뇨병이었지만, 1년 정도는 혈당이 정상치를 보여서 안심하고 있었습니다. 그러나 최근 들어 다시 혈당이 높아지고 있어서 당황스럽습니다. 왜 그럴까요?

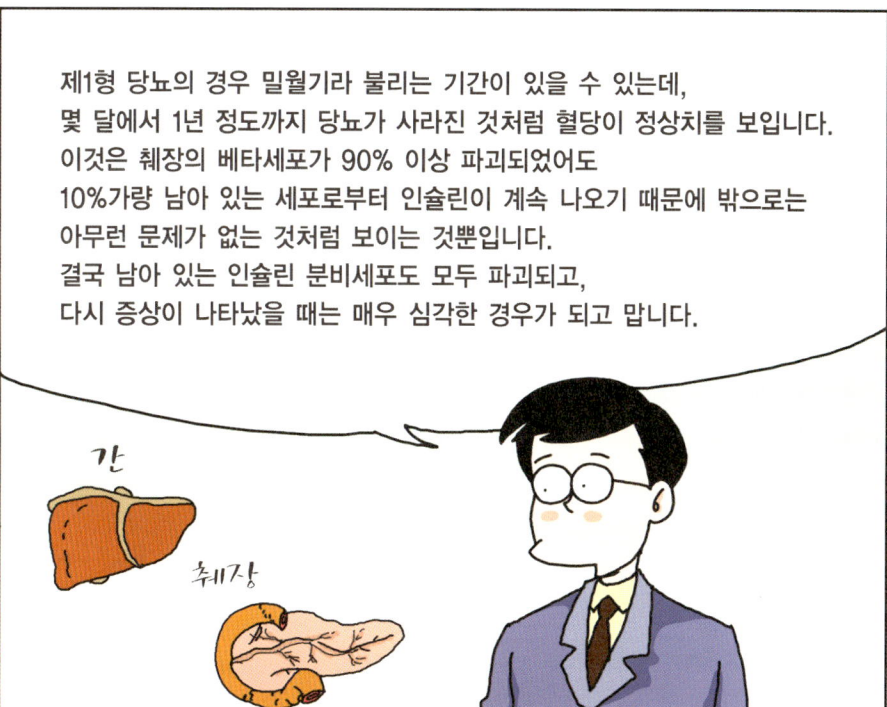

제1형 당뇨의 경우 밀월기라 불리는 기간이 있을 수 있는데, 몇 달에서 1년 정도까지 당뇨가 사라진 것처럼 혈당이 정상치를 보입니다. 이것은 췌장의 베타세포가 90% 이상 파괴되었어도 10%가량 남아 있는 세포로부터 인슐린이 계속 나오기 때문에 밖으로는 아무런 문제가 없는 것처럼 보이는 것뿐입니다. 결국 남아 있는 인슐린 분비세포도 모두 파괴되고, 다시 증상이 나타났을 때는 매우 심각한 경우가 되고 맙니다.

9. 마른 사람도 당뇨병에 걸릴 수 있나요?

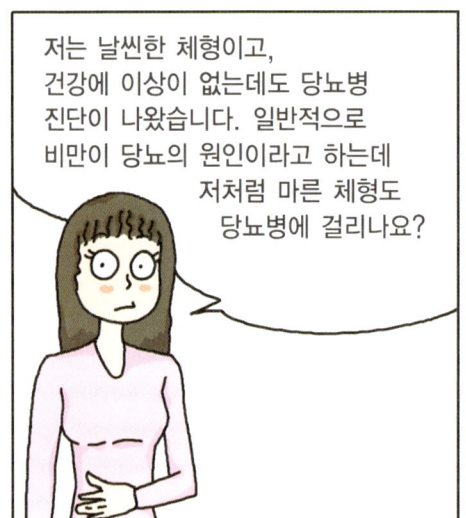

저는 날씬한 체형이고, 건강에 이상이 없는데도 당뇨병 진단이 나왔습니다. 일반적으로 비만이 당뇨의 원인이라고 하는데 저처럼 마른 체형도 당뇨병에 걸리나요?

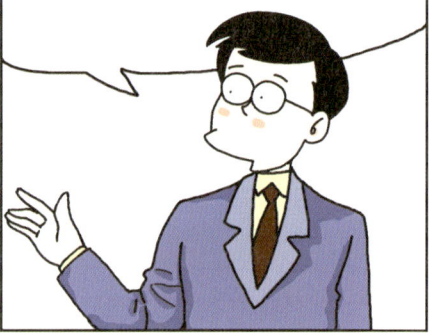

인슐린 의존형 당뇨병은 췌장의 베타세포가 파괴되어 고혈당이 초래되는 것이므로 비만과 상관이 없습니다.

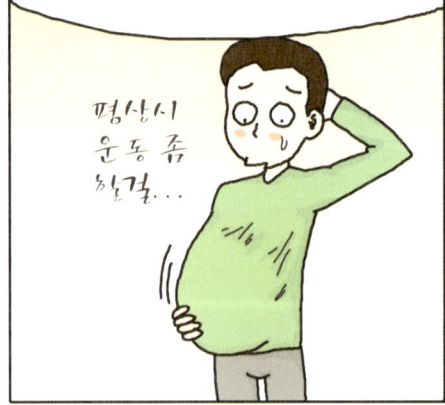

서양에서는 비만형이 전체의 70~80%를 차지하지만, 우리나라에서는 반대로 비만이 아닌 경우가 70~80%입니다. 단순한 비만보다는 상대적으로 배가 많이 나온 복부 비만이 당뇨 발생에 더 영향을 줍니다

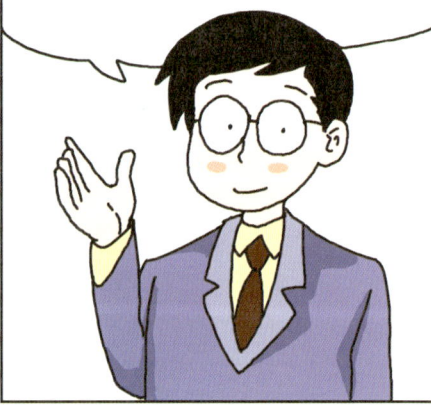

마른 사람이 배만 나온 경우 단백질 섭취가 부족하면 인슐린 분비 기능이 떨어지고 당뇨병에 걸리기 쉬운 조건이 됩니다.
따라서 마른 사람이라도 방심해서는 안 됩니다.

10. 당뇨 환자는 단식하는 것과 같다?

당뇨 환자는 단식하는 사람처럼 왜 체중이 줄어드나요?

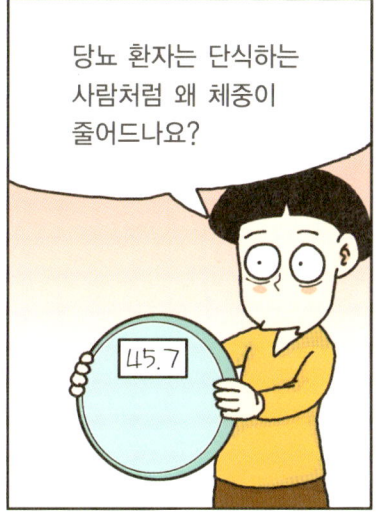

우리 인체는 섭취된 모든 당분을 일시에 에너지로 바꾸지 않습니다. 만약 그렇다면 아마 폭발하는 화산보다 더 위력적인 에너지 홍수가 날지도 모릅니다.

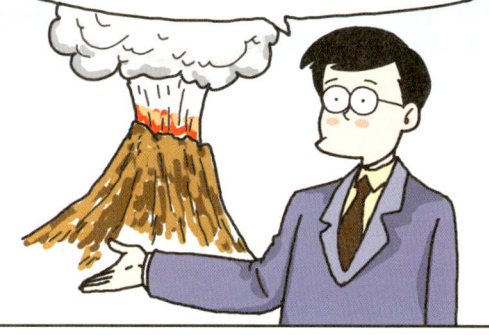

합리적이게도 인체에는 두 단계로 에너지를 조절하고 있습니다. 우선 에너지를 세포에 저장하는 겁니다. 마치 우리가 필요할 때 쓰기 위해 돈을 은행에 저축해 두는 것과 같습니다.

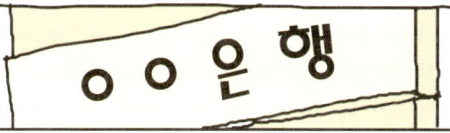

그런데 단식을 하면 혈액 속의 혈당이 내려가고 간에 비축된 글리코겐이 분해되며 그 다음에는 근육의 단백질이 당으로 보충됩니다. 더 이상 보충할 게 없으면 지방을 분해하는데 이때 지방과 함께 비축된 물이 소변으로 나오게 됩니다. 매일 단식하는 경우처럼 당뇨 환자들도 단백질과 지방이 분해되어 물이 빠져나오면서 소변을 자주 보고 체중은 줄게 됩니다.

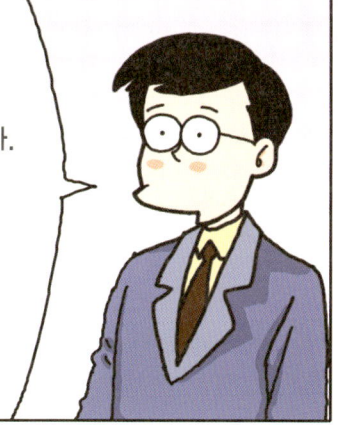

11. 당뇨 환자는 얼마나 많이 발생하는가?

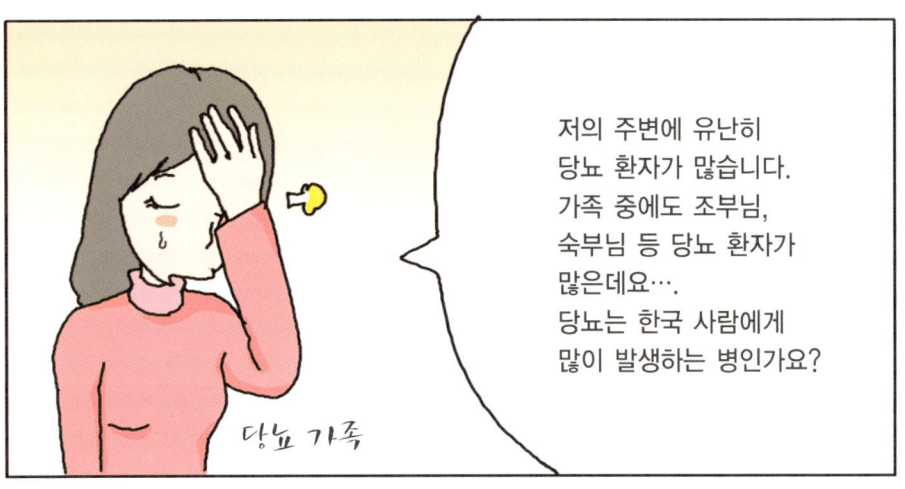

저의 주변에 유난히 당뇨 환자가 많습니다. 가족 중에도 조부님, 숙부님 등 당뇨 환자가 많은데요…. 당뇨는 한국 사람에게 많이 발생하는 병인가요?

당뇨 가족

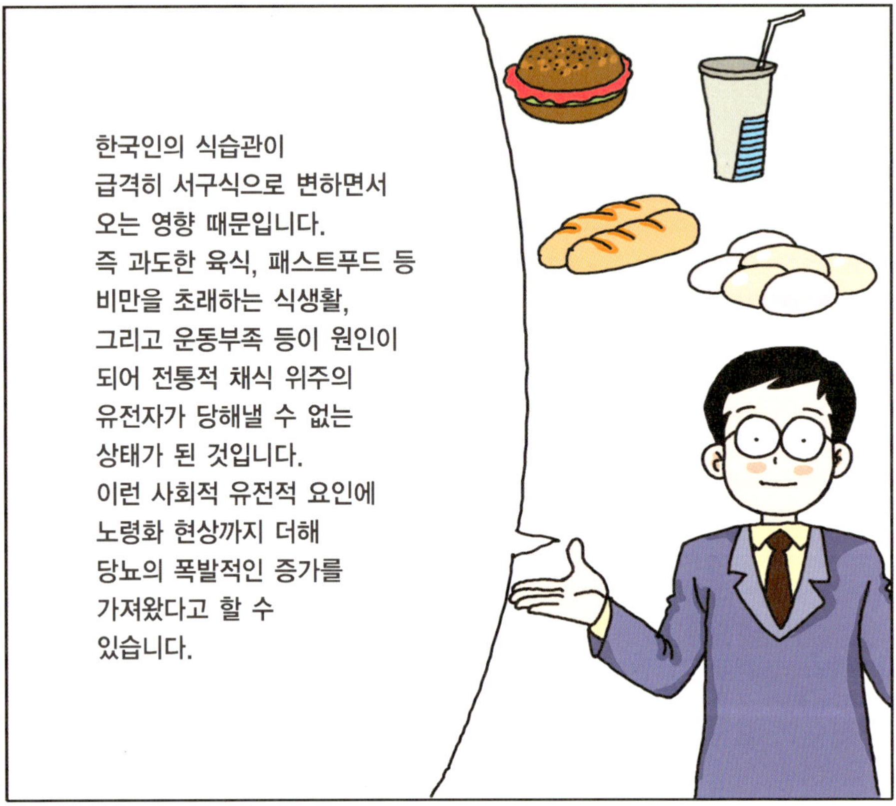

한국인의 식습관이 급격히 서구식으로 변하면서 오는 영향 때문입니다. 즉 과도한 육식, 패스트푸드 등 비만을 초래하는 식생활, 그리고 운동부족 등이 원인이 되어 전통적 채식 위주의 유전자가 당해낼 수 없는 상태가 된 것입니다. 이런 사회적 유전적 요인에 노령화 현상까지 더해 당뇨의 폭발적인 증가를 가져왔다고 할 수 있습니다.

12. 스트레스를 받으면 왜 혈당이 올라가나요?

사회생활하면서 스트레스는 불가피합니다. 그런데 스트레스를 받으면 왜 혈당이 올라가나요? 또한 스트레스가 당뇨의 원인이 되는 이유는 무엇 때문인가요?

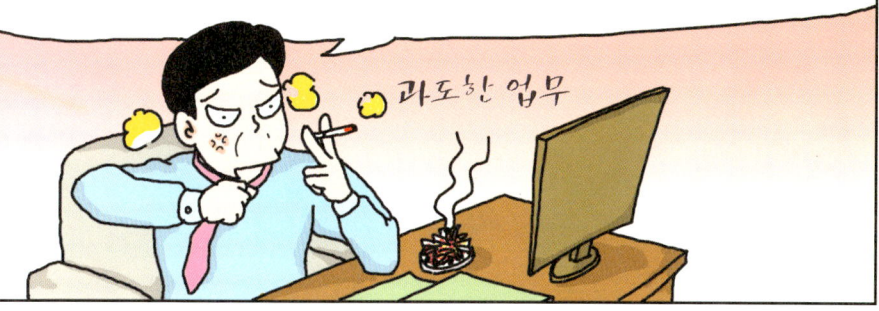

스트레스에 대한 신체 반응은 홀로 산을 가다 호랑이를 만날 때나 전쟁을 치를 때처럼 모든 신체 장기가 위험 상황을 극복하기 위한 준비 과정이라고 생각하면 됩니다. 이러한 준비 과정을 하게 하는 매개체가 바로 스트레스 호르몬입니다.

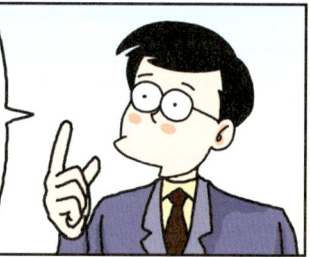

자세히 말씀드리면, 스트레스를 받을 때 인체 내의 여러 스트레스 호르몬(코티졸, 글루카곤, 성장호르몬, 카테콜아민 등)의 분비가 증가해 혈당을 높임과 동시에 혈당을 떨어뜨리는 인슐린의 효과마저 감소시킵니다. 장기적인 스트레스는 결국 당뇨에 쉽게 걸리게 하고, 이미 당뇨인 사람들의 혈당을 급격히 올라가게 만들고 맙니다.

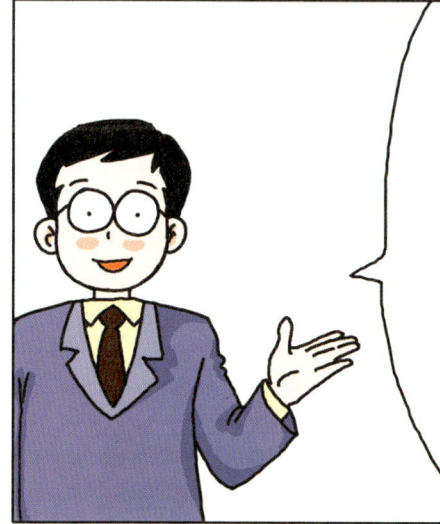

13. 뚱뚱한 사람이 왜 쉽게 당뇨가 되나요?

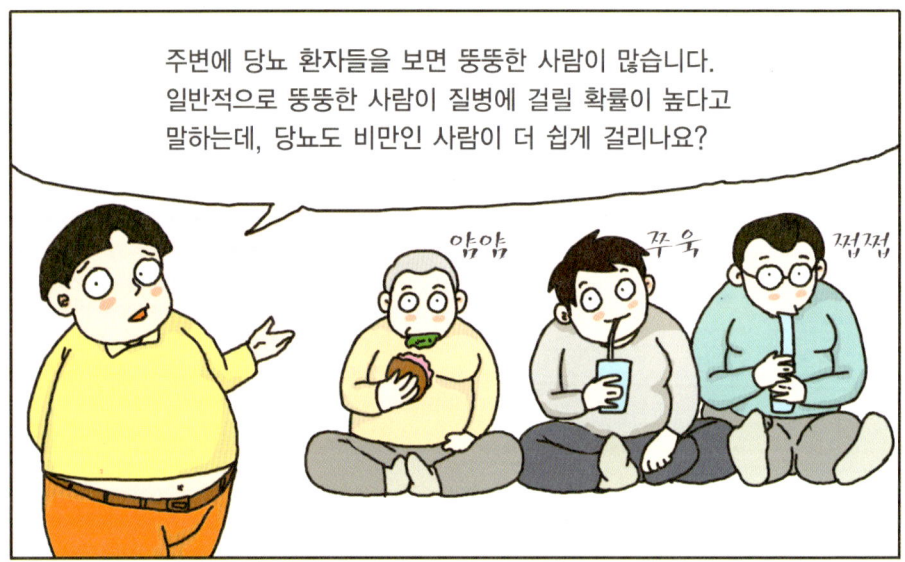

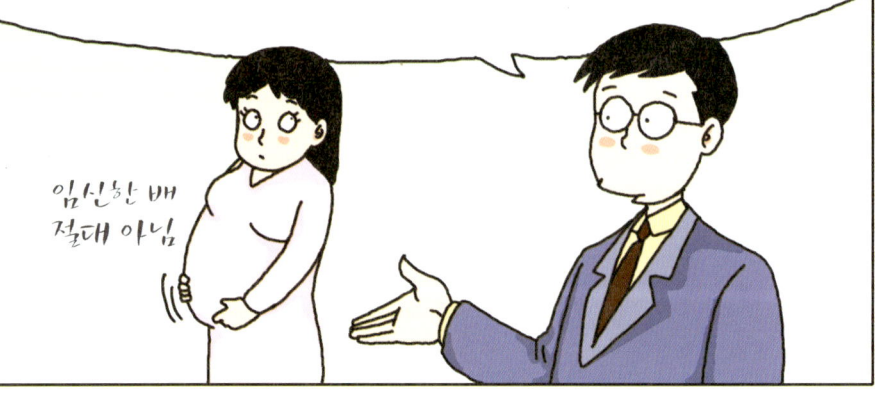

14. 당뇨 환자가 술을 조심해야 하는 이유?

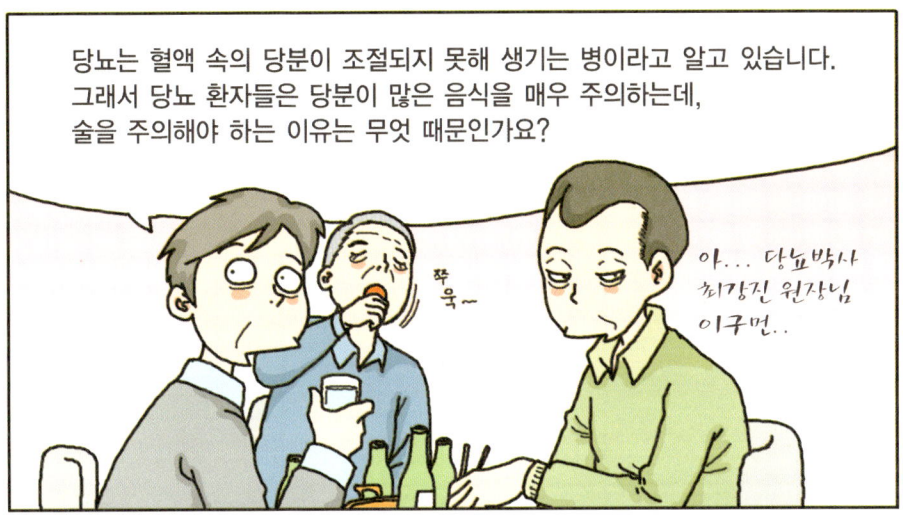

당뇨는 혈액 속의 당분이 조절되지 못해 생기는 병이라고 알고 있습니다. 그래서 당뇨 환자들은 당분이 많은 음식을 매우 주의하는데, 술을 주의해야 하는 이유는 무엇 때문인가요?

알코올을 흡수하게 되면 간은 당을 만드는 작용을 게을리하고 알코올 분해에 전념하게 됩니다. 알코올을 처리하느라 바쁜 간은 포도당 생성을 중단해 버립니다. 이때 정상인들은 췌장과 간이 상호작용하여 저혈당을 예방합니다. 당뇨 환자의 경우 강제로 인슐린을 투여하고 있기 때문에 이런 비정상적인 인슐린이 계속 포도당을 떨어뜨리게 되는데 술을 마시면 간이 알코올을 해독하느라 포도당 생성을 일시 중단하여 저혈당의 위험이 그만큼 더 높아지고 맙니다.

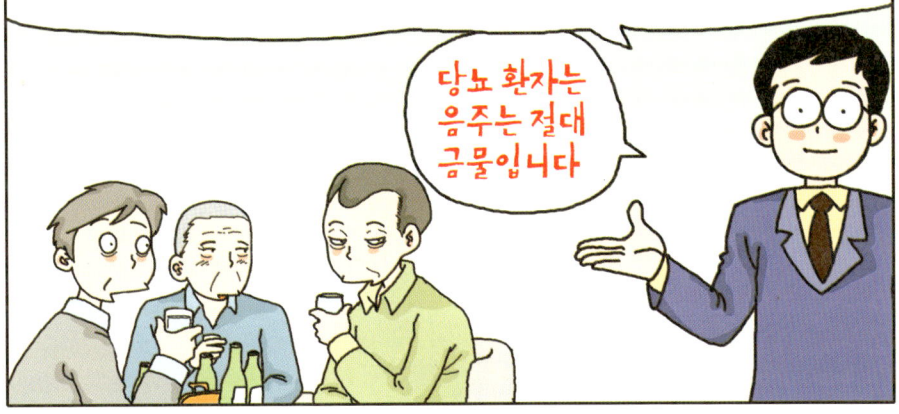

술이 당뇨에 미치는 피해

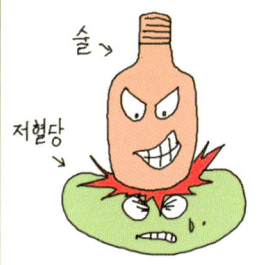

음주는 저혈당을 초래하고, 저혈당으로부터 회복 능력을 억제한다.

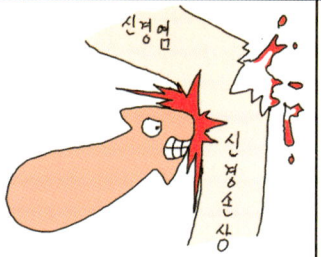

알코올은 신경에 직접적인 독성물질로 신경손상 (말초신경염)을 악화시킨다.

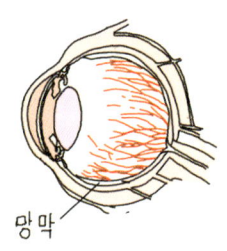

망막증을 악화시킨다.

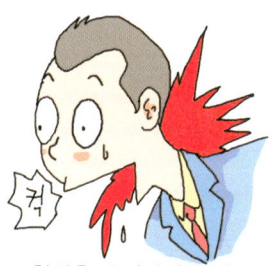

고혈압을 초래하여 동맥 경화증 등 대혈관 합병증의 위험 요인이 된다.

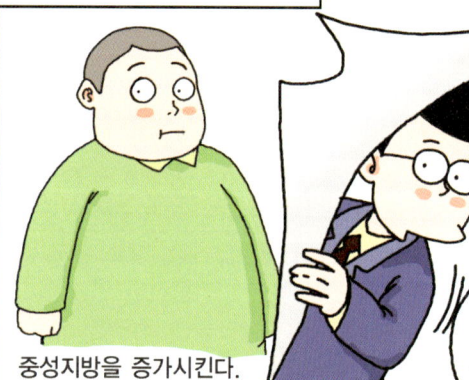

중성지방을 증가시킨다.

알코올이 저혈당을 초래하는 이유

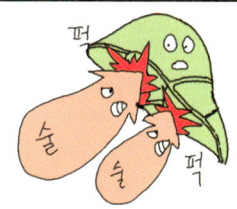

알코올은 간에서 포도당을 만드는 것을 방해하여 혈당을 올리지 못하게 한다

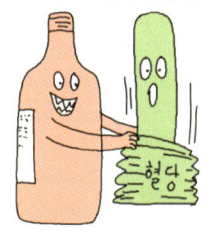

알코올은 혈당에 대한 인슐린 분비를 늘려 과도하게 혈당을 내린다.

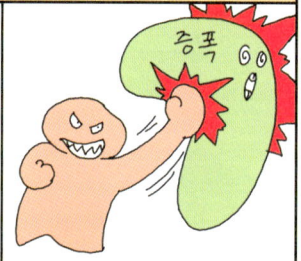

알코올은 먹는 당뇨약의 효과를 증폭시켜 저혈당의 위험을 높인다.

15. 양약과 한약을 같이 복용해도 되나요?

저는 B형간염 보균자입니다. 대학병원에서 간수치 검사를 했는데 좋지 않은 검사 결과가 나와서 항원검사, 초음파 검사 등을 받아보기도 했어요. 한의원에서 치료를 받고 싶은데 양약과 병행해도 상관이 없는지요?

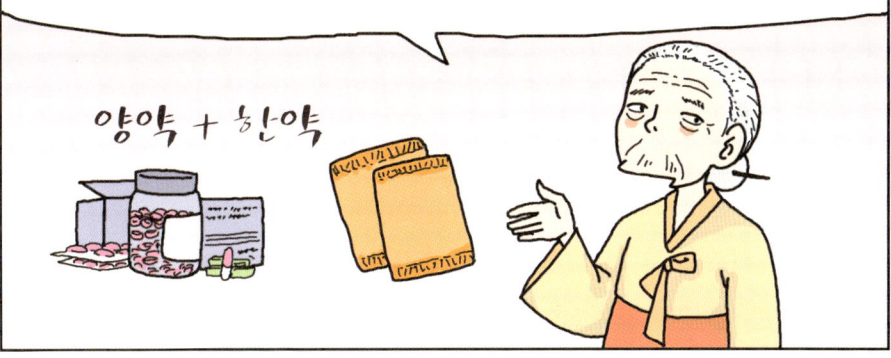

저희 한의원에서는 수치가 4백, 5백 이상으로 높더라도 양약처방을 받지 않은 상태로 바로 내원하신 환자는 일단 한약으로만 치료하는 경우가 많습니다. 그러나 일단 양약처방을 받은 환자라면 약을 중단할 때 혈당이 급등할 수 있어, 우선은 양약과 한약을 같이 복용하시도록 합니다. 인슐린 투여도 그렇습니다. 점진적으로 혈당이 정상을 향해 갈 때 양약이나 인슐린을 줄여가는 방법이 더 좋습니다.

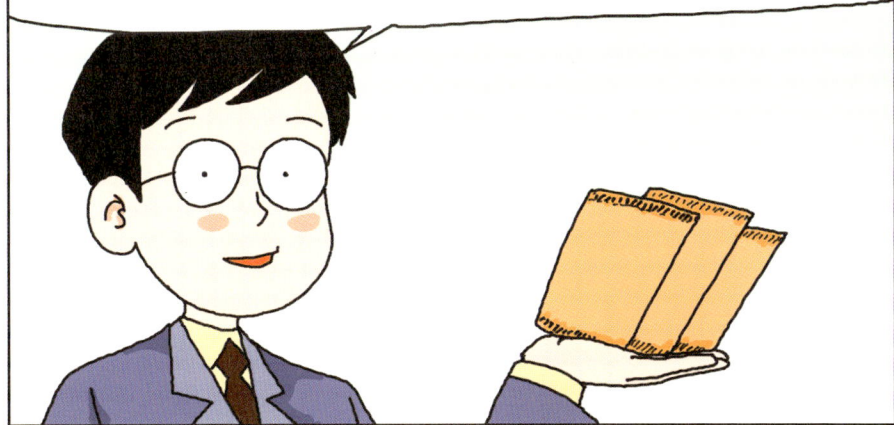

16. 대사증후군이란?

당뇨 때문에 혈당 조절이 잘 안 되는 것은 인슐린과 관련이 있다고 하였는데, 인슐린이 충분히 있음에도 불구하고 고혈당 증상이 있습니다. 왜 이런 증상이 나타나는지요?

과거에는 심장병, 당뇨병, 뇌졸중, 고혈압 등을 별개의 질환으로 생각했습니다. 그러나 최근 이들 질환은 동시에 발생한다는 사실이 밝혀졌습니다. 이들의 공통분모는 '인슐린 저항성' 입니다. 인슐린이 충분히 있어도 포도당을 세포로 운반하는 기능을 제대로 못하는 것입니다.

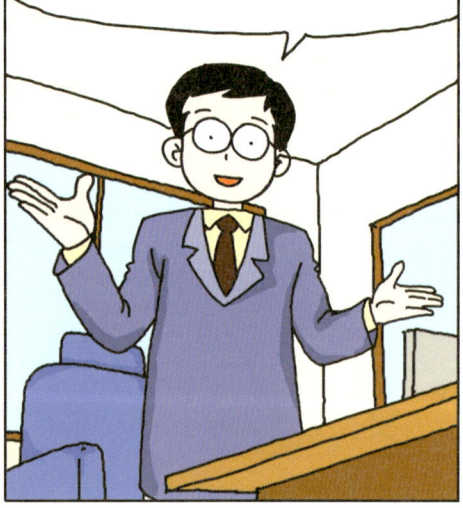

그렇게 되면 포도당은 세포로 들어가지 못해 고혈당을 만들고, 세포는 세포대로 포도당을 섭취하지 못해 배고픈 상태가 됩니다. 풍요 속의 빈곤이죠.

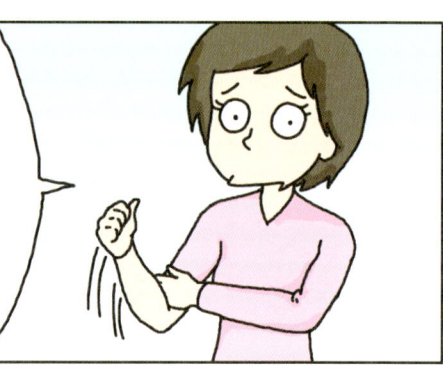

이 경우 뇌는 인슐린이 부족하다고 판단하고, 췌장에 인슐린 생산량을 계속 늘리도록 지시합니다.

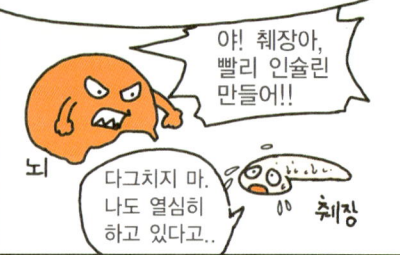

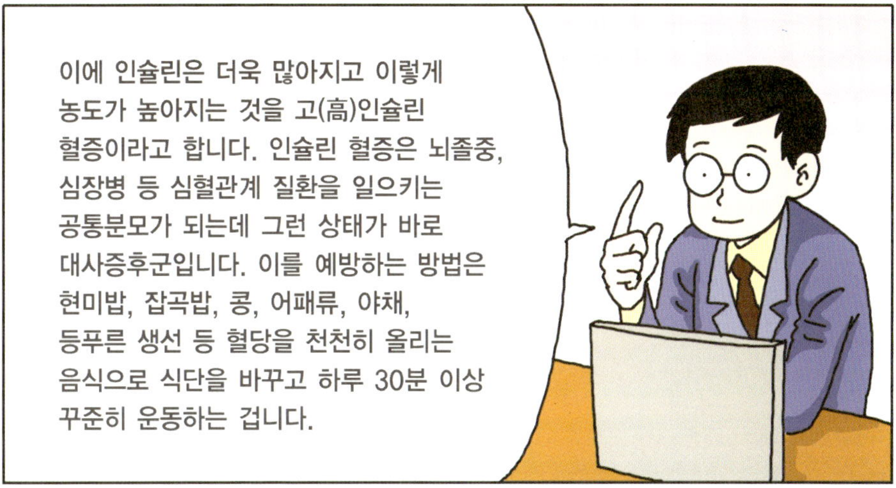

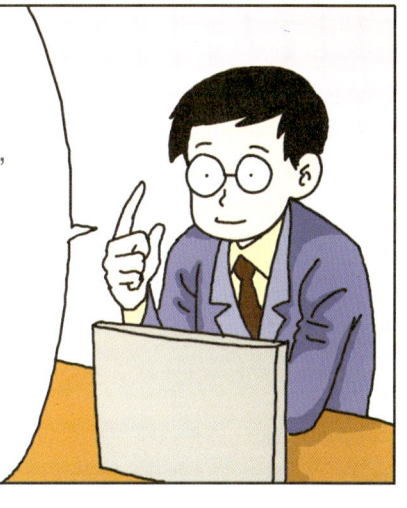

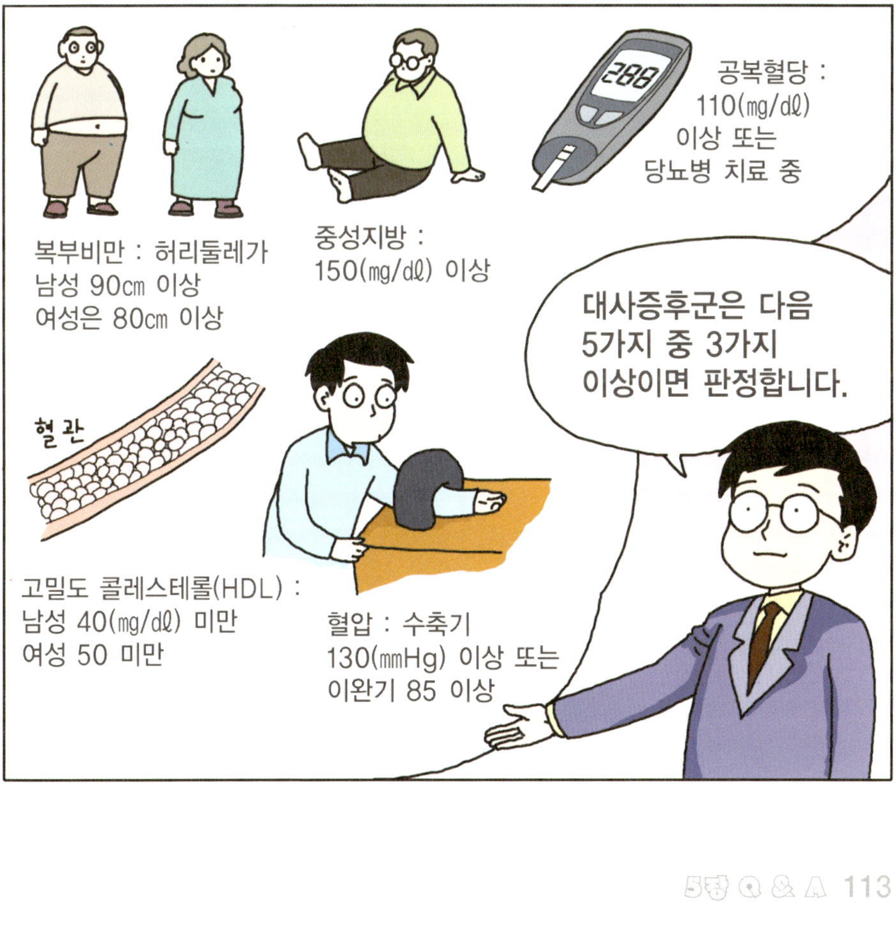

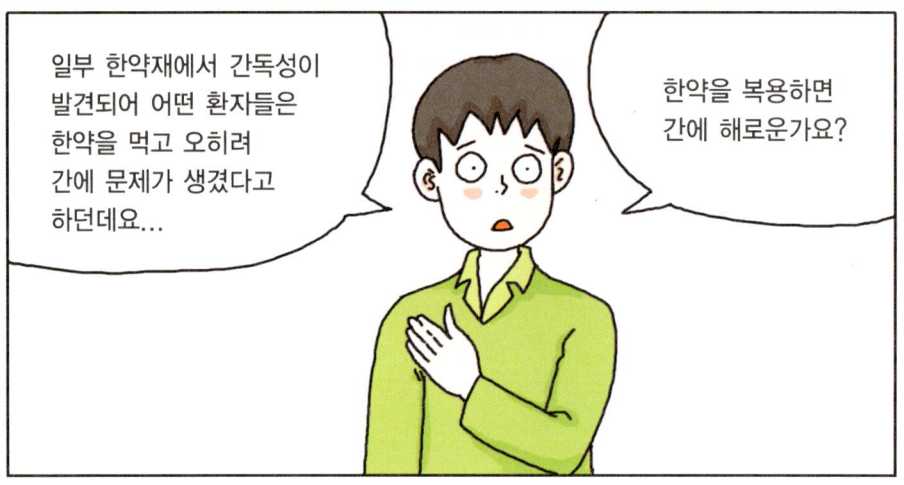

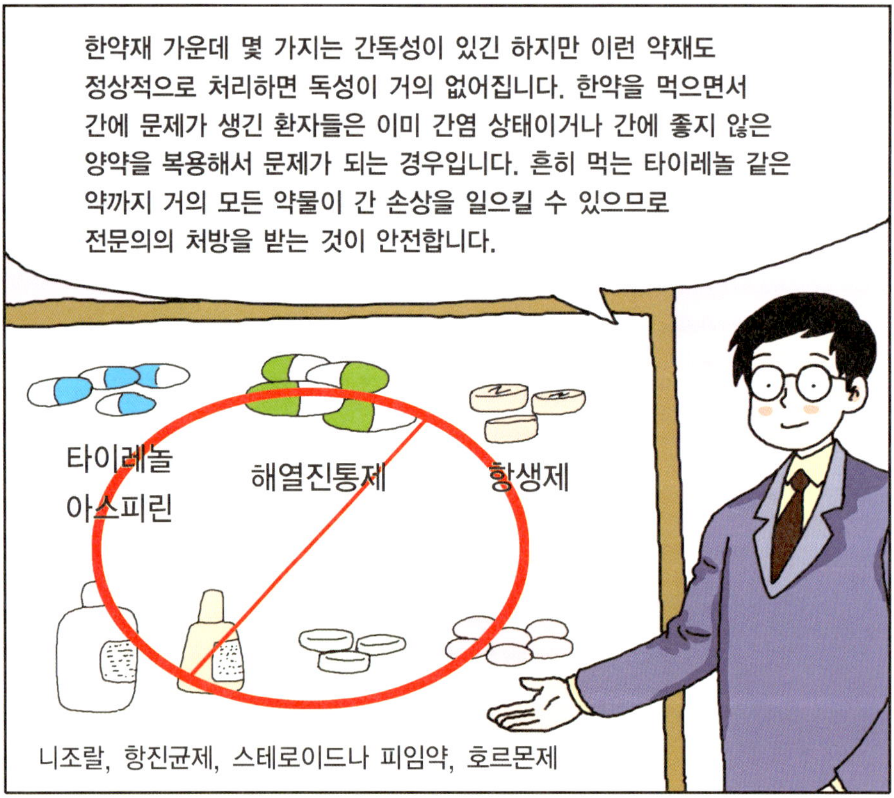

쉽게 말씀드리자면 우리가 늘 먹는 음식은 다 한약재입니다.
칡뿌리나 생강이 좋은 예입니다. 그래서 한약은 크게 걱정하실 필요가
없답니다. 한의원에서 처방에 쓰이는 한약은 검증된 안전한 약재만으로
처방하지만 환자의 체질 등을 감안하여 한약의 전문가인
한의사의 처방에 따라 한의사의 지도 아래 복용해야 합니다.

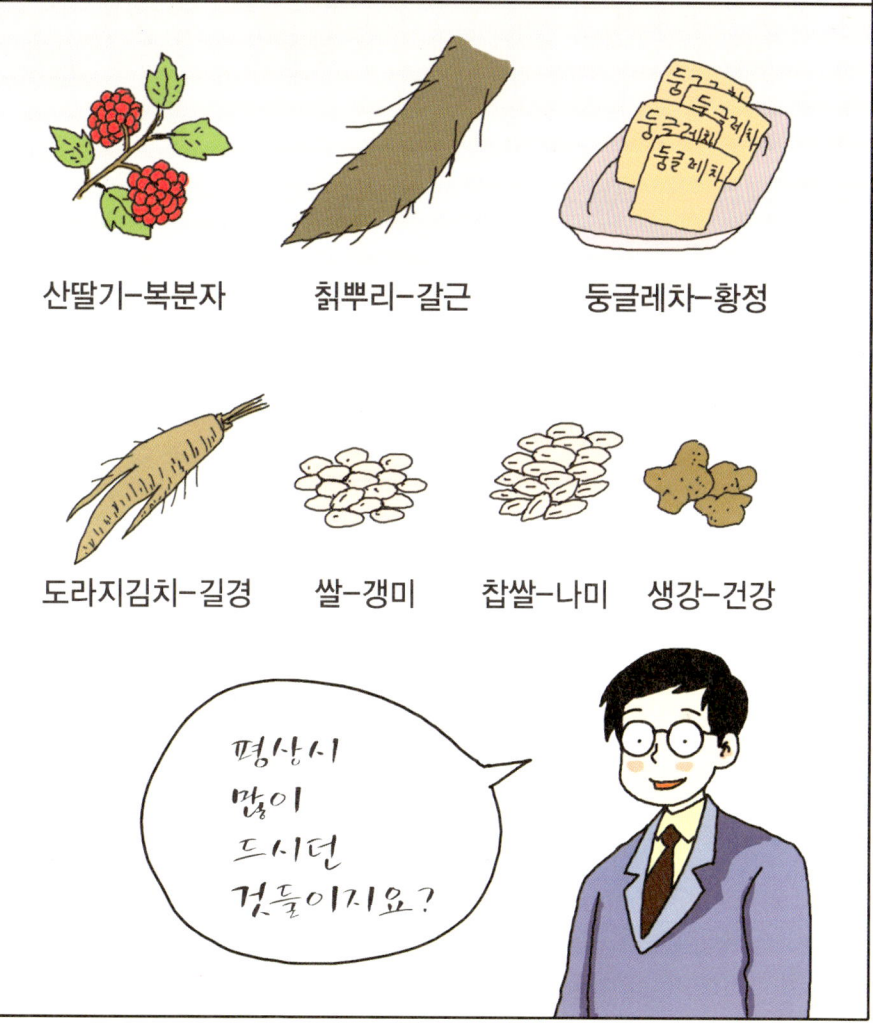

18. 경구용 혈당강하제

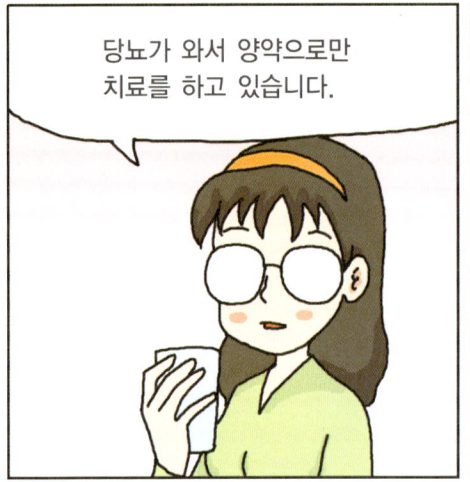

당뇨가 와서 양약으로만 치료를 하고 있습니다.

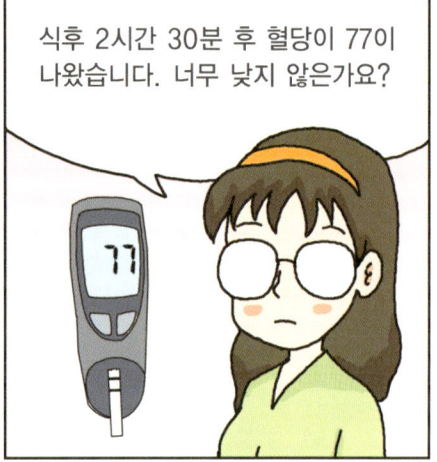

식후 2시간 30분 후 혈당이 77이 나왔습니다. 너무 낮지 않은가요?

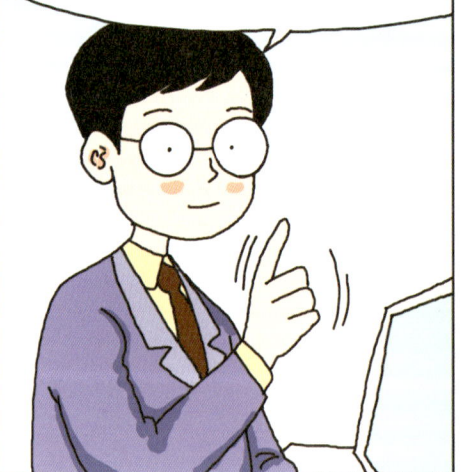

혈당은 인슐린에 의해 오르락 내리락 하는데 양약을 복용한 후 저혈당이 왔다면 혈당강하제가 일방적으로 혈당을 끌어내려 혈당수치가 떨어지는 현상이라고 할 수 있습니다.

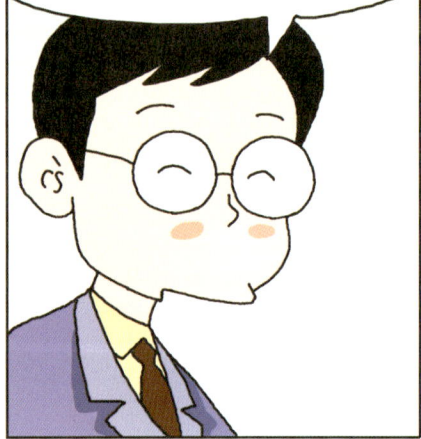

피곤하여 일시적으로 시력이 떨어졌을 때 안경을 맞추었지만 그 후 시력이 회복되었어도 안경을 계속 착용한다면 오히려 안경에다 시력을 맞추어 가는 꼴이 되는 것과 같이 양약에 습관화되는 것은 어리석은 것입니다.

19. 다이어트와 당뇨

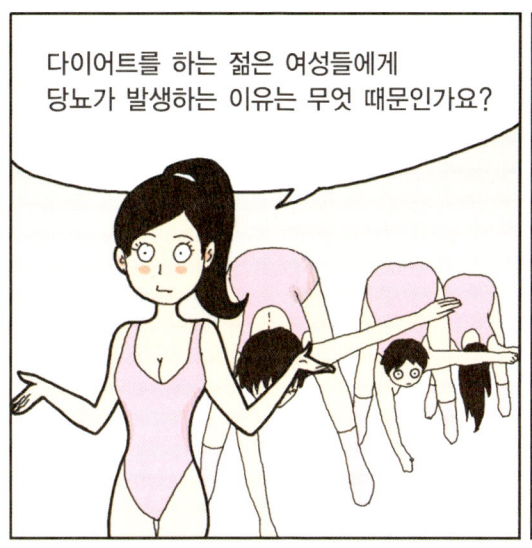
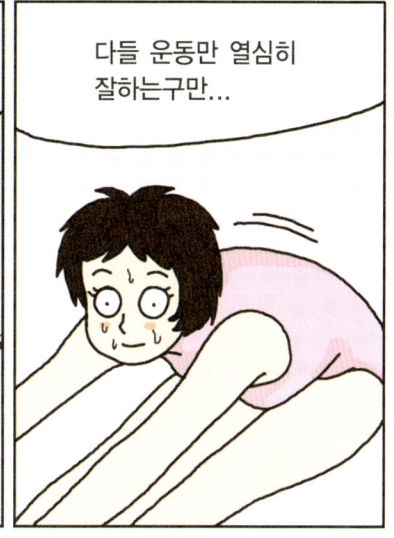

우리 몸의 연료탱크는 두 개입니다. 간과 근육입니다.
간혹 무작정 굶어서 다이어트를 하는 경우는 근육이 소모되고
망가지게 되어 결국 연료탱크 하나가 없어지는 것과 같습니다.
근육이 없어지면서 제대로 저장이 안 되므로 포도당 홍수 현상이
발생하고 마는 것입니다. 다이어트를 무리하게 하면
당뇨가 오는 이유는 바로 이러한 근육의 소모 때문입니다.

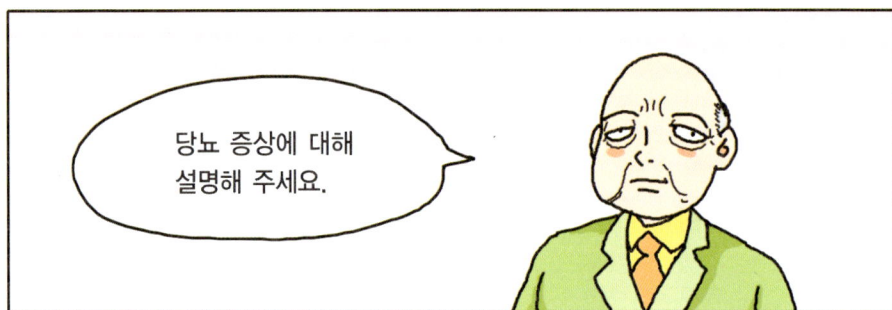

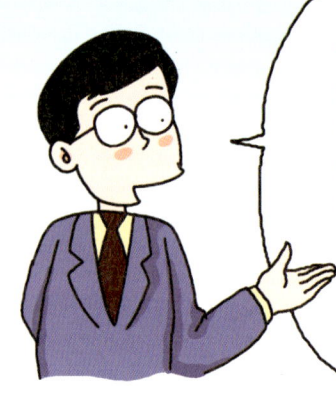

일반적인 당뇨 증상을 살펴보면, 당뇨는 초기에는 자각증상이 거의 없는 것이 일반적인데 병이 깊어지면서 당뇨 특유의 여러 가지 증상들이 나타나게 됩니다. 대체로 널리 거론되는 것이 다음(多飮), 다식(多食), 다뇨(多尿) 그리고 체중 감소라는 삼다일소(三多一少) 현상입니다.

첫째, 다음(多飮)·다뇨(多尿)

갈증과 다뇨증(多尿症)은 당뇨의 가장 전형적인 증상입니다. 때와 장소를 가리지 않고 언제나 갈증이 나므로 주스나 차, 물 등의 음료수를 계속 달고 생활하게 됩니다. 특히 수면을 취해야 하는 야간에도 화장실 때문에 잠을 깨야 하고 그때마다 물을 찾을 정도라면 당뇨가 상당히 진행되었다고 봐야 합니다. 또 소변에 거품이 심하게 일어나고 독특한 단 냄새가 나기도 합니다. 그러나 흔히 과음을 해서 혹은 짠 음식을 과다 섭취해서 목이 마른 것으로 여겨 처음에는 그냥 지나치기도 합니다. 다뇨(多尿)란 하루 동안의 소변량이 많은 것을 뜻하며 자주 화장실에 가는 빈뇨(頻尿)와는 구별되는 개념입니다.

자주 화장실에 가더라도 뇨량이 많지 않다면 다뇨는 아닙니다.
그러나 당뇨가 심해지면 1회 소변량도 많아지면서 빈뇨를
일으키는 것이 일반적이어서 결과적으로 하루 동안의 총 소변량이
증가하게 되어 있습니다. 우리 인체는 혈중 포도당의 농도가 높으면
포도당을 이물질로 인식하여 체외로 배출하려고 합니다.
그러므로 소변량이 많아지고 체내의 수분량이 감소하여
탈수가 되기도 합니다. 그래서 자연스럽게 갈증이 심해서
더 많은 물을 찾게 됩니다.

둘째, 다식(多食) · 체중 감소

체중이 급격하게 감소하는 것이 당뇨의 또 다른 전형적인 특징입니다.
당뇨가 자각하지 못하는 사이에 중증으로 심해지면 식욕이 왕성해져
많이 먹는데도 오히려 체중은 빠지게 됩니다.
체중 감소를 느끼지도 못하면서 계속 과식하게 되고,
따라서 목이 타고 다뇨증은 더 심해지는 악순환이 반복됩니다.
또 단 음식을 집중적으로 요구하게 됩니다.
고혈당 상황에서는 단맛을 느끼는 미각기능이 떨어져 단맛을 느끼지
못하므로 더욱 강한 단맛을 원하게 됩니다.
아무리 과식을 해도 배는 고프고 체중이 빠지는 것은 혈중의 포도당이
세포 내에서 적절하게 사용되지 못한 채 체외로 빠져나오기 때문입니다.
이것 때문에 에너지 공급을 위해 체내에 저장되어 있는 단백질, 지방,
글루코겐 등을 응급으로 이용하기 때문에 더 많은 영양분을 필요로 하며
체중은 감소합니다.

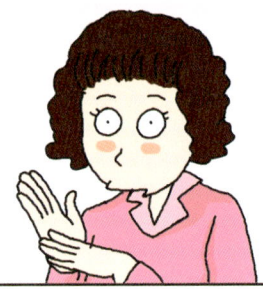

당뇨 운동수칙에는 어떤 것이 있나요?

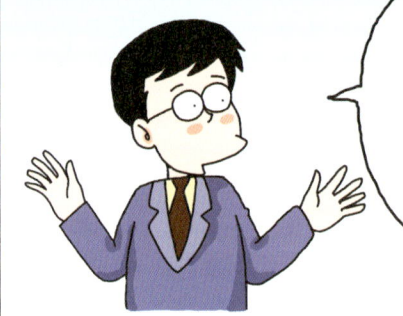

당뇨 치료시 적절한 운동은 혈당 조절, 세포 내 인슐린 효과 증대, 합병증 예방 및 개선, 체중 조절 면에서 아주 중요합니다.

유산소 운동을 일반인보다는 다소 낮은 강도로 하고 시간은 조금 길게 하는 것이 좋습니다. 아침식사 전의 운동은 가급적 피해야 하고 식후 1 ~ 2시간 후의 운동이 바람직합니다. 운동 시에는 급작스런 저혈당 증세를 대비하여 흡수가 잘되는 당분을 늘 몸에 지니고 있어야 하고, 탈수를 막기 위해 충분한 물을 섭취해야 합니다. 운동 중이나 운동 후 동반하는 위험에 각별히 유의할 필요가 있습니다.
특히, 제1형의 경우는 저혈당이 발생할 수 있으며, 협심증, 심근경색증, 부정맥 같은 심혈관 질환을 유발시키거나 악화시켜 운동 중 갑자기 숨지는 일도 있습니다. 신장질환이 있는 경우는 단백뇨를 증가시킬 수 있고, 말초신경 질환이 있는 경우는 발의 감각상실로 인대나 관절에 손상을 입을 수 있으므로 만성합병증이 있을 때는 운동을 선택해서 해야 합니다.

재미 있고 쉬운 운동부터 시작한다
(걷기, 달리기, 자전거 타기, 등산, 수영, 맨손체조 등)

- 주 3회 이상 일정 시간에 규칙적으로 한다.
- 인슐린 주사나 많은 양의 경구 혈당강하제 투여자는
  특히 공복 시 운동을 금한다.
- 아침 식후 1시간 뒤에 운동하는 것이 가장 좋다.
- 준비운동과 마무리 운동을 꼭 하며, 본 운동은 30분 이상 한다.
- 등산, 자전거 타기, 배드민턴 또는 수영 등의 유산소운동을 한다.
- 운동 강도는 최대 심박수의 50~80% 정도를 유지한다.
  최대 심박수 = (220-나이) × 0.7
- 운동 전후에는 5~10분 동안 준비운동과 정리운동을 한다.
- 다른 사람의 보호 아래에 운동하고 영양섭취에 주의한다.
- 운동 중 또는 운동 후, 운동으로 인한 고통, 피로, 후유증이 없어야 한다.
- 운동의 강도를 급속히 증가시키지 않는다.
- 컨디션이 나쁠 때는 휴식을 취하고, 일주일에 2회는 꼭 휴식한다.
- 더운 날은 수분을 충분히 공급하고 추운 날에는 보온에 힘쓴다.
- 골밀도가 줄어드는 40대 여성은 골다공증 예방을 위한
  근력운동에 중점을 둔다.
- 생활 여건 때문에 시간을 내기 어려우면 자신에게 적합한 시간을 정한다.

모든 당뇨 환자들을 위해 일반적인 식이 수칙과 운동 수칙을
설명드렸습니다. 그러나 당뇨 환자들이 명심해야 할 것은
식이요법이나 운동요법이 당뇨 치료를 위해 필수적인
요구사항이지만 그렇다고 해서 그것만으로 당뇨 치료를
완벽하게 해낼 수 있는 충분한 사항은 아니라는 점입니다.
따라서 식이요법, 운동요법과 함께 경우에 따라서는
생활습관 교정, 약물치료 등이 병행되어야 합니다.

6장 한의학과 당뇨 치료

- 당뇨는 치료가 불가능한가?
- 신진대사를 원활히 하여 혈당조절의 메커니즘을 살리는 것이 중요하다
- 체질별 당뇨 치료
- 한방 치료의 장점
- 당뇨 전문 치료제
- 당뇨 치료 시 주의사항

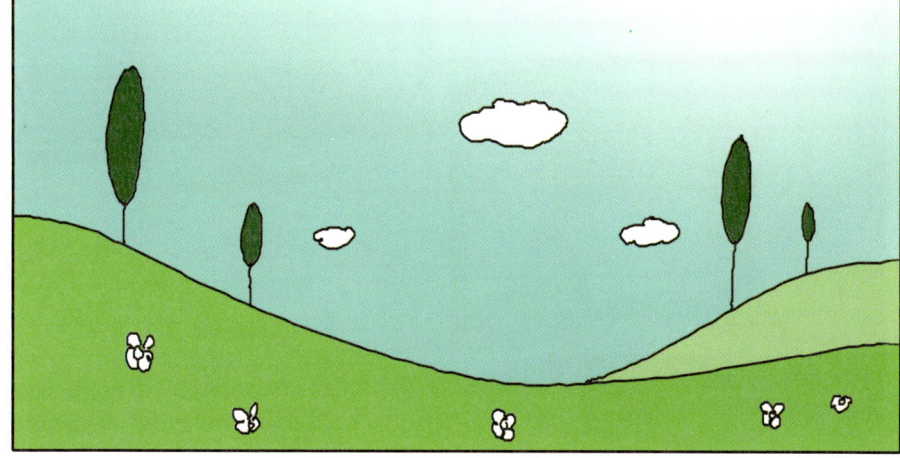

◈ 당뇨는 치료가 불가능한가? ◈

현대의학은 당뇨가 한 번 발병하면 치료가 불가능해서 평생 관리해야 하는 것으로 말하고 있습니다.

그러면서 경구용 혈당강하제를 끝도 없이 복용하도록 합니다.

그래서 당뇨 치료의 목적을 혈당수치 관리에만 치중하는 경향이 있습니다.

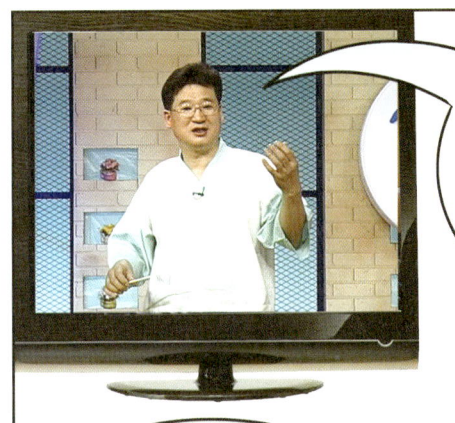

하지만 한의학적 접근에 의한 당뇨 치료는 원인적인 문제를 해결하는 데 중점을 두면서 치료합니다.

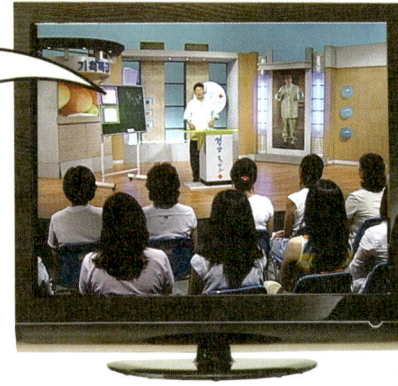

당뇨의 원인은 우리 신체의 신진대사가 문제입니다. 따라서 신진대사 회복을 최우선시하고 특히 개개인의 당뇨 원인, 체질과 증상을 고려하여 차별화된 접근법을 중시합니다.

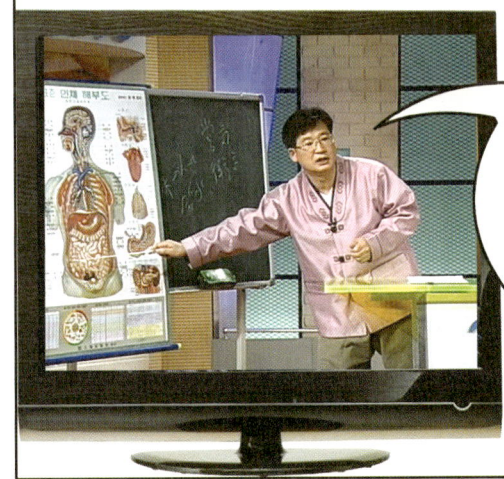

이러한 한의학적 치료는 이미 여러 환자들이 경험을 하셨습니다.

신진대사를 원활히 하여
혈당조절의 메커니즘을 살리는 것이 중요하다

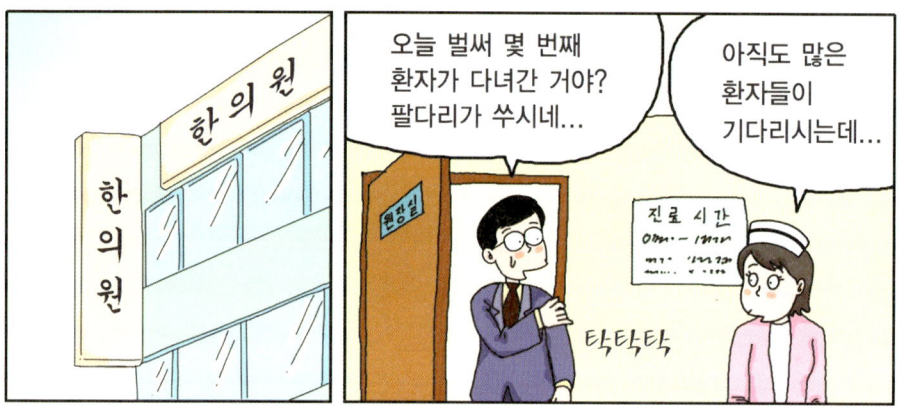

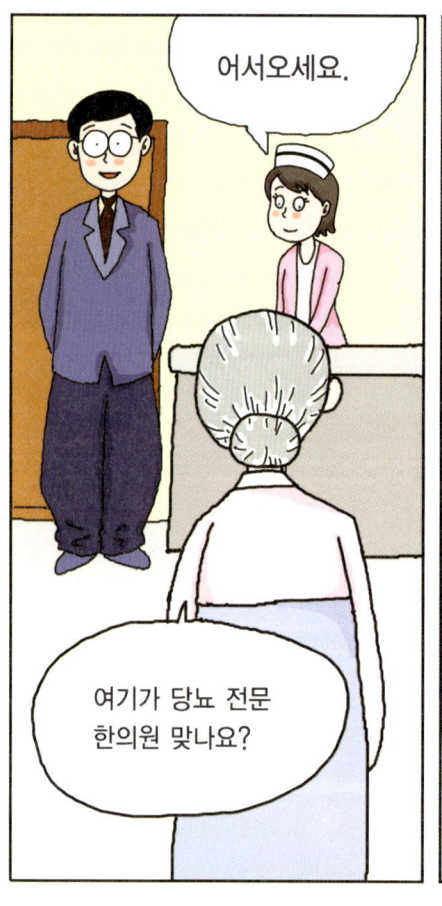

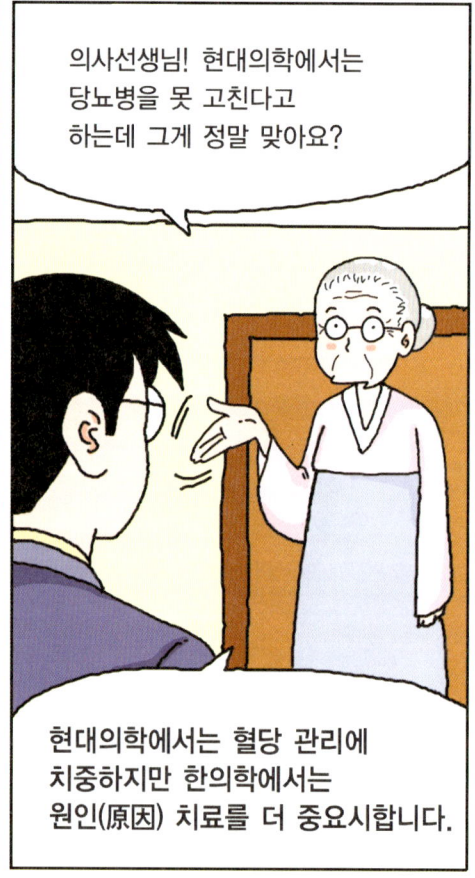

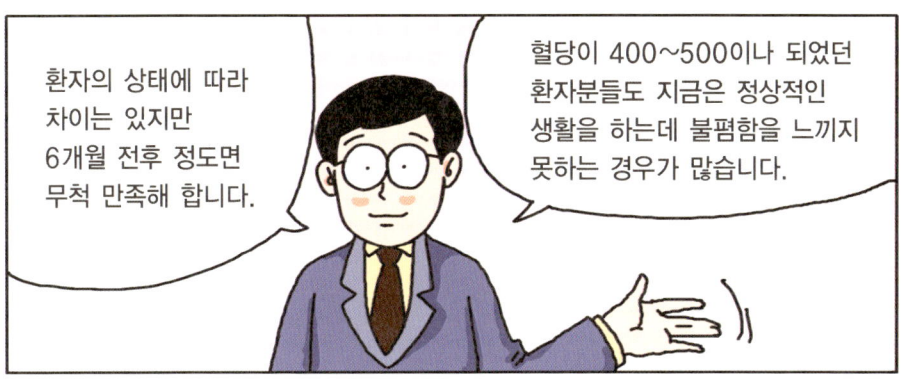
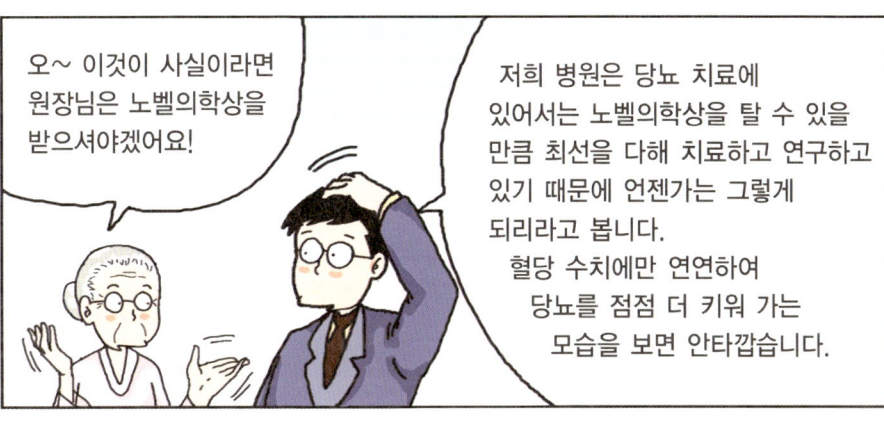
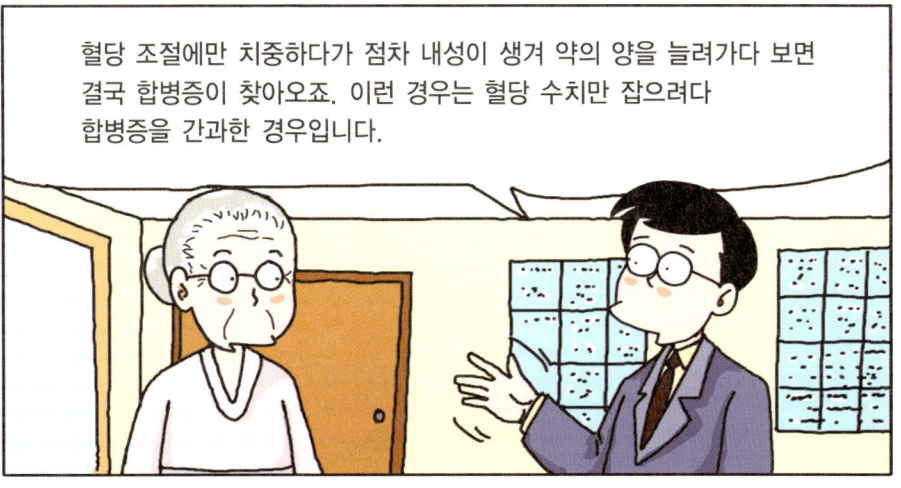

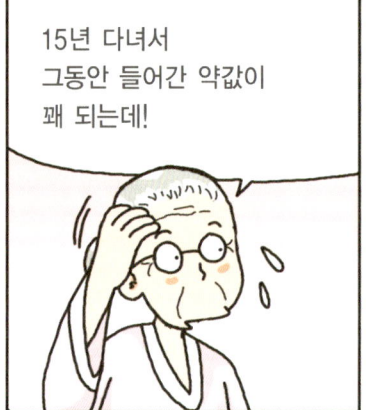
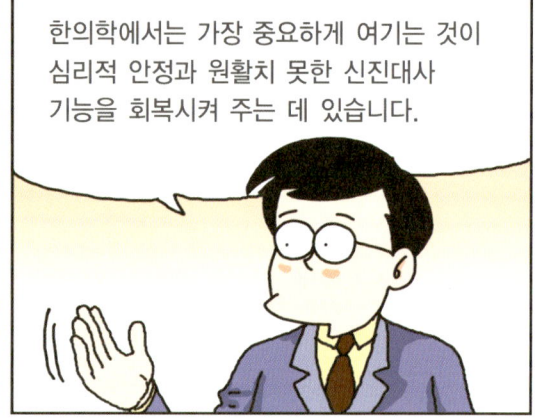
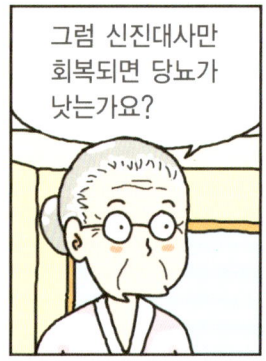
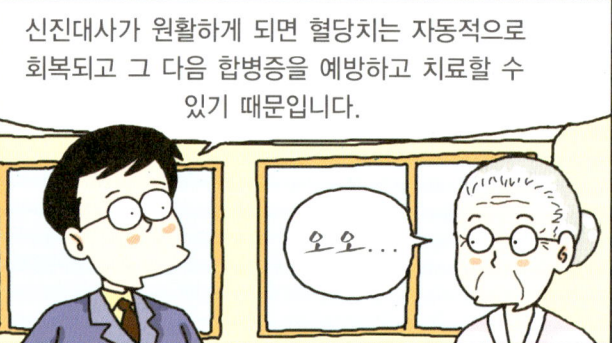
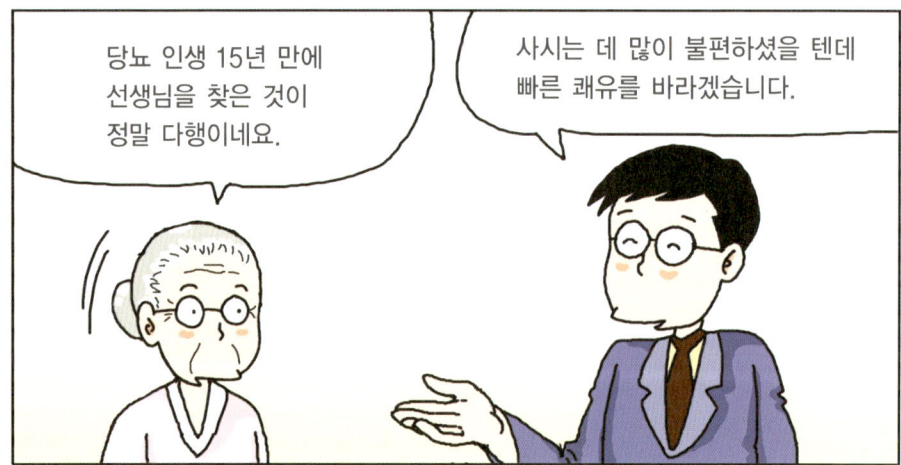

체질별 당뇨 치료

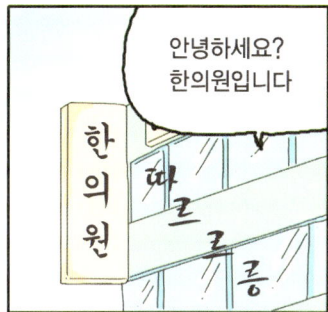
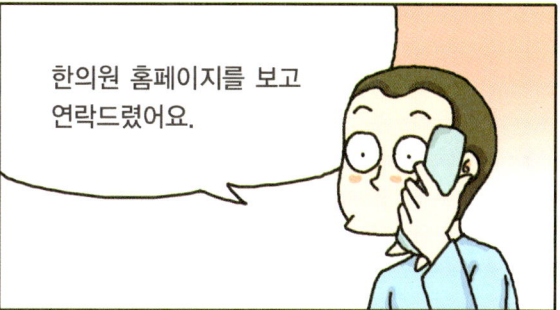
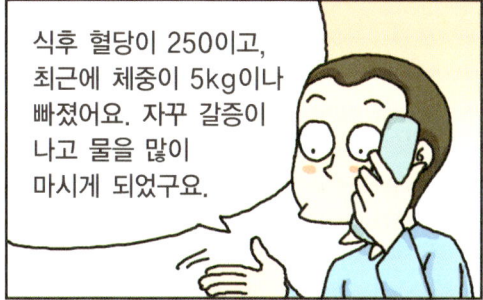
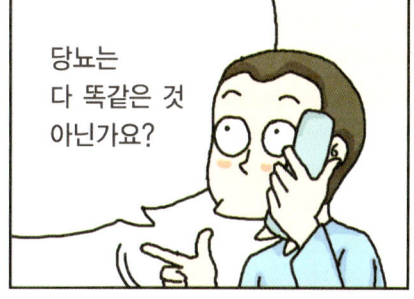

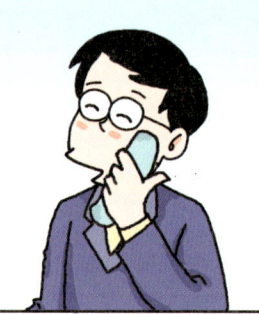

당뇨는 흔히 소갈병(消渴病)이라고 하지요. 그것은 소양인(少陽人)에 해당하는 용어입니다.
태음인(太陰人)은 조열병(操熱病)이라 부르고, 소음인(少陰人)은 식소병(食消病)이라고 합니다.

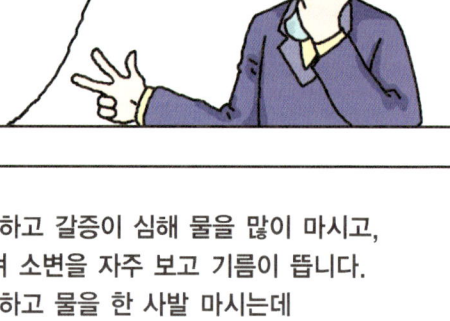

간단히 말해서 각자 타고난 신체적 조건이 다르다는 것입니다. 이를 체질로 분류합니다.

소양인의 당뇨는 소갈병이라고 하고 갈증이 심해 물을 많이 마시고, 음식을 먹어도 금방 배가 고프며 소변을 자주 보고 기름이 뜹니다.
태음인의 당뇨는 조열병이라고 하고 물을 한 사발 마시는데 소변은 2배로 나오면서 폐가 말라 대변이 잘 안 나오게 됩니다.
소음인의 당뇨는 식소병인데, 평소보다 2배 정도 많이 먹고, 부종과 같은 합병증이 오게 됩니다. 이렇게 각각의 체질마다 많은 차이가 있기 때문에 당뇨 치료도 환자에 따라 다르게 접근해야만 합니다.

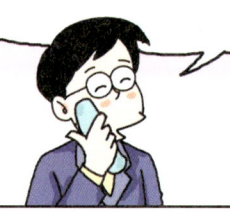

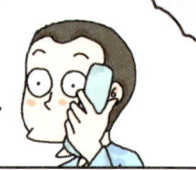

아아... 그렇군요! 저도 빠른 시일 내에 꼭 한의원에 가겠습니다.

*태양인(太陽人)의 당뇨병은 희귀하여 예로부터 언급되지 않고 있다.

한방 치료의 장점

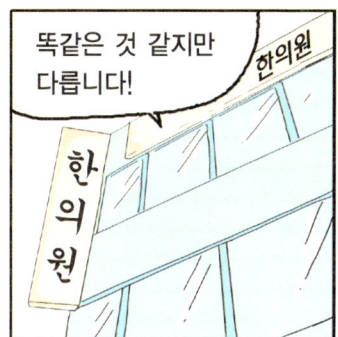
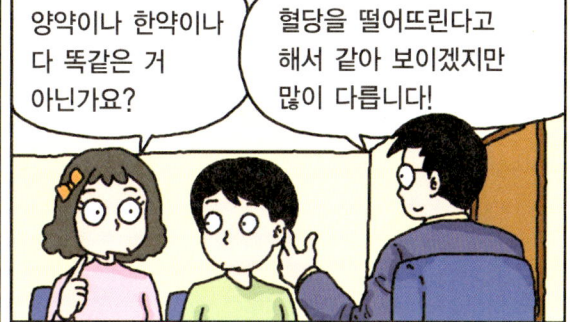
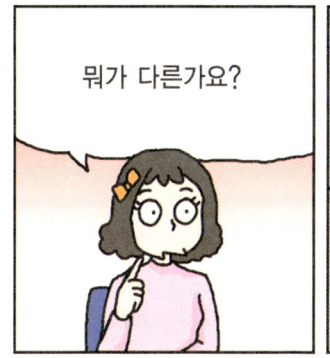
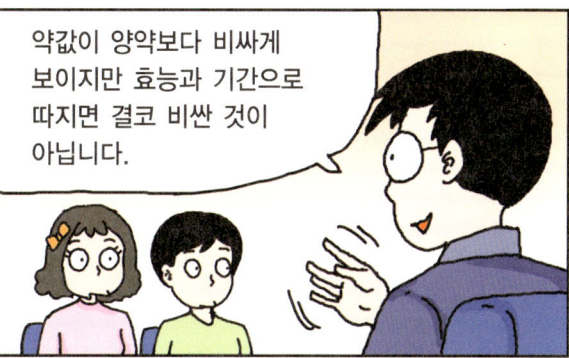
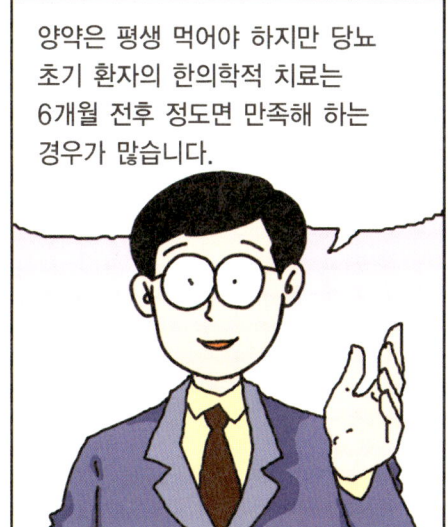
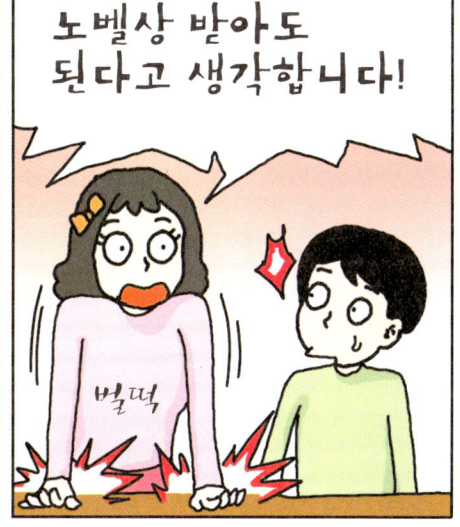

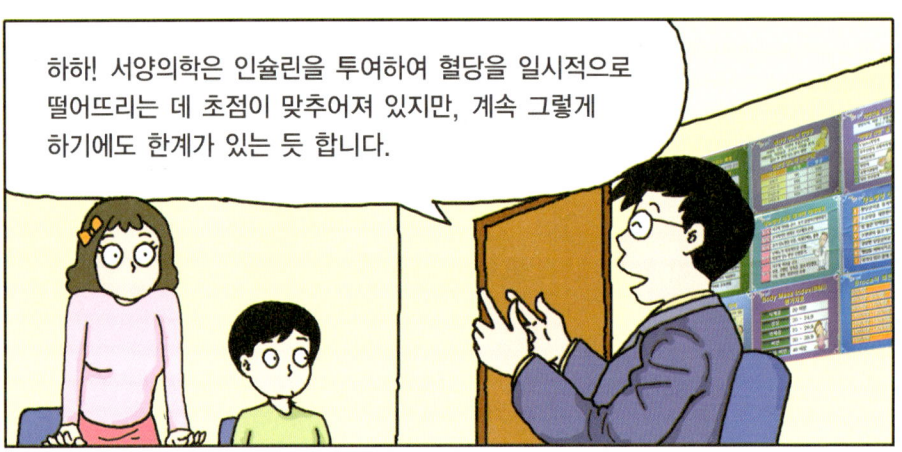
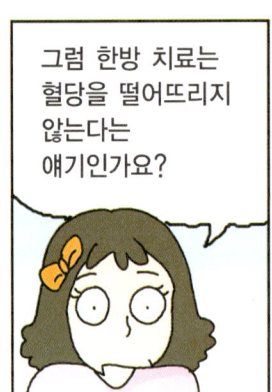
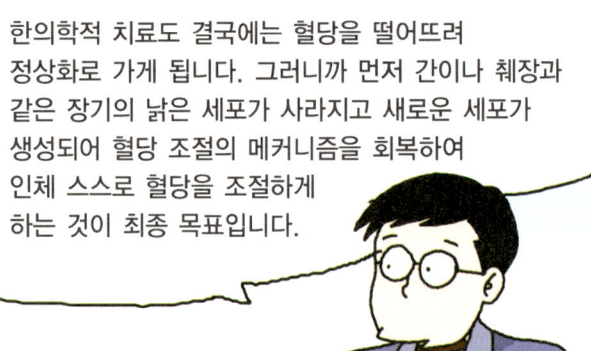
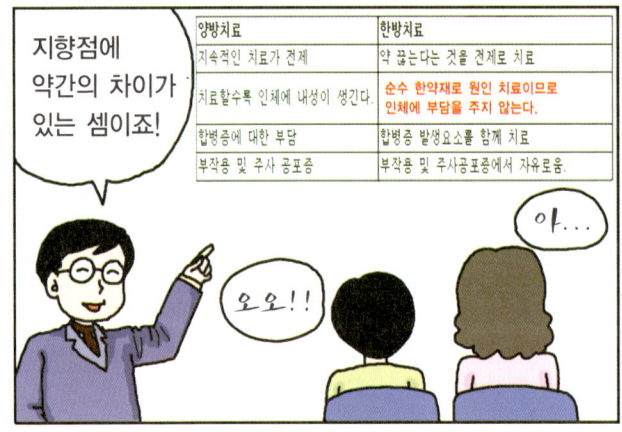
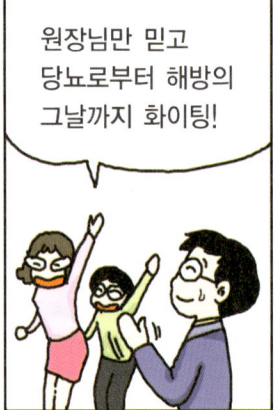

당뇨 전문 치료제

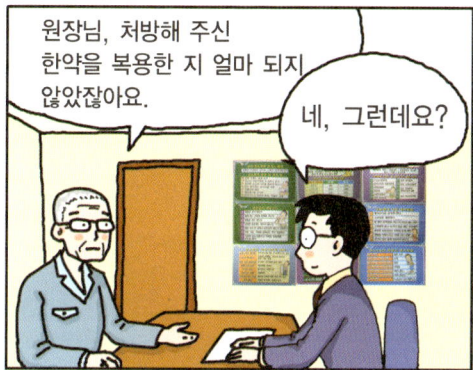

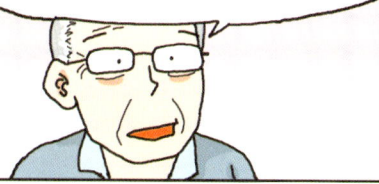

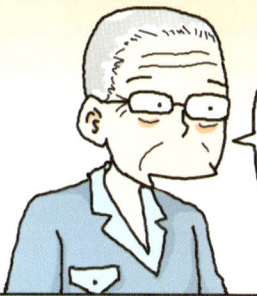

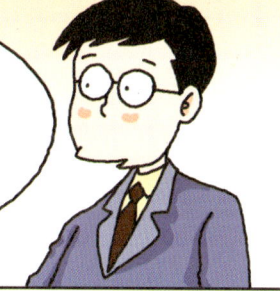

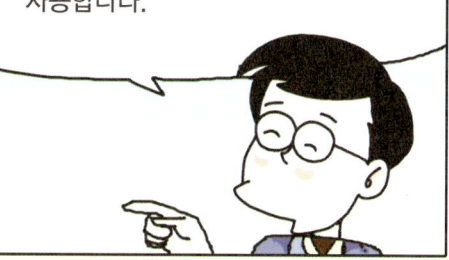

한약 처방 본초약재

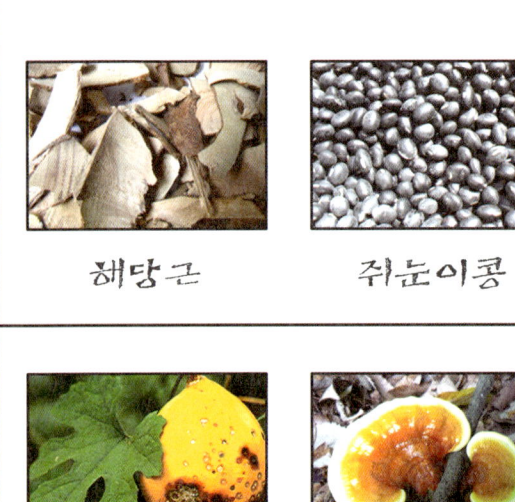

해당근   쥐눈이콩   산약

천화분   영지버섯   오가피 등

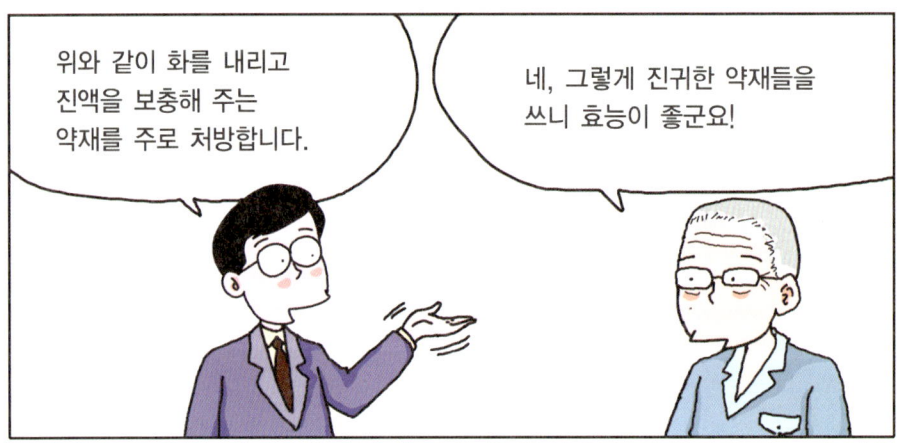

위와 같이 화를 내리고 진액을 보충해 주는 약재를 주로 처방합니다.

네, 그렇게 진귀한 약재들을 쓰니 효능이 좋군요!

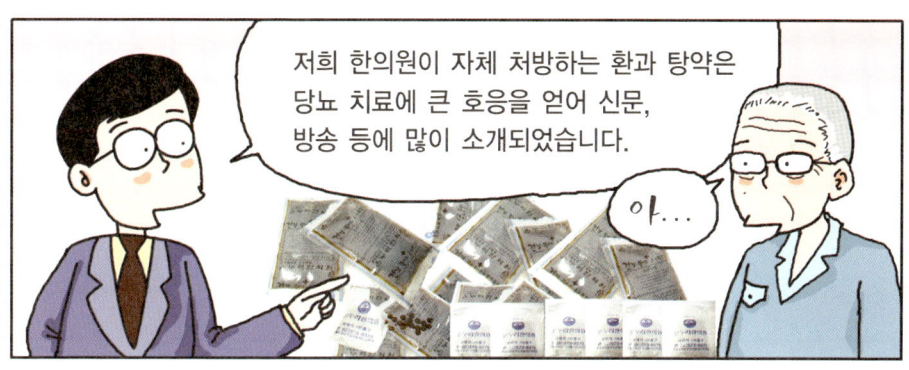
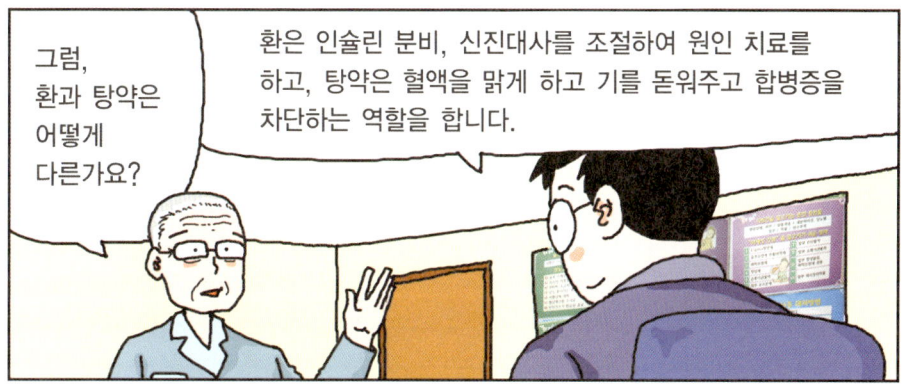
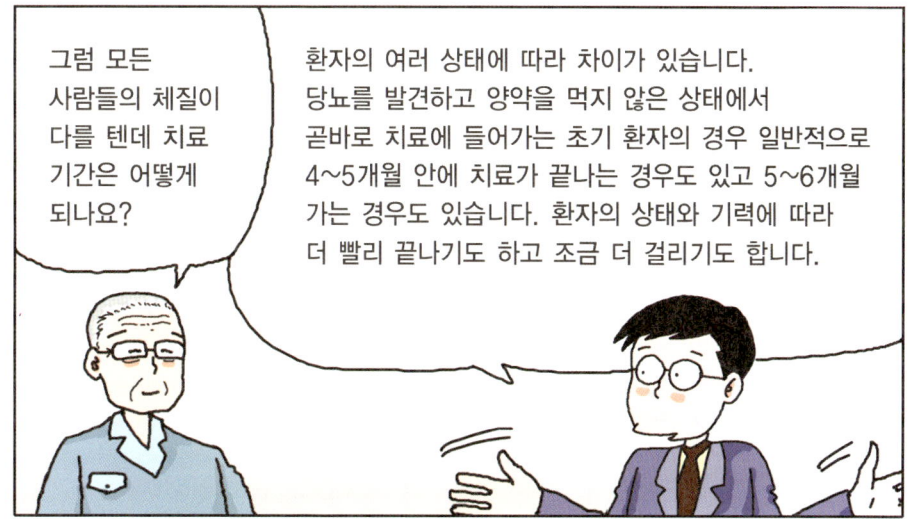

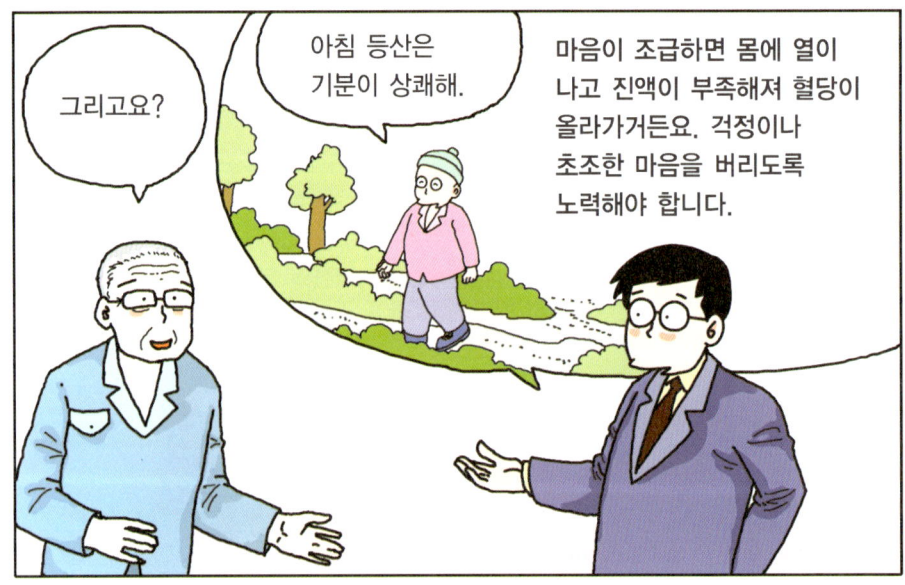

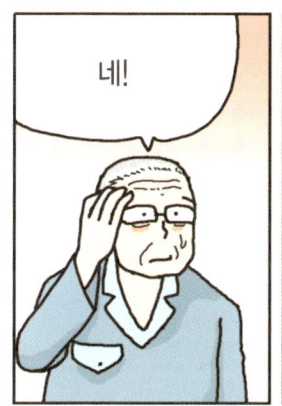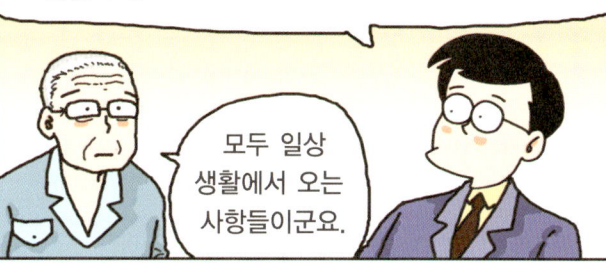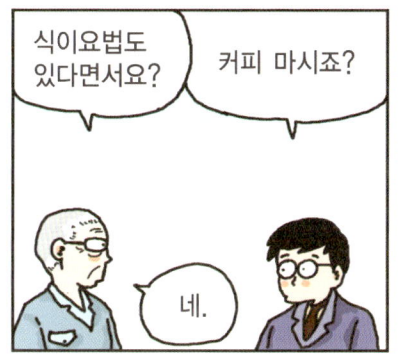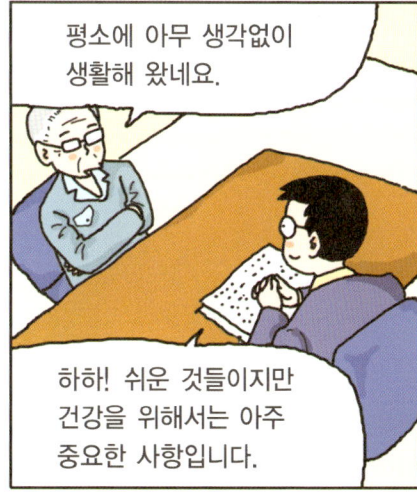

7장 당뇨 치료 경험 사례

환자의 의지
원인 치료
19세 황○○ 군
어머니의 현명한 판단
인천의 정○○ 씨
빨래방을 운영하는 한○○ 씨
혈당강하제를 안 먹었을 때
혈당강하제에 적응해 가는 인체
선후가 뒤바뀐 치료
당뇨 치료 전도사
보험설계왕
아무 이상 없다는 황당한 진단
아직도 이팔청춘 외

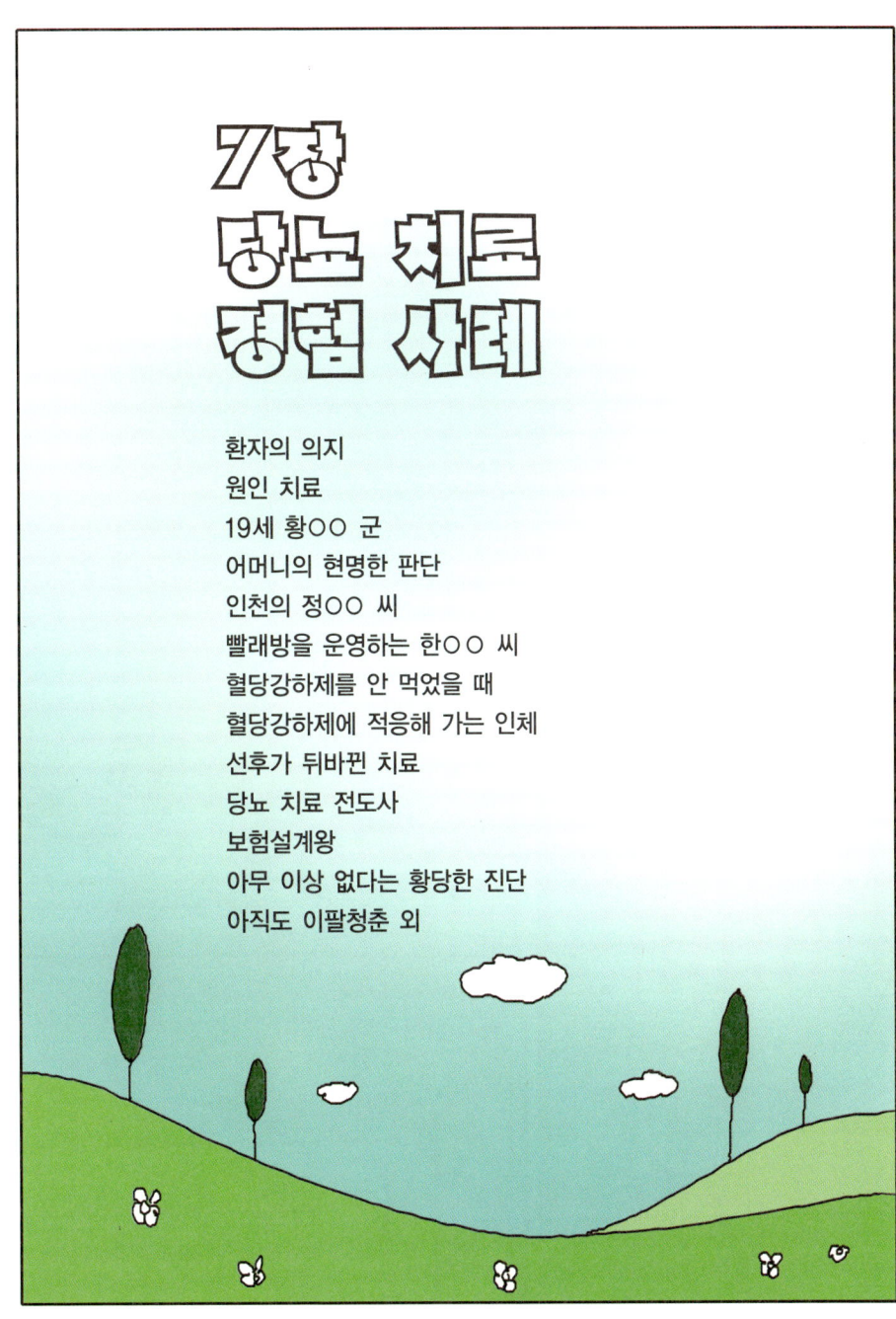

환자의 의지

63세. 대학교수를 은퇴하고 퇴직금으로 사업을 하다 실패한 김○○ 씨.

사업 실패로 홧병이 찾아와 매일같이 술로 배를 채우고...

아내와의 사별로 인해 우울증과 정서적 불안까지 찾아오고...

여보!! 마누라... 나 혼자 두고 가면 어떡해... 흑! 흑! 흑!

결국엔 소화불량에 극심한 스트레스로 당뇨가 찾아왔다.

다행히 한의원을 늦지 않게 찾아 왔다.

당뇨한의원

식후 혈당이 436입니다.

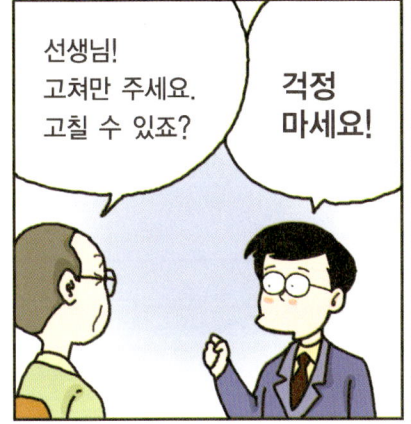
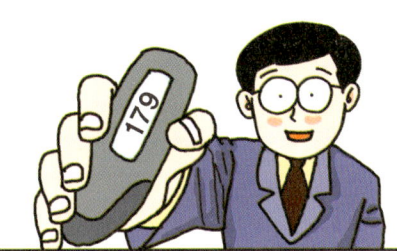

최원장의 tip

김OO 씨의 사례는 혈당강하제를 복용하지 않아도 충분히 신체기능을 회복하여 혈당수치를 정상화할 수 있음을 보여주는 사례입니다.
또한 환자의 식이요법과 운동요법의 병행이 당뇨 치료에 많은 도움이 된다는 것을 단적으로 보여주고 있습니다.
이처럼 당뇨는 일시적인 수치 조절보다는 우리 몸이 자연스럽게 회복될 수 있도록 하는 것이 무엇보다 중요하다는 것을 알 수 있습니다.

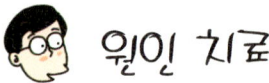 원인 치료

울산에서 학원강사로 일하는 24살의 조OO 씨.

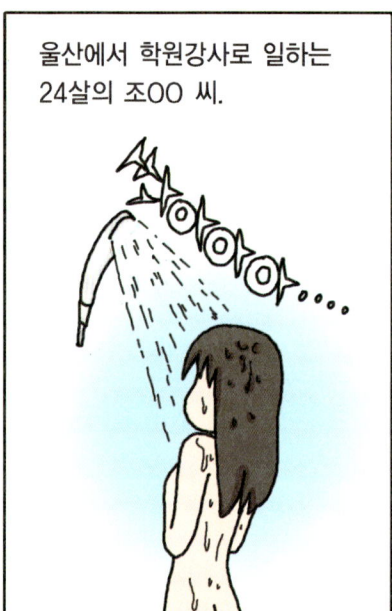

가슴에... 이 덩어리... 뭐지?

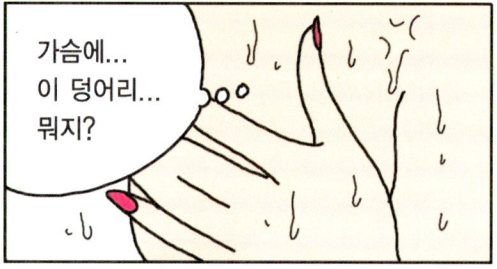

혹시 유방암!?

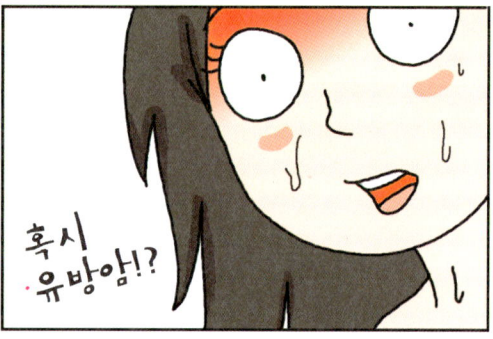

안 돼! 이제 내 나이 24살에 유방암이라니... 아직 결혼도 안 했는데 한쪽 가슴을 떼어내고 살아갈 순 없어...

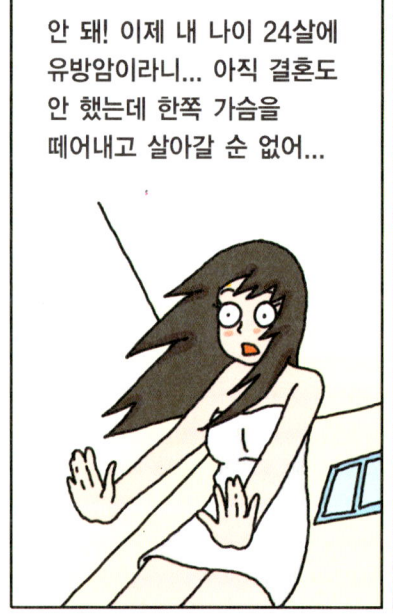

병원으로 가서 종합검진을 받아본 결과

유방암은 아니지만 당뇨가 있습니다.

헉! 당뇨??

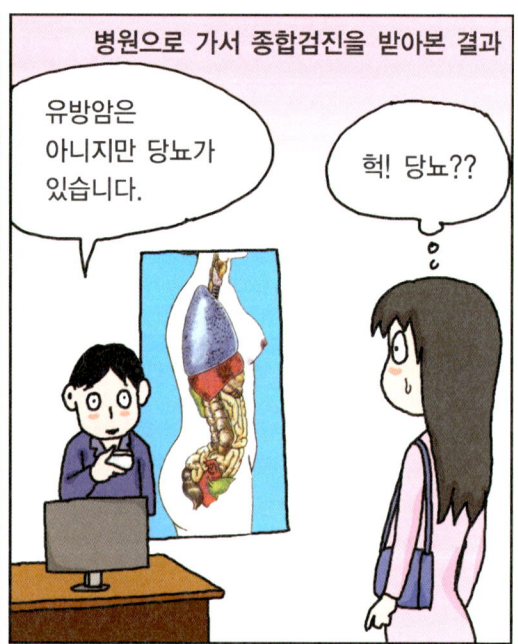

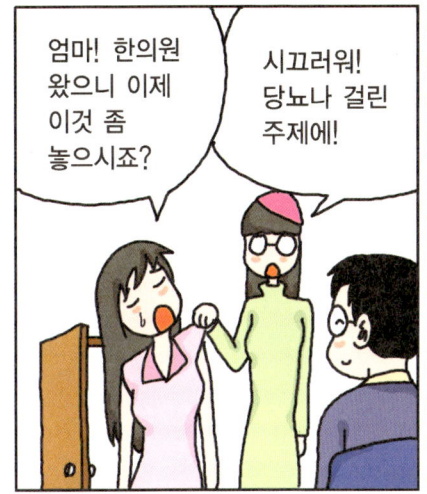
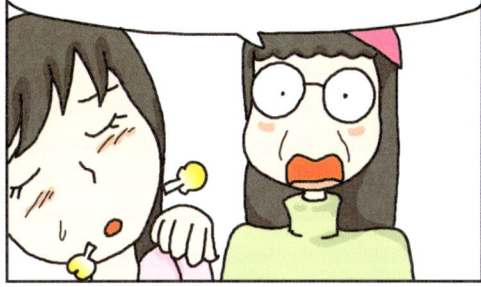
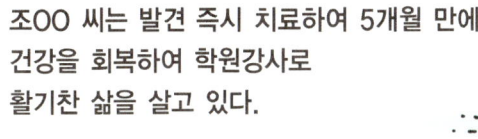

조○○ 씨는 발견 즉시 치료하여 5개월 만에 건강을 회복하여 학원강사로 활기찬 삶을 살고 있다.

 최원장의 tip

최근에는 2~30대 젊은층에서도 당뇨가 발병되는 사례를 심심찮게 접할 수 있습니다. 불규칙한 생활과 식습관의 문제, 과중한 업무와 스트레스 때문에 당뇨에 쉽게 노출되는 것입니다.
나이가 어리다고 당뇨에서 예외일 수는 없습니다.
조○○ 씨의 사례처럼 스트레스는 당뇨의 주요한 원인이 됩니다.
긍정적인 사고로 스트레스에 대처하고 규칙적인 식사와 운동을 하도록 노력하는 것이 당뇨 예방에 가장 중요합니다.

19세 황OO, 외국어고등학교 재학중

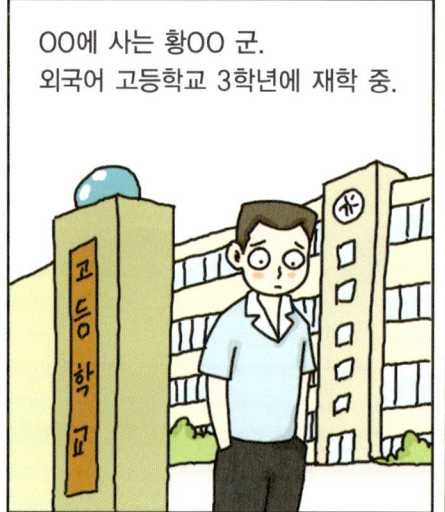

OO에 사는 황OO 군. 외국어 고등학교 3학년에 재학 중.

병원에서 당뇨 판정을 받았다. 혈당 385! 성인들만 걸린다는 당뇨에 내가 걸리다니... 정말 하늘이 무너지는 기분이다. 당뇨는 평생 치료가 안 되는 걸로 아는데...

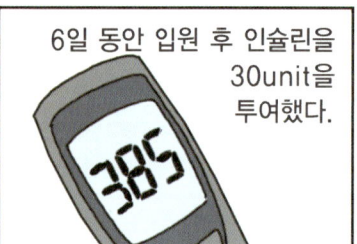

6일 동안 입원 후 인슐린을 30unit을 투여했다.

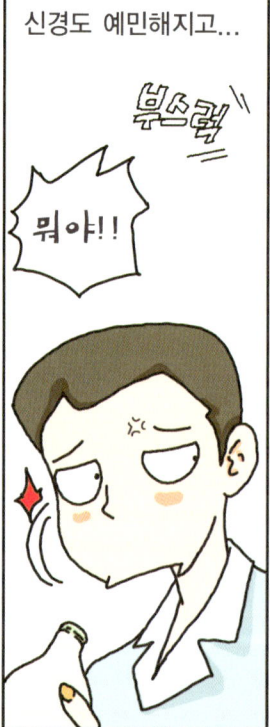

신경도 예민해지고...

뭐야!!

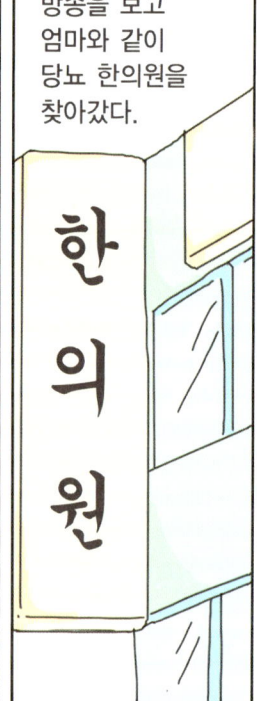

방송을 보고 엄마와 같이 당뇨 한의원을 찾아갔다.

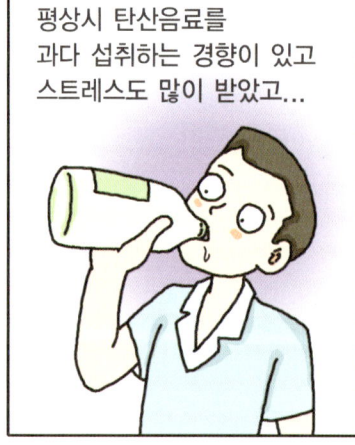

평상시 탄산음료를 과다 섭취하는 경향이 있고 스트레스도 많이 받았고...

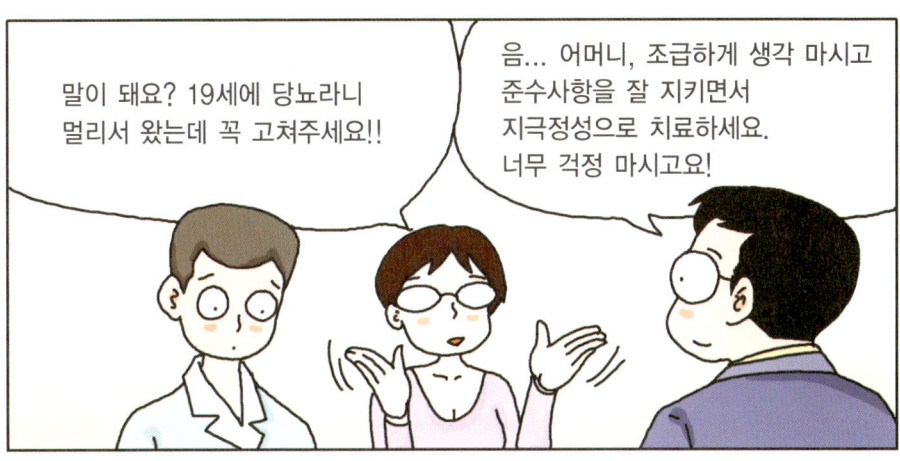

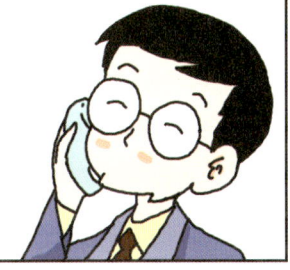

 최원장의 tip

황OO 군은 한의원의 처방이 좋았던 것도 있지만,
애초에 소량의 인슐린만 투여해도 되는 환자였는데 지나치게
많은 양의 인슐린에 의존한 것이지요.
실제로 황OO 군과 같은 사례의 환자들은 신체의 신진대사 기능이
회복되도록 해주는 것이 선결 과제입니다.
불필요한 인슐린 투여로 혈당 수치에만 연연하여 조절된 수치에 만족하고
원인(原因) 치료를 게을리 하면 영원히 당뇨 환자로 고착되어
버릴 수도 있습니다.

어머니의 현명한 판단

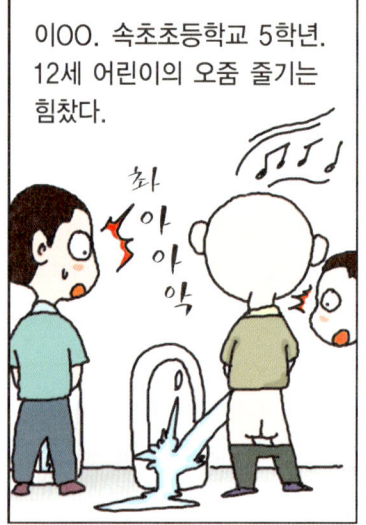

이OO. 속초초등학교 5학년. 12세 어린이의 오줌 줄기는 힘찼다.

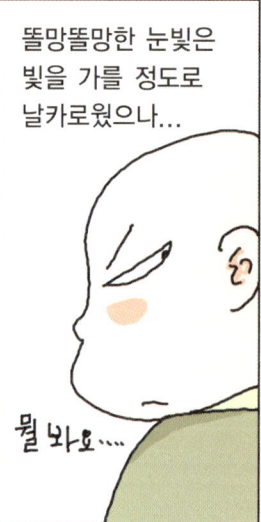

똘망똘망한 눈빛은 빛을 가를 정도로 날카로웠으나...

뭘 봐요·····

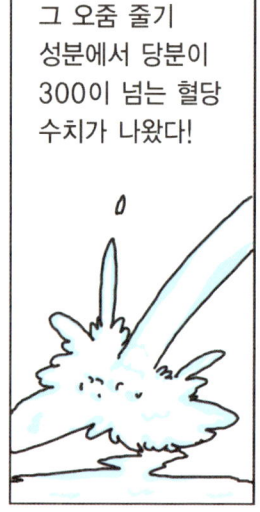

그 오줌 줄기 성분에서 당분이 300이 넘는 혈당 수치가 나왔다!

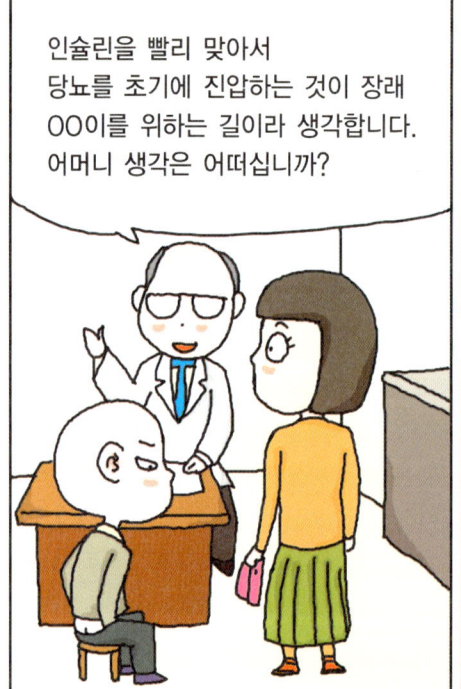

인슐린을 빨리 맞아서 당뇨를 초기에 진압하는 것이 장래 OO이를 위하는 길이라 생각합니다. 어머니 생각은 어떠십니까?

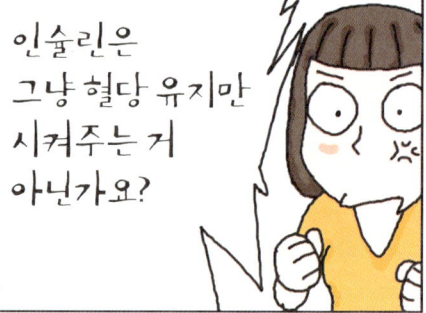

인슐린은 그냥 혈당 유지만 시켜주는 거 아닌가요?

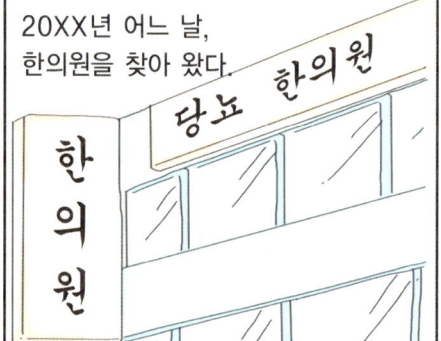

20XX년 어느 날, 한의원을 찾아 왔다.

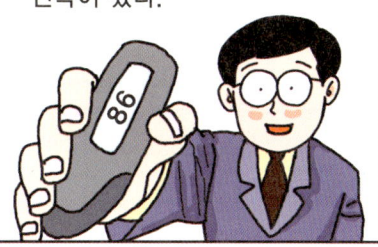

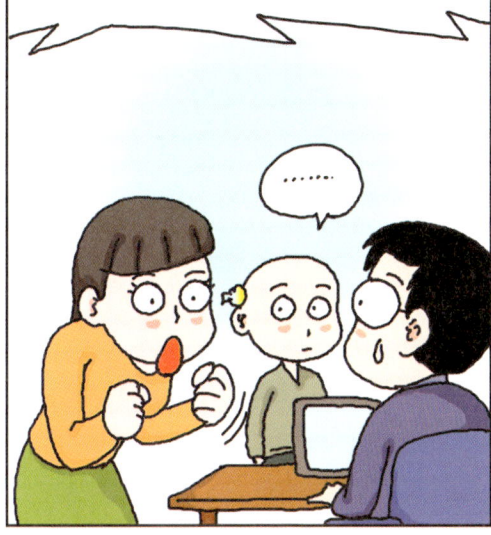

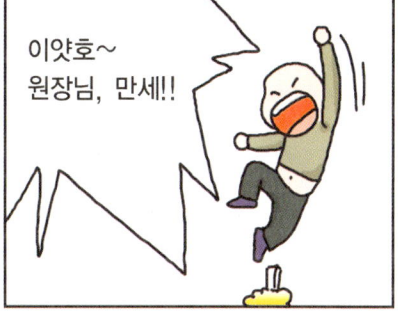

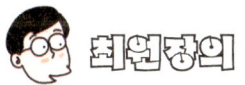 최원장의 tip

대개 20세 이하의 어린 연령층에서 나타나는 전형적인 사례입니다. 유전적 요인이 주요 원인으로 보여지고, 생성 과정도 갑자기 발병되어 혈당 수치가 지나치게 높게 나타납니다. OO이 어머님은 과감하게 인슐린 투여를 마다하고 한의원을 찾아오셨고, 초기에 한약으로 치료하여 6개월 만에 정상과 다름 없이 회복되었습니다. OO이는 현재 건강하게 지내고 있습니다. 어린 환자라고 해서 무조건 인슐린에만 의존해야 된다는 생각보다는 원인 치료를 철저하게 해주고 신체기능을 살펴주기만 해도 만족할 만한 결과를 얻을 수 있다는 것을 보여주는 사례입니다.
어린 환자 중에도 인슐린의 도움이 필요 없는 경우는 많기 때문입니다.

인천시 계양구 정OO(40) 씨

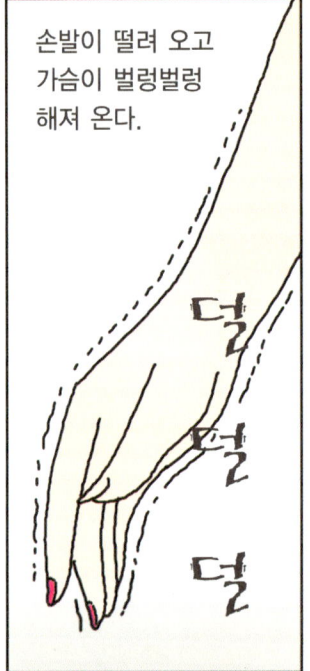
손발이 떨려 오고 가슴이 벌렁벌렁해져 온다.

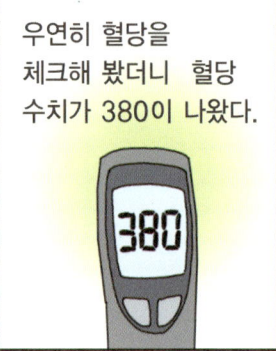
우연히 혈당을 체크해 봤더니 혈당 수치가 380이 나왔다.

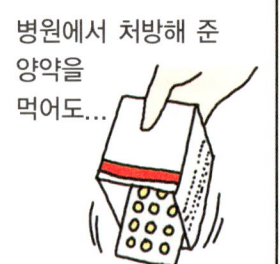
병원에서 처방해 준 양약을 먹어도...

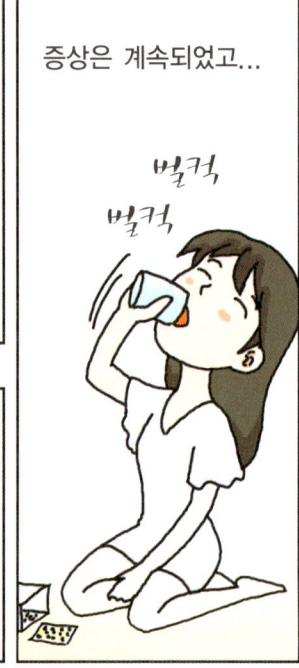
증상은 계속되었고...

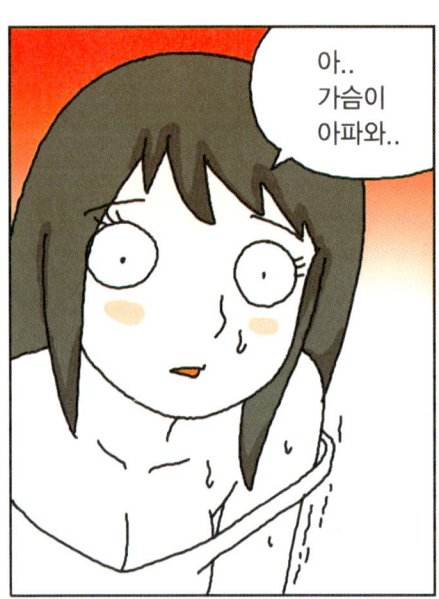
아.. 가슴이 아파와..

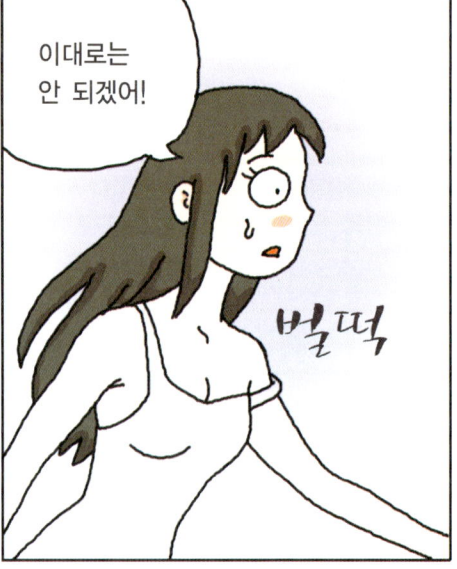
이대로는 안 되겠어!

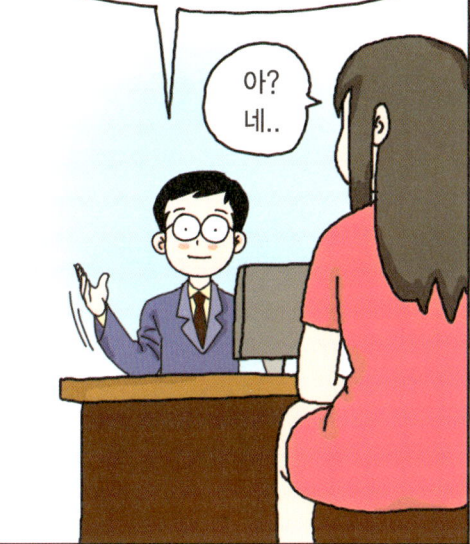
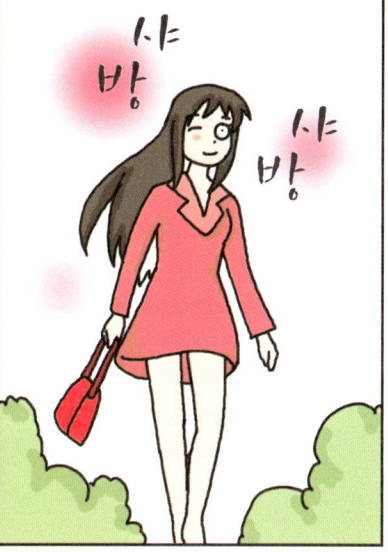

 최원장의 tip

저혈당은 혈액 내 포도당 농도가 40~50 이하일 때를 말하며,
나른하거나 머리가 아프고 가슴이 두근거리며 식은땀이 나면서
손발이 떨리는 증상 등이 나타납니다.
저혈당은 당뇨의 합병증이라기보다는 인슐린이나 혈당강하제를
과다 복용한 부작용이라 할 수 있습니다. 혈당강하제는 혈당 수치를
일시적으로 조절해주는 것입니다. 혈당 수치도 중요하지만
신체의 기능을 회복하는 것이 더 중요하다는 것을 꼭 기억해야 합니다.

빨래방을 운영하는 한○○ 씨

저는 안양에서 빨래방을 운영하고 있는 올해 60세의 한○○입니다.

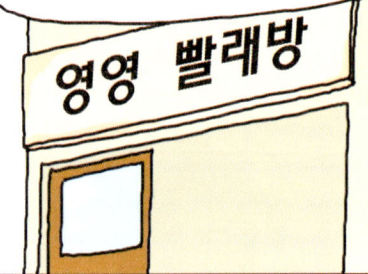

유난히 갈증을 많이 느끼면서 불안 초조와 불면증에 시달려 1년 정도 신경정신과 약을 복용했어요.

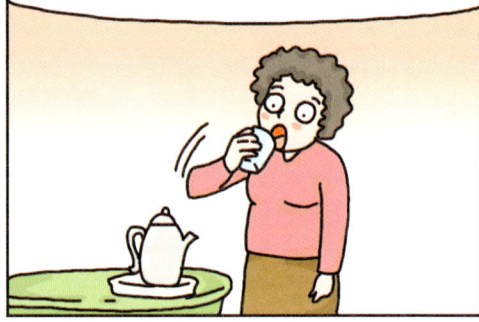

친정 어머니가 돌아가시는 바람에 우울증에 시달리고 입맛이 없고 체중도 6kg이나 감소했습니다.

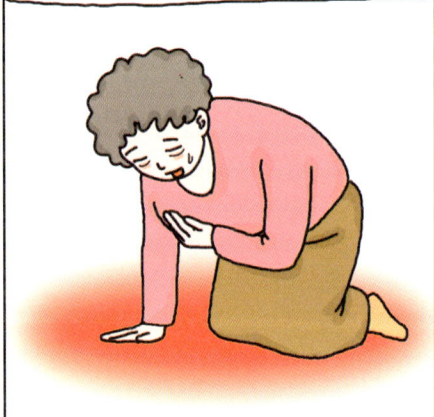

양약을 복용하고 있는데도 식후혈당이 325가 나왔어요. 그리고 속이 쓰려서 더 이상 양약 먹기가 힘들어요.

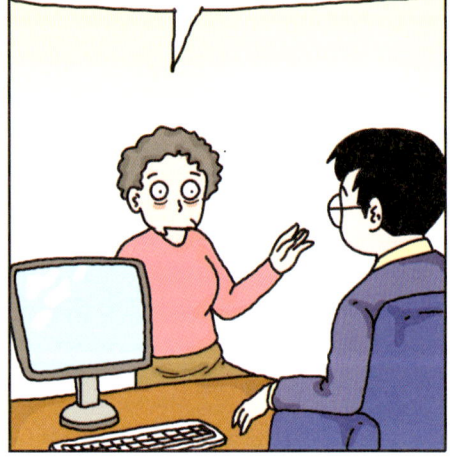

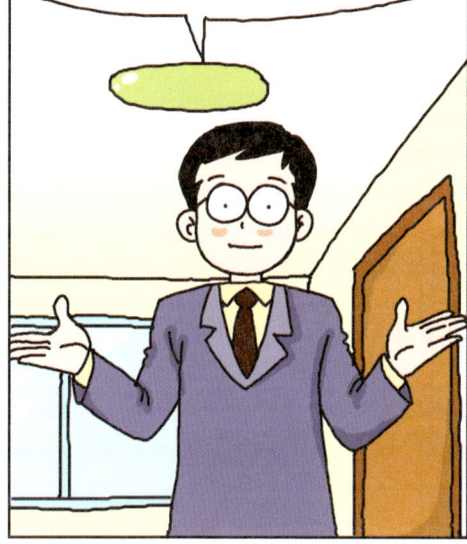

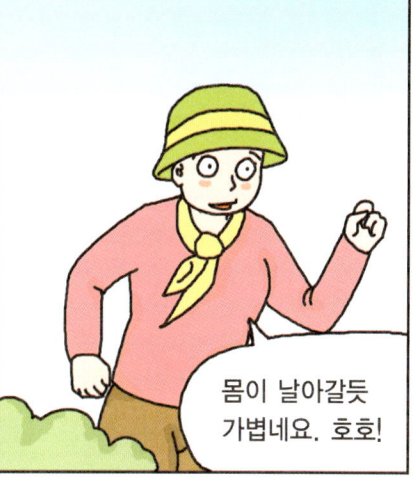

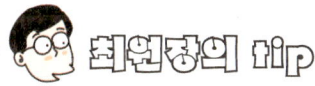

최근 들어 여성의 당뇨병 발병률도 상당히 증가된 것을 볼 수 있습니다.
여성들의 사회적 활동이 증가하고 식습관이 많이 달라지면서
당뇨병이 쉽게 찾아올 수 있는데, 특히 스트레스를 주의해야 합니다.
스트레스는 만병의 원인이 되니 여성들도 적극적으로
스트레스에 대처하고 즐겁게 생활하여 질병에 노출되지 않도록
해야겠습니다.

혈당강하제를 안 먹었을 때

이미 당뇨가 시작되었지만 몇 개월 늦게 당뇨를 발견한 46세 최OO 씨.

한의원에 내원했을 때 식후 3시간 혈당이 325였다.

혈당강하제는 한 번도 복용한 적이 없었다. 눈이 가끔 침침하고 치아에서 출혈이 잦고, 소변에 거품도 있는 편이었다.

업무 때문이기도 하지만 그것보다는 주식으로 1억 원이 넘는 손실을 입어 스트레스를 많이 받고 있었다.

한의원에서 처방하여 치료하면서 혈당 수치를 측정해 본 결과...

치료 2개월 후 식후 1시간 200, 식후 4시간 126으로 떨어졌으며, 치료 3개월 후에는 식후 2시간 혈당이 115로 낮아졌다.

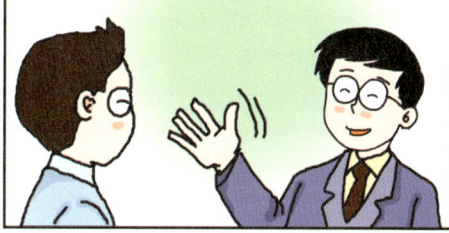

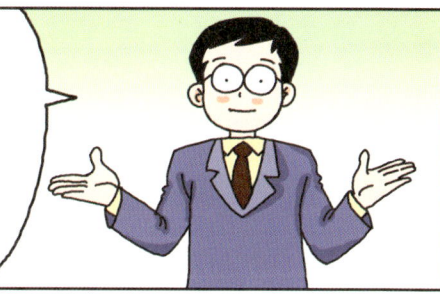

최원장의 tip

당뇨 발병을 알게 되면 환자는 당황하지 말고
침착하게 원인을 찾아 해결책을 모색해 봐야 합니다.
혈당 수치에만 연연해서는 당뇨로부터 해방될 수
없습니다.

혈당강하제에 적응해 가는 인체

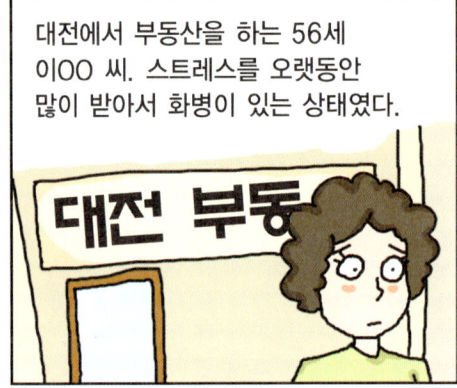

대전에서 부동산을 하는 56세 이○○ 씨. 스트레스를 오랫동안 많이 받아서 화병이 있는 상태였다.

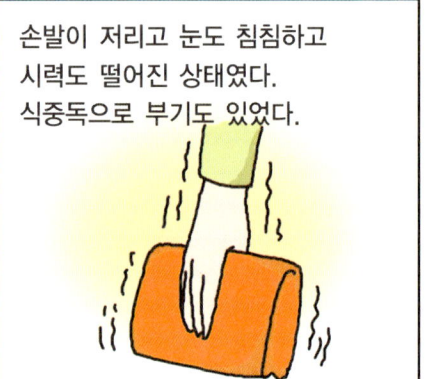

손발이 저리고 눈도 침침하고 시력도 떨어진 상태였다. 식중독으로 부기도 있었다.

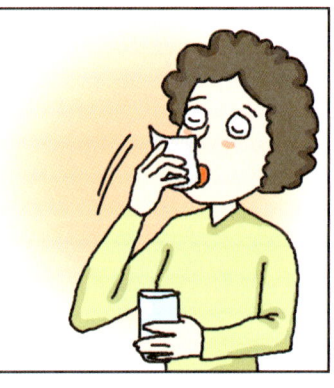

당뇨를 늦게 발견하고 혈당강하제를 복용하기 시작하였다. 아침 식전과 식후, 저녁 식전과 식후에 혈당강하제를 복용하고 있었다. 그런데 이 환자는 당뇨 환자라고는 하지만 양약 복용 후 수치가 너무 낮게 나와서 여러 가지로 불안감을 느껴 내원했다.

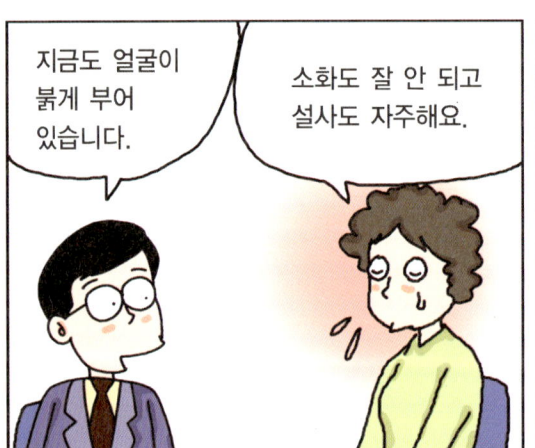

지금도 얼굴이 붉게 부어 있습니다.

소화도 잘 안 되고 설사도 자주해요.

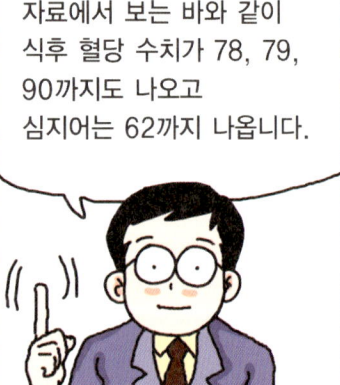

자료에서 보는 바와 같이 식후 혈당 수치가 78, 79, 90까지도 나오고 심지어는 62까지 나옵니다.

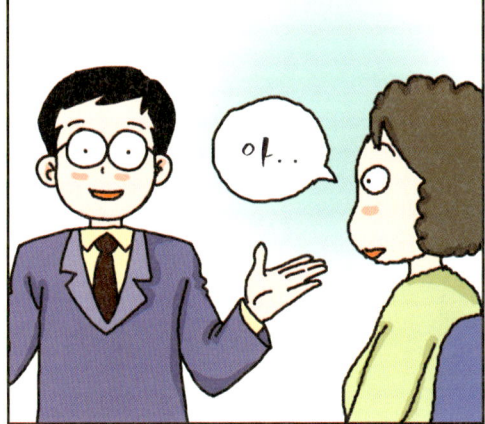
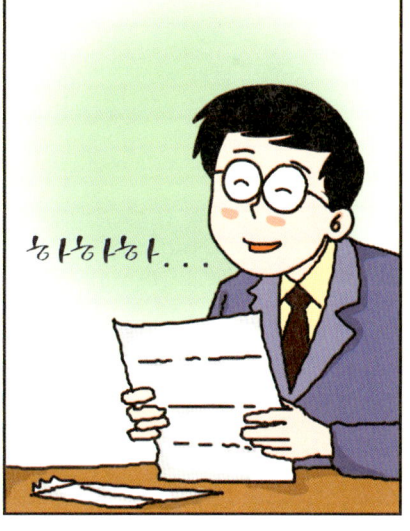

 최원장의 tip

우리 인체는 환경에 적응하듯이 약물에도 적응하려는
경향이 있습니다. 이런 상태가 지속된다면
우리 인체는 혈당강하제에 적응하여 나중에는
더 많은 혈당강하제를 요구할 것입니다.
이른바 본격적인 당뇨 환자로 고정되는 것입니다.

선후가 뒤바뀐 치료

음악을 공부하는 여학생.

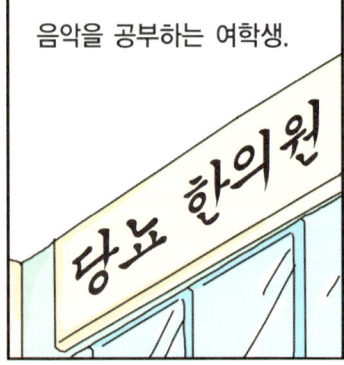

감기를 1주일 동안 앓은 후에 당뇨를 발견했다고 한다.

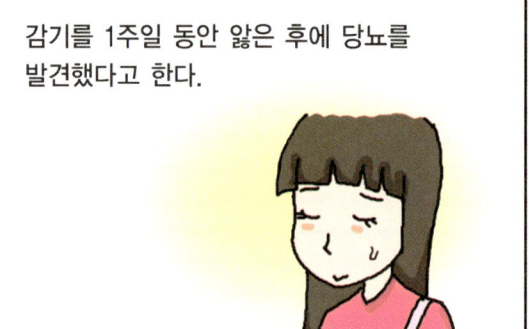

현재 혈당강하제를 투여하고 있기 때문에 혈당 수치는 별 의미는 없지만 측정하여 보았더니 수치가 200이 넘어 몹시 높았다.

지금도 손발이 저리고 뒤틀리면서 쥐가 나고 발저림이 심해요.

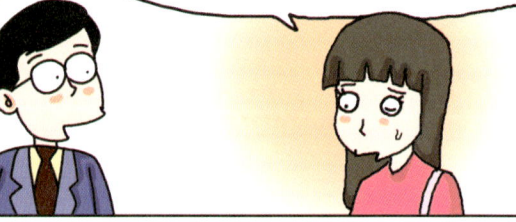

부기도 있고 현기증이 있고 피부 트러블도 있습니다. 악기를 전공하여 대학진학을 해야 하는데 생리가 불순하고 생리통이 심하여 시험 때는 곤란을 많이 겪어요.

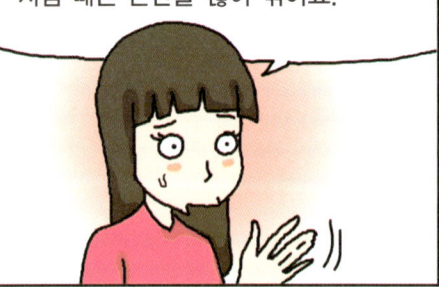

이런 환자들을 보면서 왜 환자들은 치료방법을 선택함에 있어서 거꾸로 하는 것일까 생각하면 안타깝습니다.

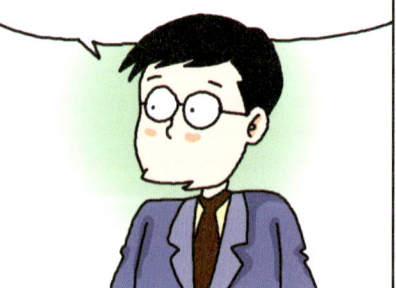

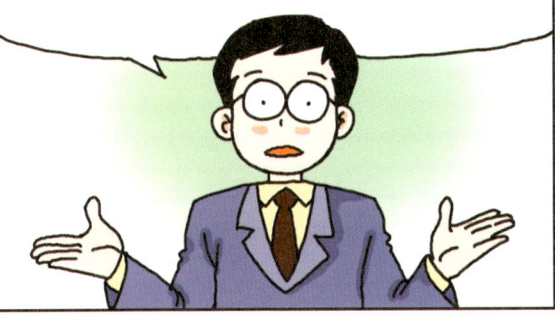

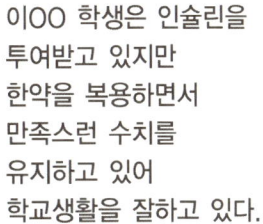

혈당강하제나 인슐린을 절대 부정하는 것이 아닙니다. 급할 때는 급한 불을 먼저 꺼야 합니다. 이러한 것을 표치라고 합니다. 표치도 아주 중요합니다. 하지만 표면적인 치료만 하면서 환자가 질병에 대해 할 일을 다 하고 있다고 생각하면 큰 잘못입니다. 오히려 표면적인 치료에만 매달리다 보면 측정할 때마다 나오는 낮은 수치에 만족하고 안심하여 원인에 대한 치료를 고려하지 못하는 경우가 많은데 이런 점이 안타깝습니다.

이OO 학생은 인슐린을 투여받고 있지만 한약을 복용하면서 만족스런 수치를 유지하고 있어 학교생활을 잘하고 있다.

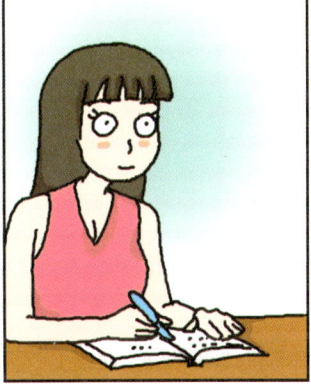

최원장의 tip

당뇨가 있으신 분들은 먼저 원인에 대한 치료를 권합니다.
당뇨 발견 초기에 한의원에서 치료를 했다면 간단하게 짧은 기간에
치료를 끝낼 수 있는 환자들이 너무나 많습니다.
그러나 이런 환자들은 한방 치료를 믿지 못하고
수치 조절에만 연연해하다가 치료 시기를 놓치는 경우가 많습니다.
반드시 원인에 대한 치료를 먼저 하고 그래도 안 된다면
혈당강하제나 인슐린을 고려해도 절대 늦지 않은 경우가 많습니다.

당뇨 치료 전도사

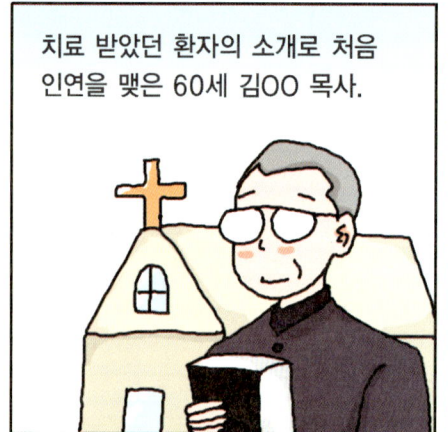
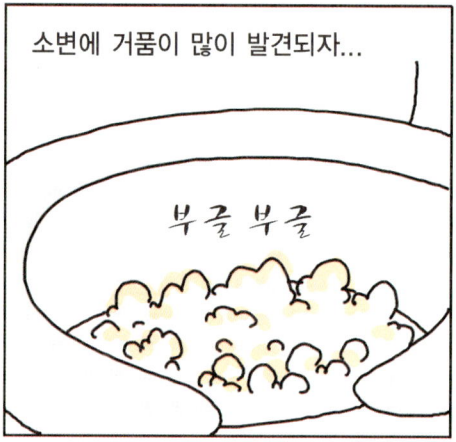
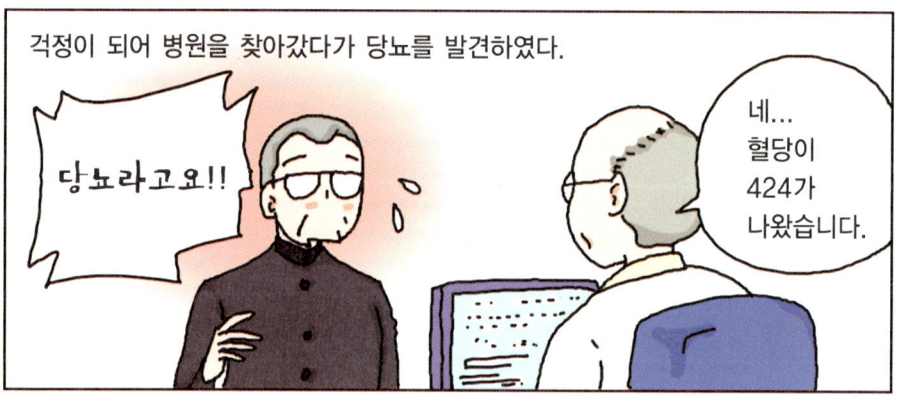
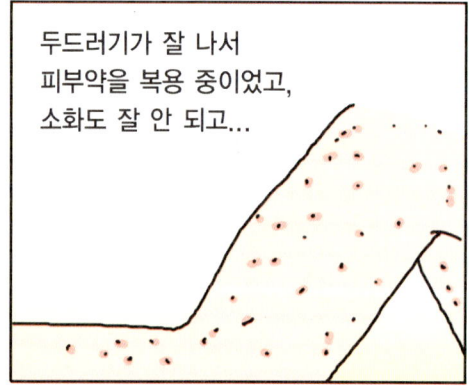
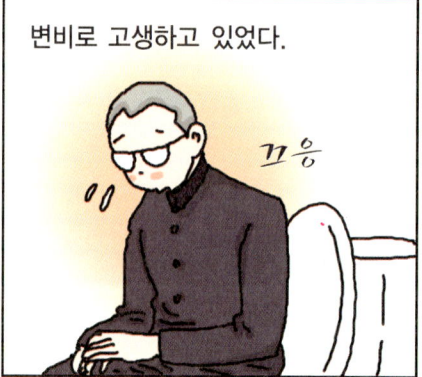

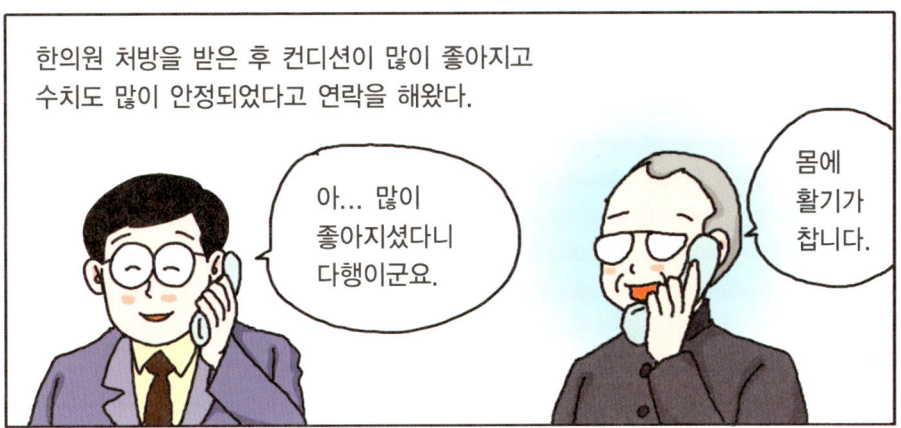

한의원 처방을 받은 후 컨디션이 많이 좋아지고
수치도 많이 안정되었다고 연락을 해왔다.

아... 많이 좋아지셨다니 다행이군요.

몸에 활기가 찹니다.

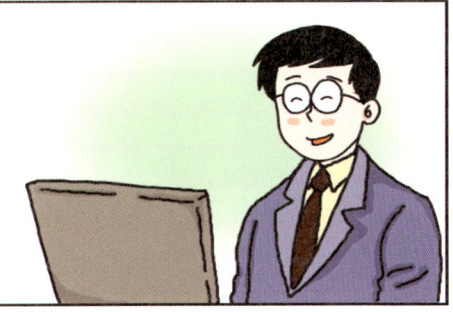

매달 연락을 해오시던 목사님은
그 후 혈당도 정상 수치 가깝게
돌아오고 생활에 아무런 지장도
받지 않는다고 메일을 보내 왔다.

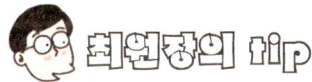 최원장의 tip

목사님은 몸이 피곤하고 지칠 때 한의원의
처방에 대해 효험을 무척 많이 보았다고 하면서
어느 순간 한의원 홍보 전도사가 되어 있었습니다.
모 대학교 총장님도 소개하셨고 어느 군수님도
소개하여 치료받게 해주셨습니다.

보험 설계왕

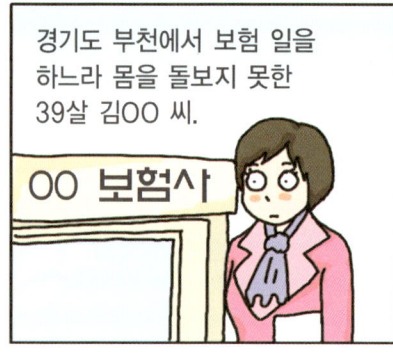
경기도 부천에서 보험 일을 하느라 몸을 돌보지 못한 39살 김OO 씨.

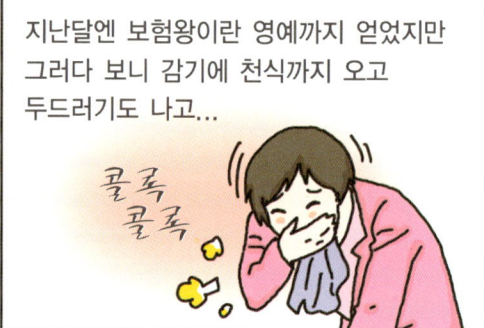
지난달엔 보험왕이란 영예까지 얻었지만 그러다 보니 감기에 천식까지 오고 두드러기도 나고...

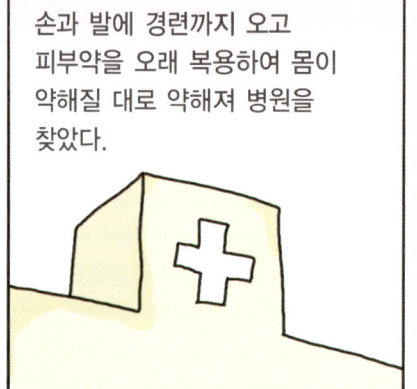
손과 발에 경련까지 오고 피부약을 오래 복용하여 몸이 약해질 대로 약해져 병원을 찾았다.

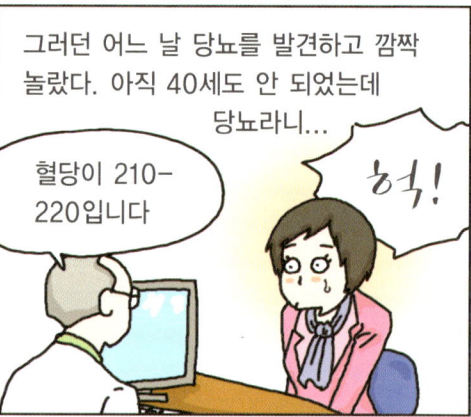
그러던 어느 날 당뇨를 발견하고 깜짝 놀랐다. 아직 40세도 안 되었는데 당뇨라니...
혈당이 210-220입니다
헉!

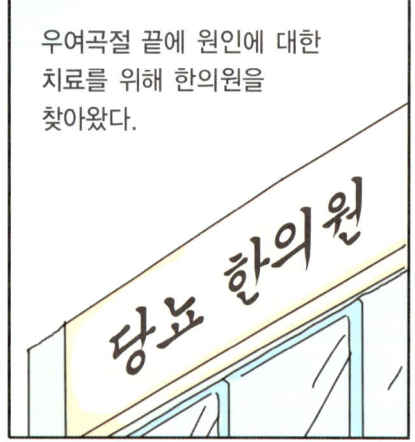
우여곡절 끝에 원인에 대한 치료를 위해 한의원을 찾아왔다.

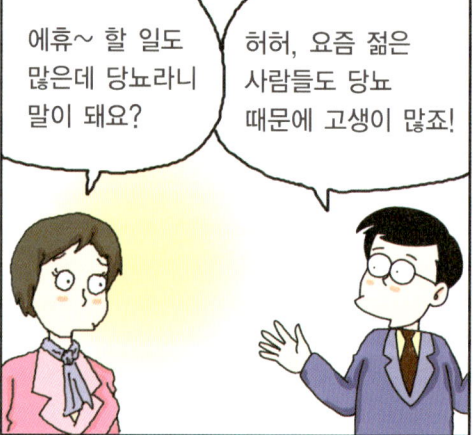
에휴~ 할 일도 많은데 당뇨라니 말이 돼요?
허허, 요즘 젊은 사람들도 당뇨 때문에 고생이 많죠!

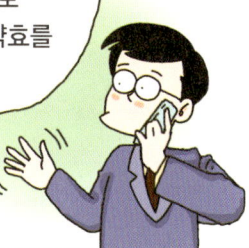
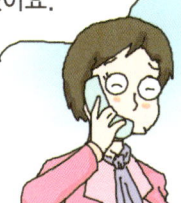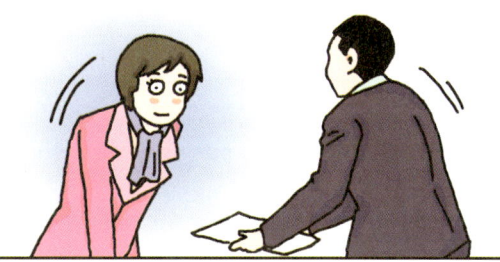

 최원장의 tip

당뇨를 발견했을 때 표면적인 치료보다
당뇨의 원인을 파악하고 자신의 인체의 취약한 부분을
먼저 개선하고 교정하는 원인 치료가
당뇨로부터 해방되는 지름길입니다.

아무 이상 없다는 황당한 진단!

일산에서 출판사를 운영하는 55세 장OO 씨의 사연.

발목과 발등이 화끈거리고 손발이 차고 소변을 자주 보고 소변에 거품이 나왔다.

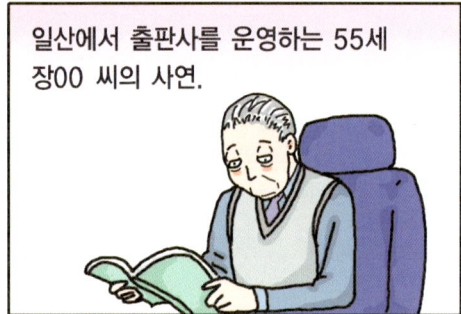

최근 들어 몸무게도 8kg이나 빠지고 허리 양쪽에 뜨거운 느낌과 통증도 느껴 당뇨를 의심해 병원을 찾아갔다.

"진단 결과는 아무 이상이 없는 걸로 나왔는데요."

"엑!! 쥐도 자주 나고 눈도 침침하고 그런데 아무 이상이 없다고요?"

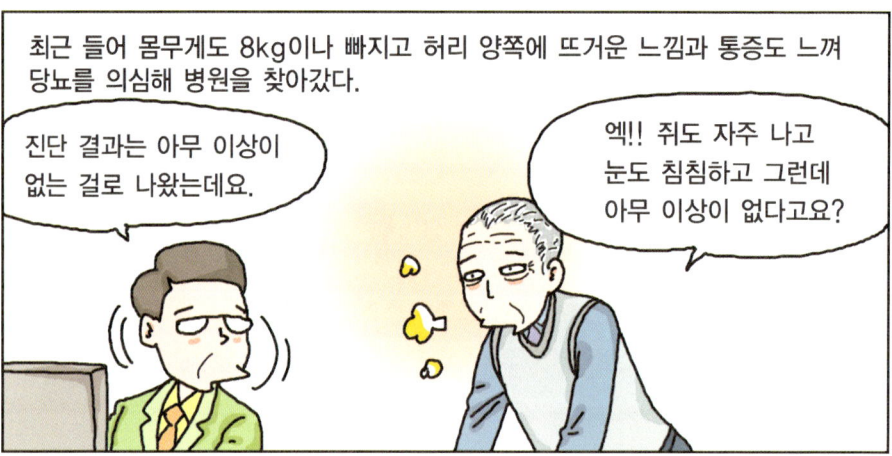

그리하여 찾아간 곳이 한의원이었다.

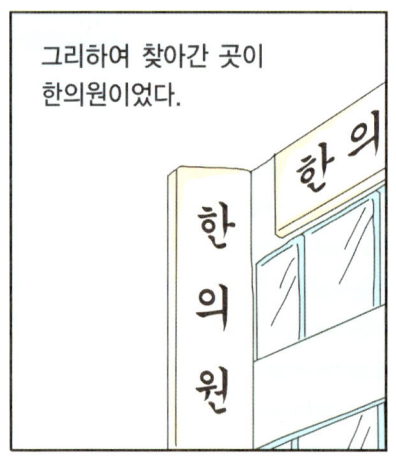

"식후 혈당이 400이 넘는데 어떻게 아무 이상이 없다고 할 수가 있나요?"

"역시 당뇨였군요?"

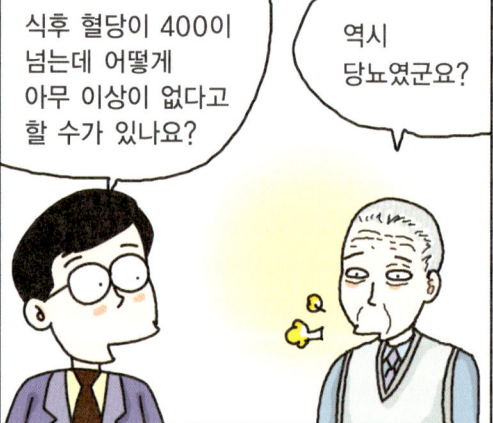

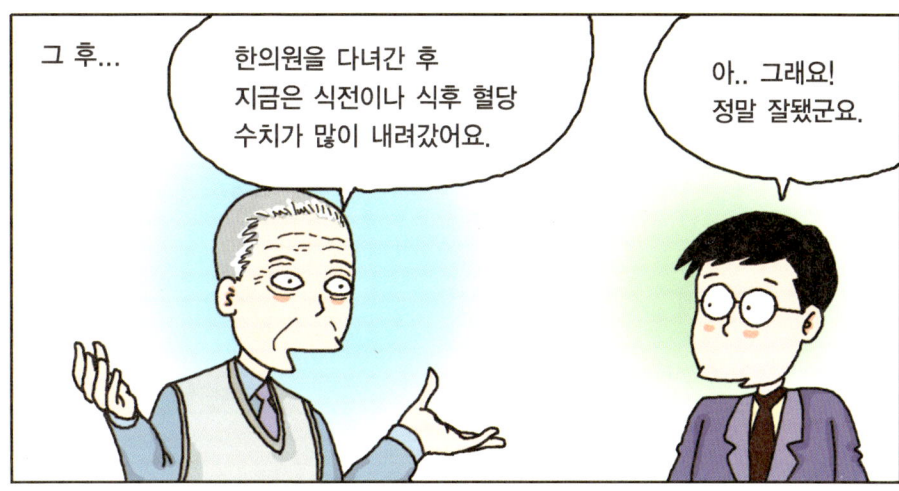

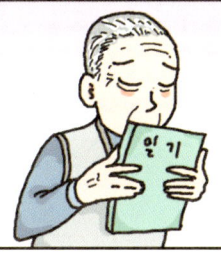

최원장의 tip

당뇨는 겉으로 나타나는 상처나 증상이 뚜렷하지 않아
아주 심한 합병증이 오기 전까지는 조용히 인체를 망가뜨립니다.
그래서 건강검진을 해도 이상이 없다고 나올 수 있고,
평상시 생활에 불편이 없어 무시하고 지나칠 수 있습니다.
당뇨가 위험한 이유가 여기에 있지요. 평상시 사소한 증상이라도
절대 가볍게 보아 넘겨서는 안 되고 항상 당뇨에 대해 관심을 가지고
공부하여 사전에 당뇨를 예방하도록 합시다.

아직도 이팔청춘

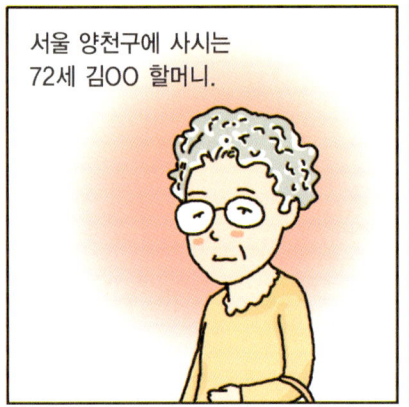

서울 양천구에 사시는 72세 김OO 할머니.

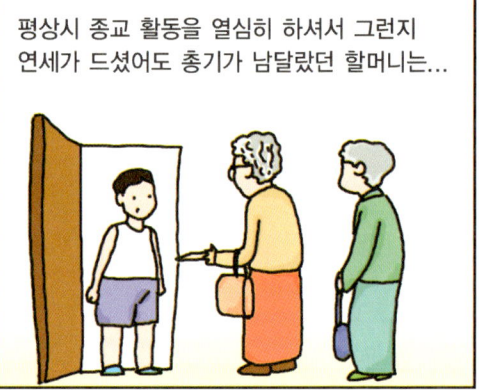

평상시 종교 활동을 열심히 하셔서 그런지 연세가 드셨어도 총기가 남달랐던 할머니는...

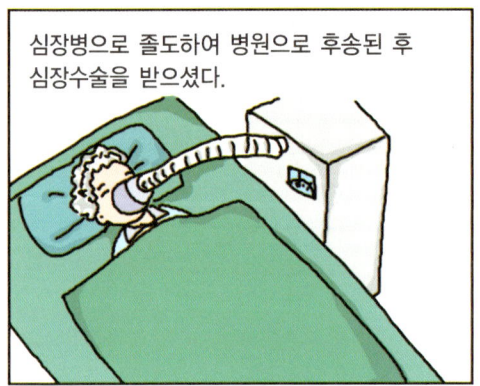

심장병으로 졸도하여 병원으로 후송된 후 심장수술을 받으셨다.

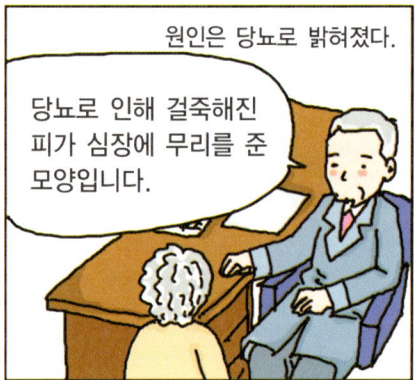

원인은 당뇨로 밝혀졌다.

당뇨로 인해 걸쭉해진 피가 심장에 무리를 준 모양입니다.

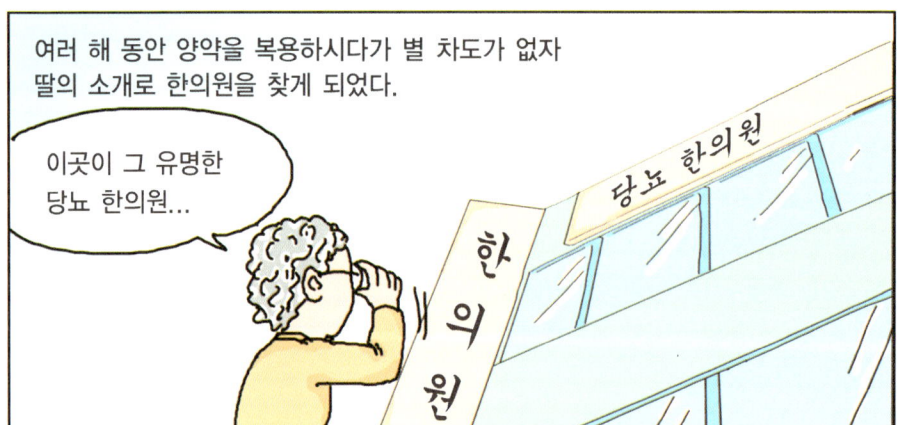

여러 해 동안 양약을 복용하시다가 별 차도가 없자 딸의 소개로 한의원을 찾게 되었다.

이곳이 그 유명한 당뇨 한의원...

한약을 복용하던 다음날부터 복용해 오던 양약을
점차 줄여 가고 있다. 기적같이 혈당 수치가 좋아지고
몸에 힘도 더 나는 듯했다.

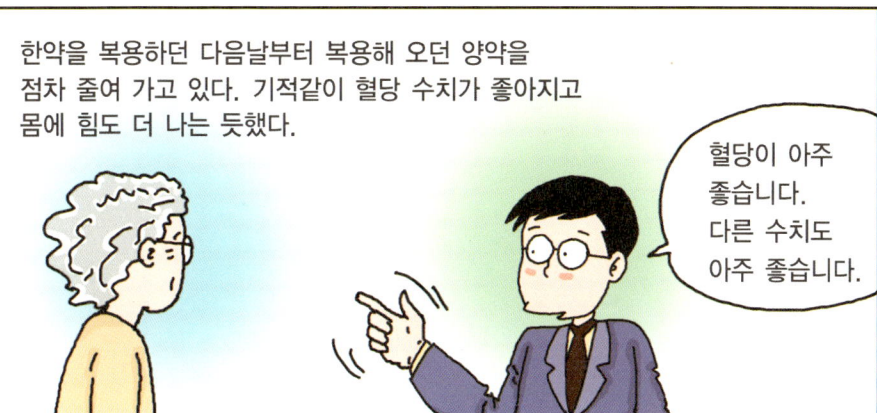

혈당이 아주
좋습니다.
다른 수치도
아주 좋습니다.

6개월이 지난 지금 김OO 할머니는
고향 광주와 수안보 온천, 인천의 월미도,
꽃박람회 등등 기운이 넘치시는지
주변의 할머니들과 도시락을 싸들고 다니며
활발한 활동을 하시며 지내고 계시다.

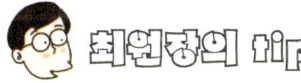

최원장의 tip

김OO 할머니는 한방치료를 아주 긍정적으로 받아들이셨는데,
오래된 당뇨도 한방치료가 가능함을 보여준 사례입니다.
식이요법을 철저히 병행하며 밝고 활기차게 지내셨는데
연세가 많은 노인들도 적극적인 한방치료가 당뇨 호전에 좋은
결과를 가져올 수 있음을 확인할 수 있었습니다.
나이 드신 분들이라도 젊은 사람들보다 더 젊고 활기차게
생활하시는 것이 당뇨 치료에 중요한 요소이기도 합니다.

당뇨를 잡는 한약

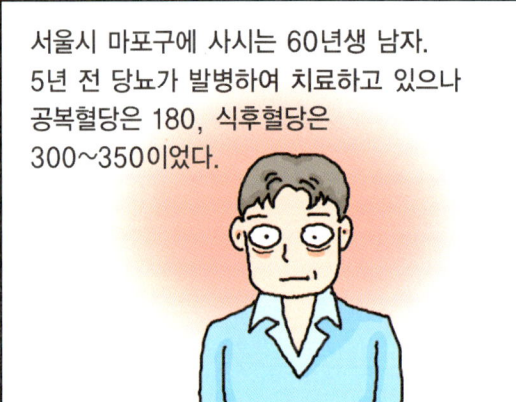

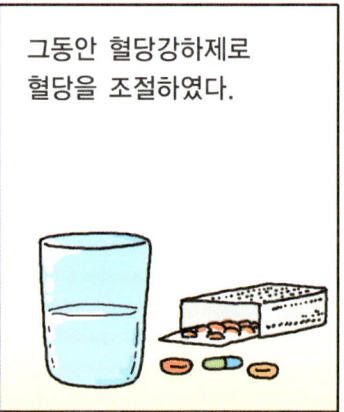

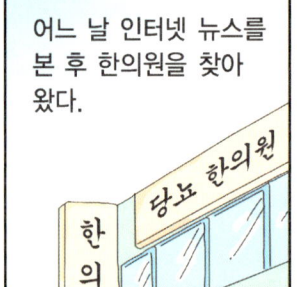

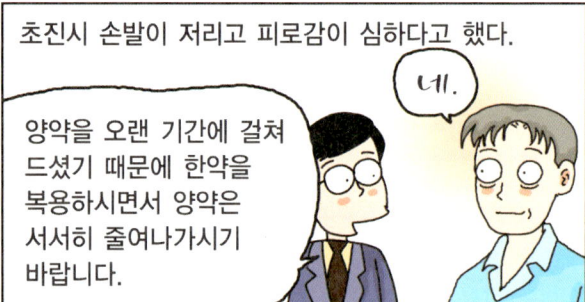

1개월 분의 약을 처방받아 복용하시면서 혈당을 기록해 오셨다.

	공복혈당	식후혈당
9월 4일	179	225
6일	188	
7일	179	265
8일	167	
19일	108	228
22일	115	154
24일	86	199
25일	101	162
27일	107	135
28일	96	204
30일	86	136

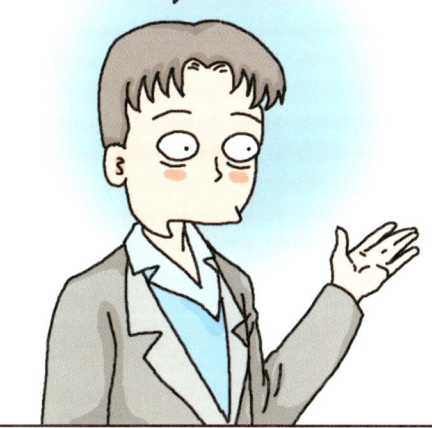
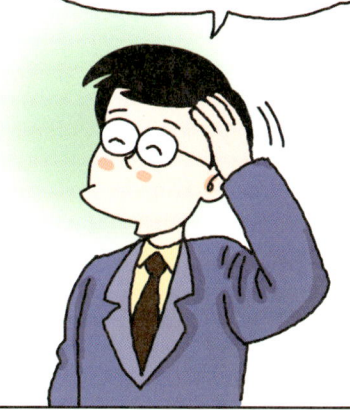

 최원장의 tip

이 결과는 매우 드라마틱합니다. 이 사례는 한약이 얼마나
효과적으로 혈당을 조절할 수 있는지 잘 보여줍니다.
또 한가지 주목할 점은 동일한 양을 복용하셨는데도 혈당이 급격히
떨어지지는 않지만 점차적으로 좋아졌다는 것입니다.
많은 분들이 '이렇게 약효가 좋은 걸 보면 혈당강하제나 인슐린을
한약에 섞는 것이 아닌가?'라는 우려를 하시는데,
그렇다면 위에서처럼 점진적으로 좋아지지는 않을 것입니다.

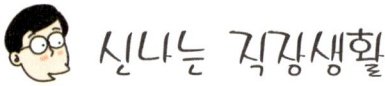
신나는 직장생활

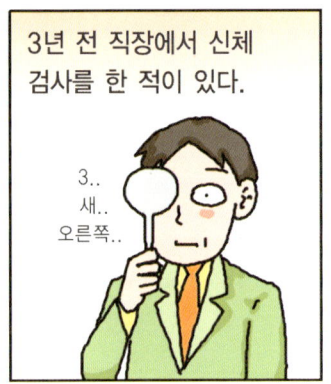
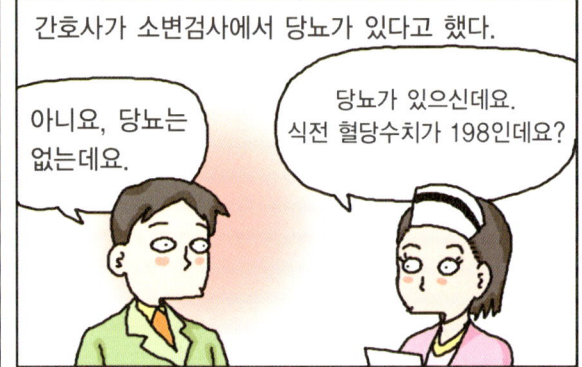
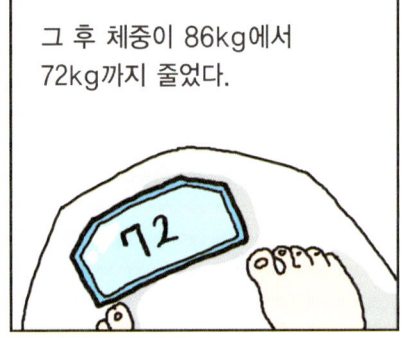
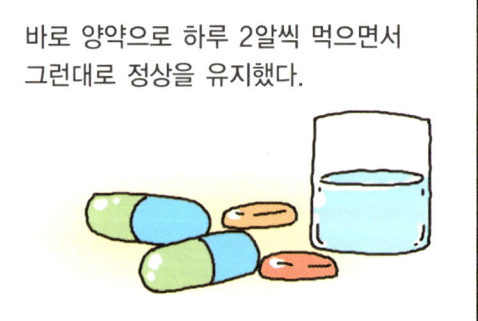
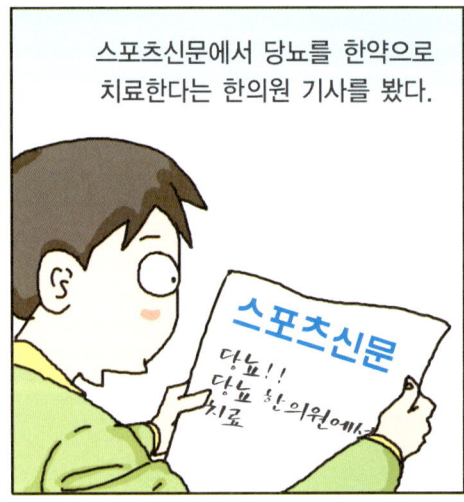
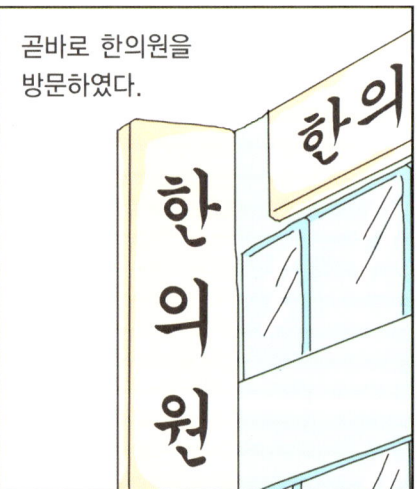

한약제인 환과 탕약을 처방받아 먹기 시작하면서 양약은 서서히 줄이다 나중에는 한약만 먹으면서 현재 혈당에 만족해 하고 있다.

이제는 혈당강하제의 도움 없이 정상 생활이 가능하다고 한다.

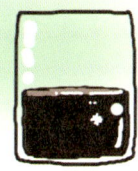

지금은 한약도 끊고 신나는 직장생활을 하고 있다.

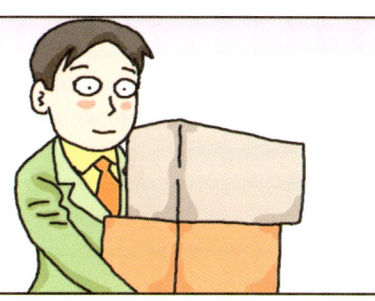

 최원장의 tip

직장생활도 신나게 하시는 이 분은 치료도 적극적으로
하셨기 때문에 좋은 결과를 얻을 수 있었습니다.
과감히 한방 치료를 받으셨기 때문에
직장생활을 즐겁게 하시는 것은 물론 능력도 발휘하고 계신답니다.
건강해야 모든 것을 신명나게 할 수 있다는 것은
누구나 아시겠지만, 다시 한 번 건강부터 점검하도록 합시다!

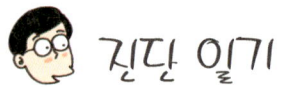# 진단 일기

윤OO 님, 2~3년 전 당뇨를 발견했다.

최근 혈당 상승으로 혈당강하제를 2개월치 처방받았다고 했다.
공복 혈당이 145, 당화혈색소 수치는 5.9%로서 높지 않았다.

최근 며칠 사이에 혈당이 많이 상승했음을 알 수 있었다.

한약제인 환과 탕약을 처방해 드리겠습니다.

얼마 후 전화가 왔다. 혈당이 너무 떨어져서 걱정이 되어 전화했다고 한다. 나중에 혈당 기록 수첩을 봤다.

5월
22일 공복혈당 117,
23일 공복혈당 107   식후혈당 105,
24일 공복혈당 84   식후혈당 137,
25일 공복혈당 74

저혈당 증세는 치료과정의 일부이고 혈당강하제를 서서히 줄이고 한약을 드시면 됩니다.

예! 원장님 말씀대로 해보겠습니다.

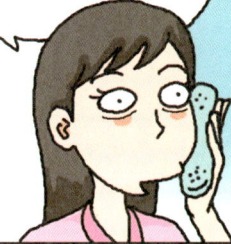
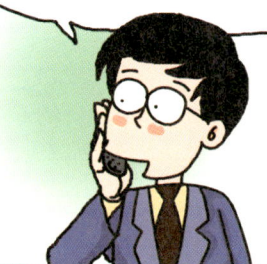

며칠 후 다시 전화를 했다.

현재는 한약만 복용해도 혈당 조절이 잘됩니다.

아... 그러시군요. 가벼운 운동도 병행하여 주시면 더욱더 빨리 좋아질 수 있습니다.

나중에 식전, 식후 혈당이 차츰 안정되면서 생활도 정상적으로 하고 있다고 연락이 왔다.

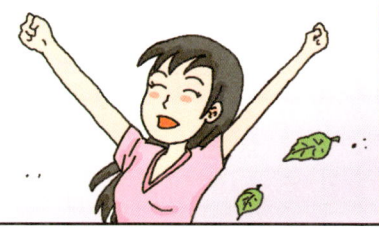

 최원장의 tip

처방된 한약을 꾸준히 복용하면서 식이요법 등을 병행하면, 인체의 신진대사가 회복되고 혈당 수치도 우리 몸 스스로 제어할 수 있게 됩니다. 깐깐하게 약물, 식이, 운동요법으로 관리하다 보면 저혈당 증세가 올 수 있지만, 치료되어 가는 과정으로 보셔도 무방합니다. 특히 혈당강하제는 억지로 혈당을 끌어내리는 것이므로 서서히 줄여 나가다가 나중에는 아예 복용을 중단해도 괜찮을 만큼 되는 경우가 많습니다. 당뇨도 치료될 수 있다는 자신감을 갖고 꾸준히 관리하는 것을 잊지 맙시다.

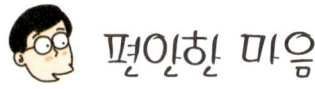 편안한 마음

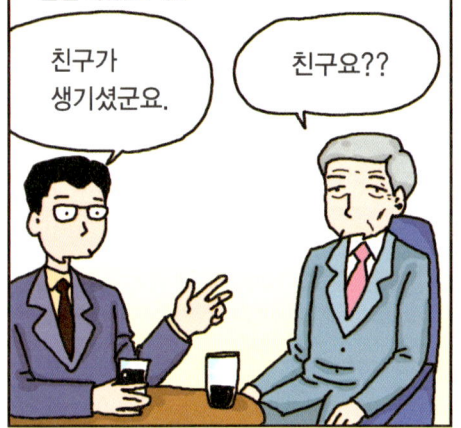

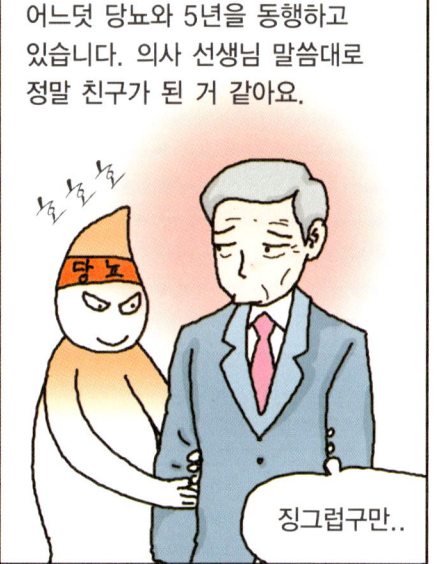

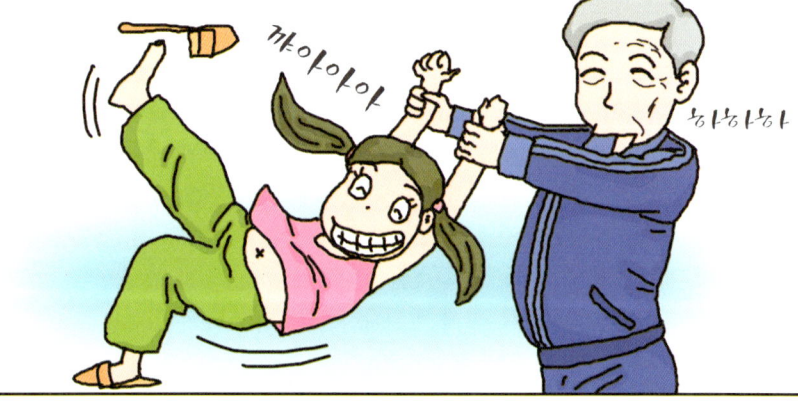

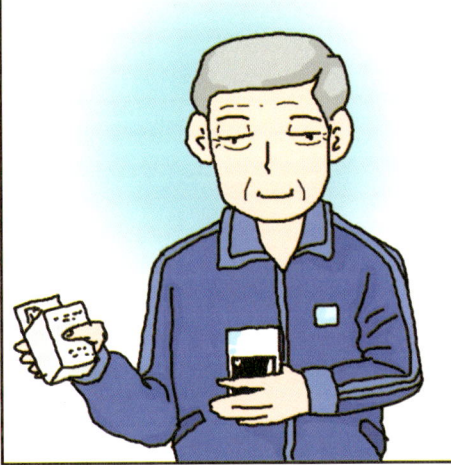

예전부터 한방에 관심이 있어서 한의원 문을 두드린 지 벌써 6개월째. 솔직히 제가 오래된 당뇨라 양약을 일시적으로 끊었다간 혈당이 올라갈까봐 겁이 나서 끊지는 못하고 서서히 줄이고 있는 상태입니다.

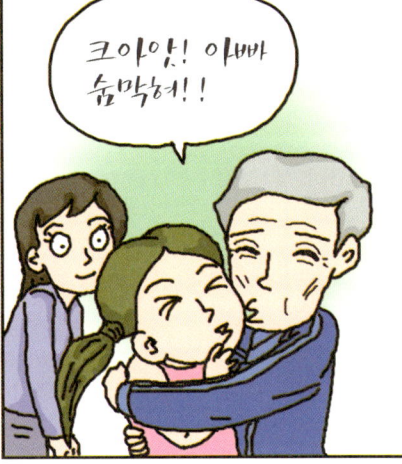

먼저 제 몸이 달라지던군요. 식탐도 없어지고 마음이 차분해지네요. 입의 단내나 쓴내도 없어지고 운동도 병행하고 식이요법도 열심히 해서 딸이 건강하게 커가는 모습을 지켜볼랍니다.

크아앗! 아빠 숨막혀!!

 최원장의 tip

당뇨는 알면 알수록 치료의 희망도 커집니다.
모든 것이 마음 먹기에 달려 있습니다.
반드시 정복할 수 있다는 신념을 갖고 의사와의 완벽한 교감을 통해 의사를 믿고 지시대로 한 걸음 한 걸음 나아갈 때 당뇨 치료에 만족을 느끼실 수 있습니다.
당뇨로 고생하시는 여러분들도 희망을 가지세요!

Never give up!

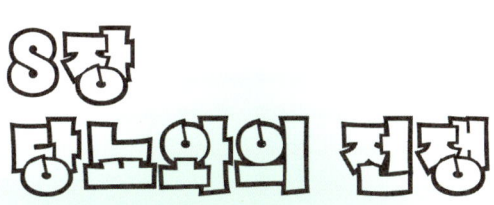
8장 당뇨와의 전쟁

당뇨병 없는 세상을 위하여
TV 건강특집 '작은 생각 큰 병 당뇨'
당뇨 연구에 매달린 나의 인생
아버지와의 영원한 이별
기인(奇人)을 만나다
당뇨 치료를 위한 몰두
당뇨병 치료제 개발 성공

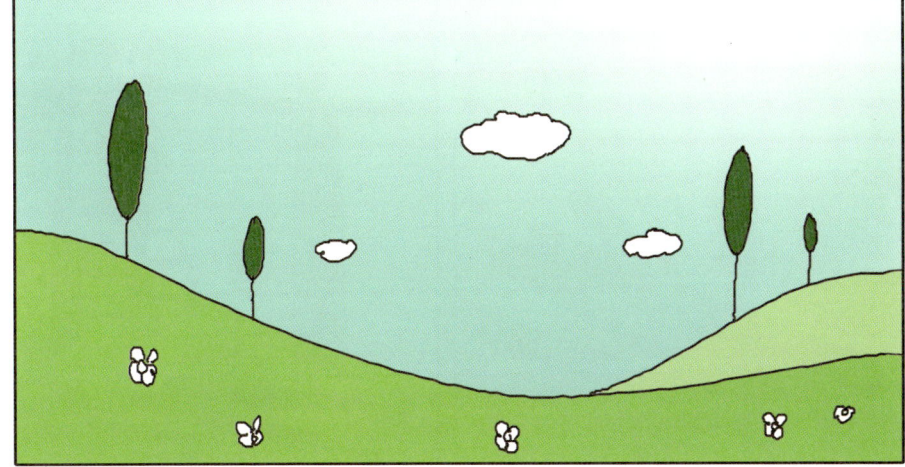

당뇨병 없는 세상을 위하여

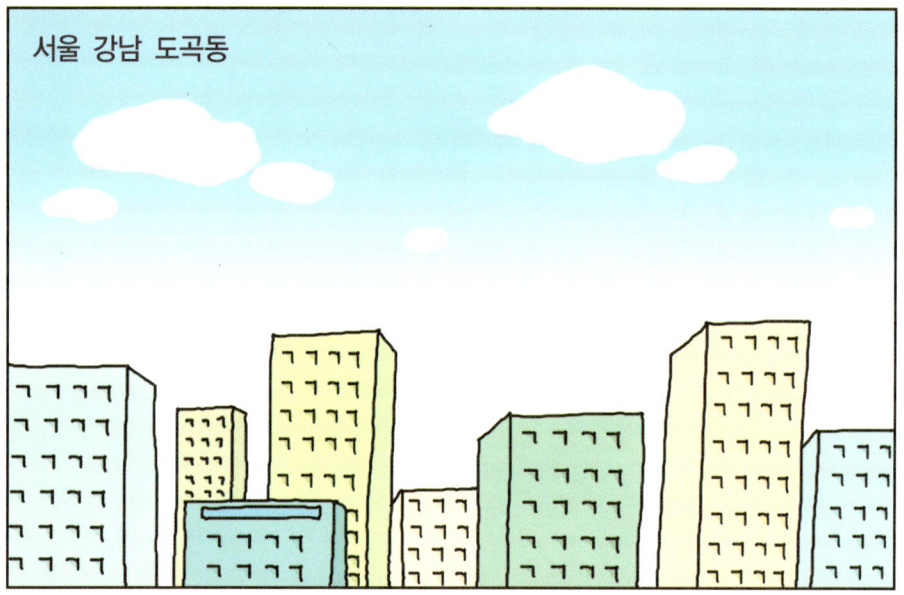

서울 강남 도곡동

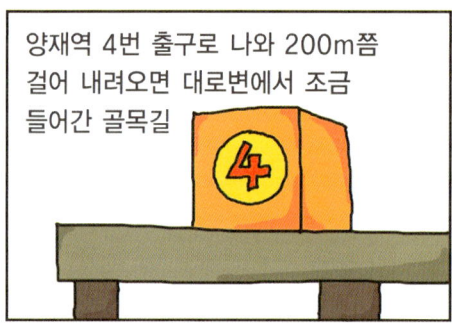

양재역 4번 출구로 나와 200m쯤 걸어 내려오면 대로변에서 조금 들어간 골목길

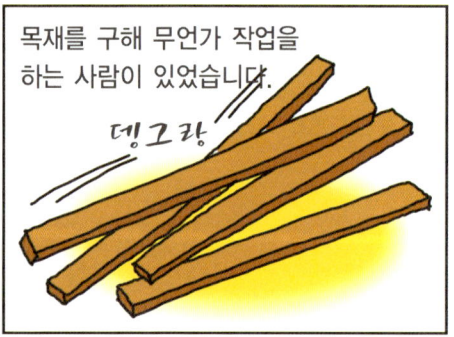

목재를 구해 무언가 작업을 하는 사람이 있었습니다.

뎅그랑

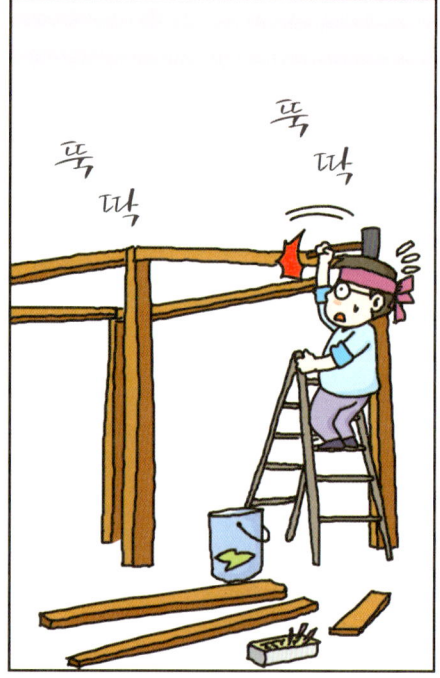

뚝딱 뚝딱

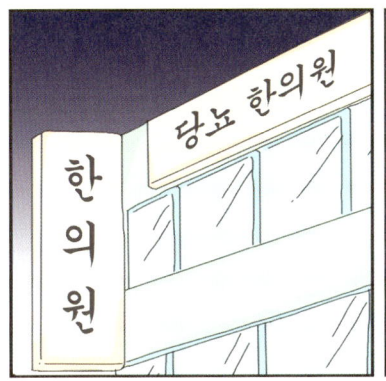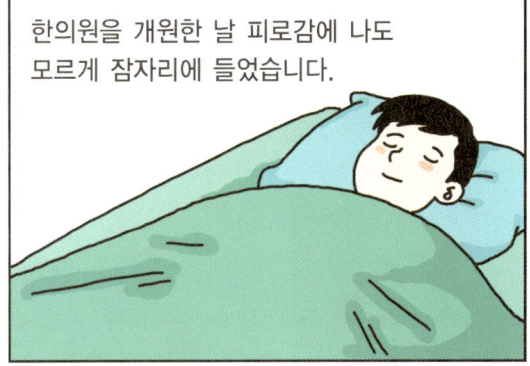

한의원을 개원한 날 피로감에 나도 모르게 잠자리에 들었습니다.

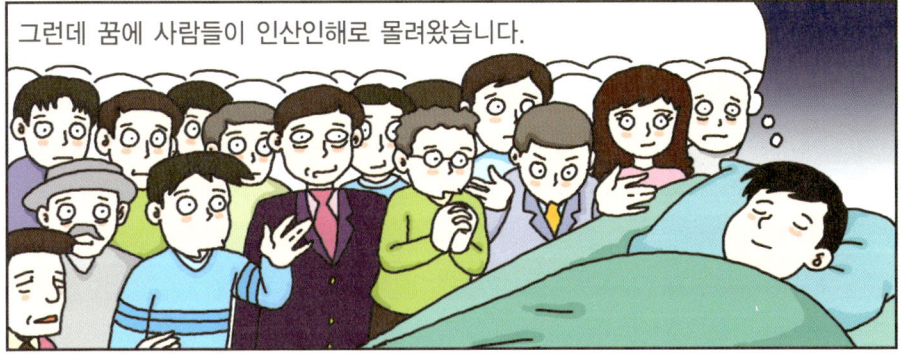

그런데 꿈에 사람들이 인산인해로 몰려왔습니다.

한의원으로 환자들이 몰려와 제발 병을 낫게 해달라는 간절한 부탁이었습니다.

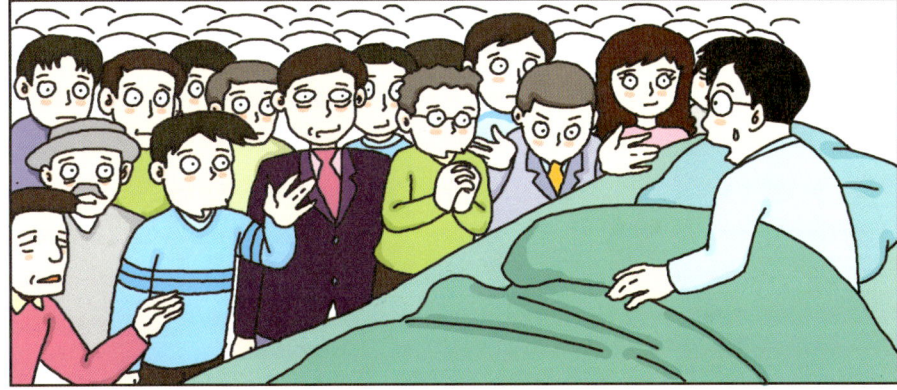

매일 밤마다 환자들이 몰려드는 꿈에 시달려 잠을 설친 나는 이른 새벽에 병원의 인테리어 작업을 시작했습니다.

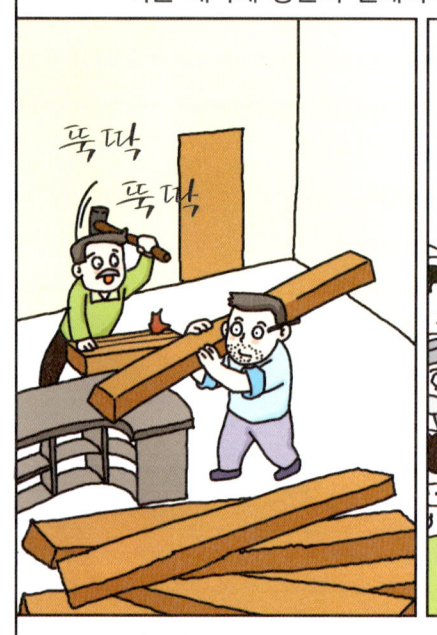

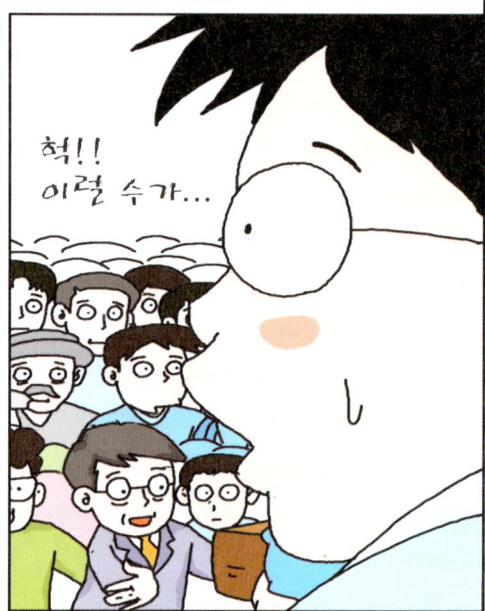

아니나 다를까! 꿈속에서 본 것처럼 병원문을 열자마자 갑자기 환자들이 구름처럼 몰려왔습니다. 그것은 꿈이 아니라 현실 속에서 벌어지고 있는 실제 상황이었습니다.

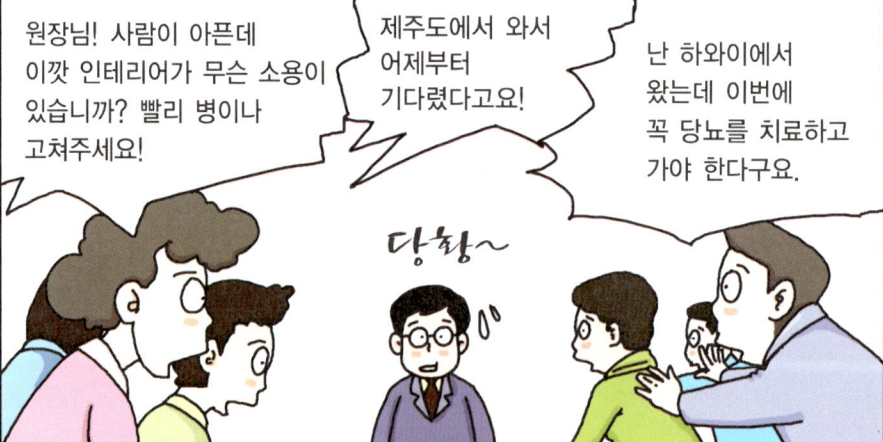

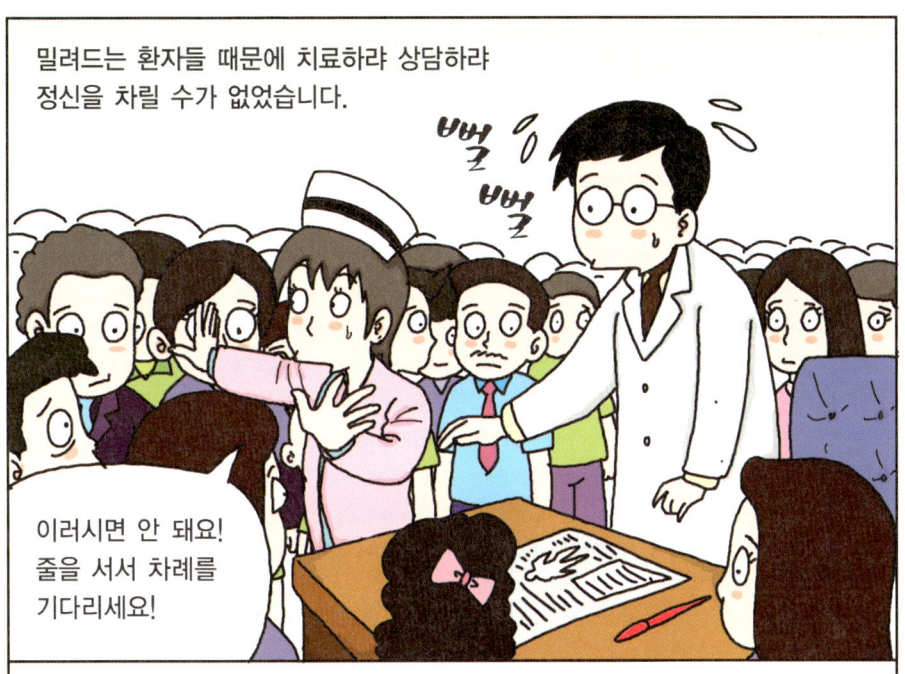

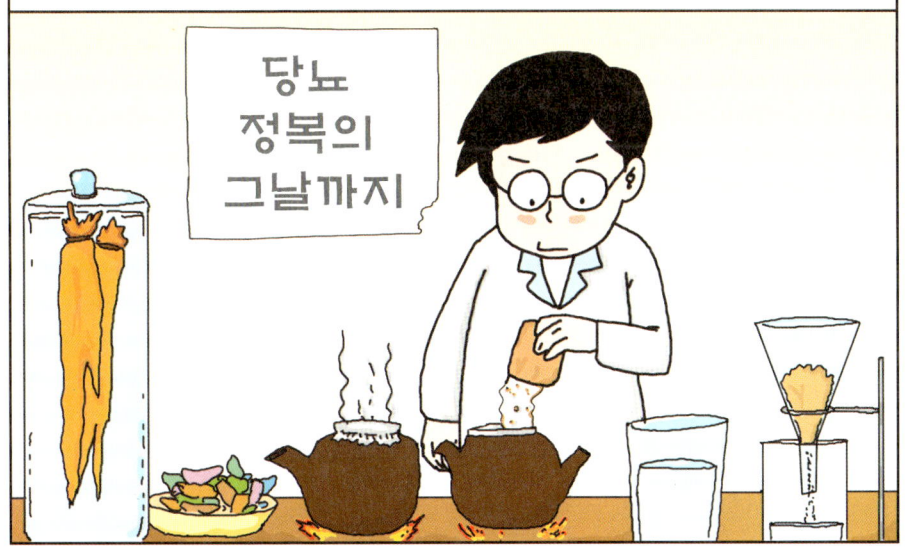

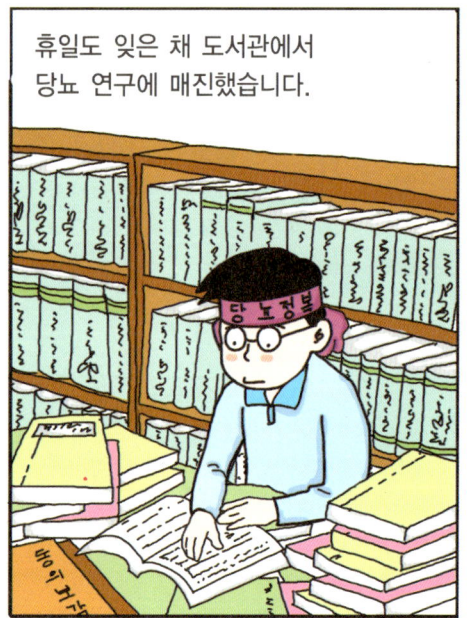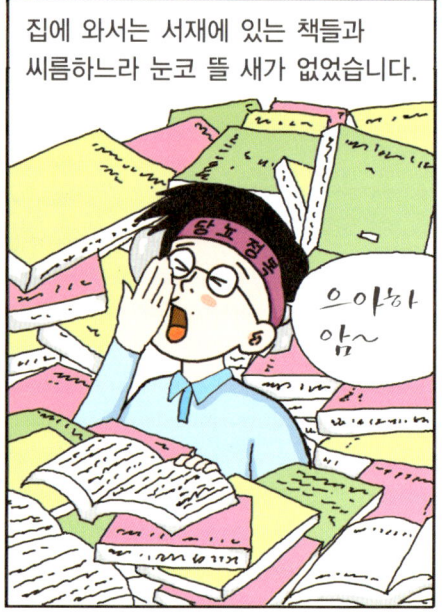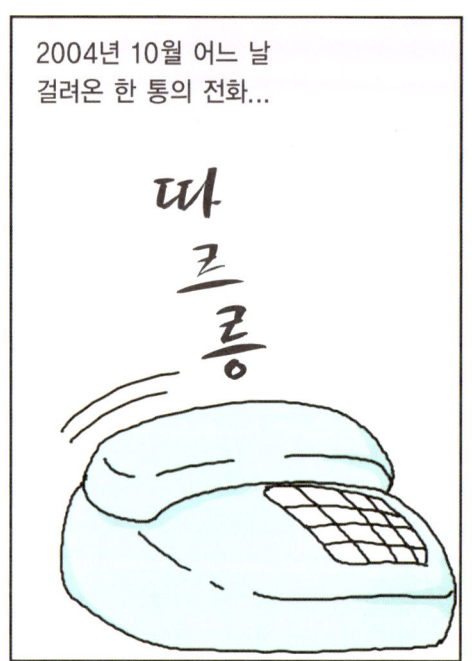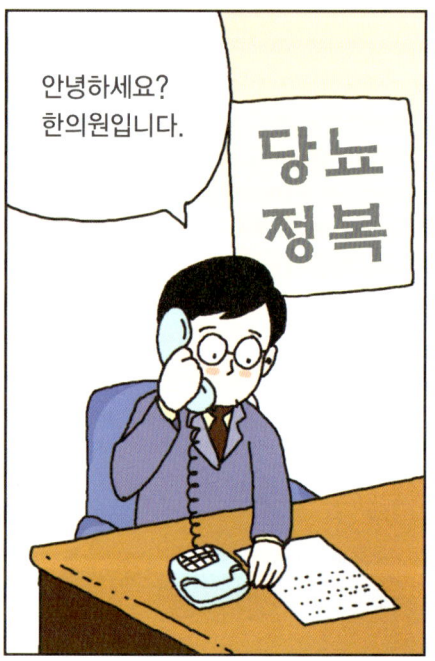

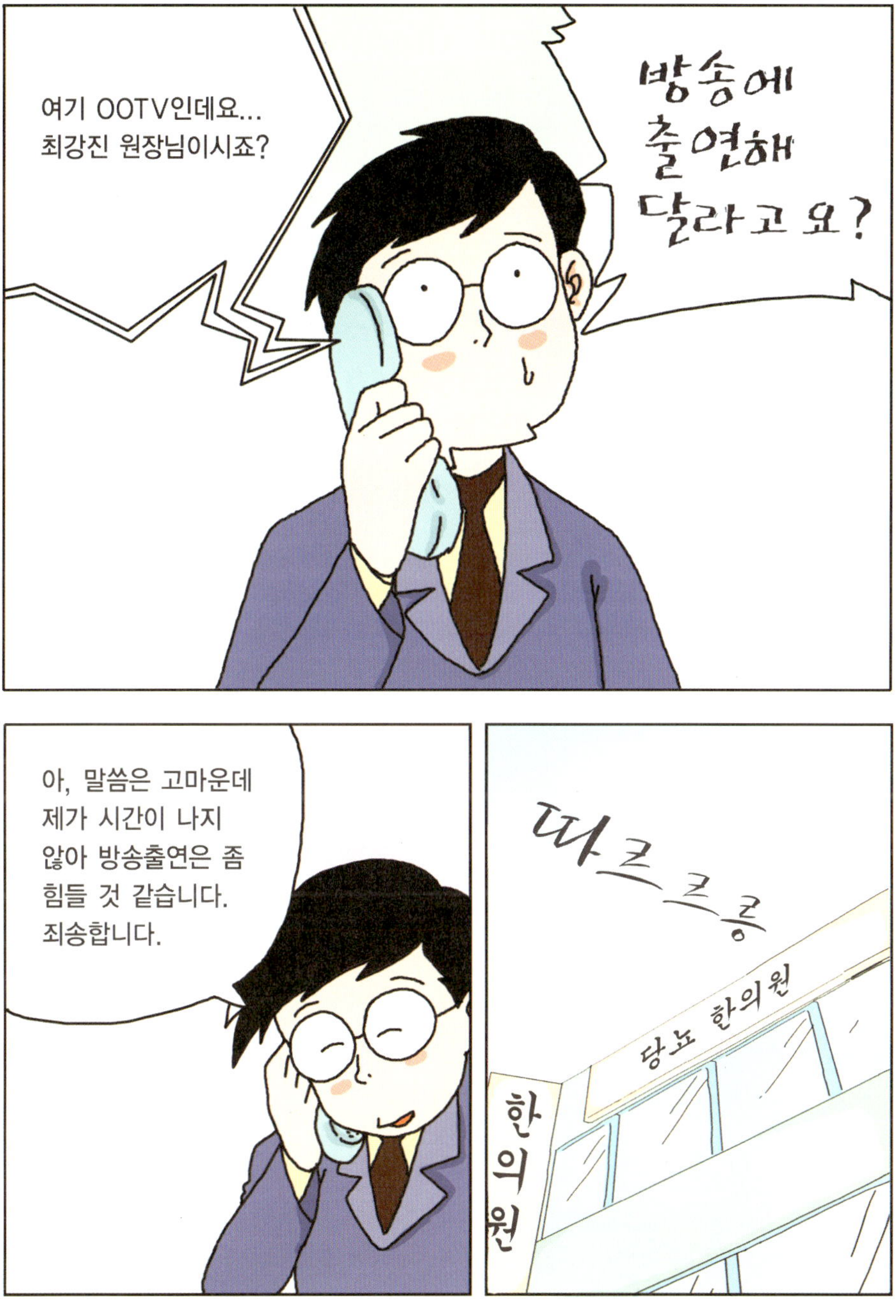

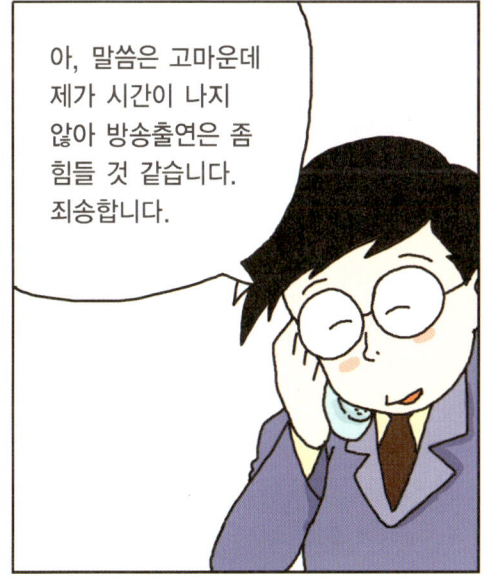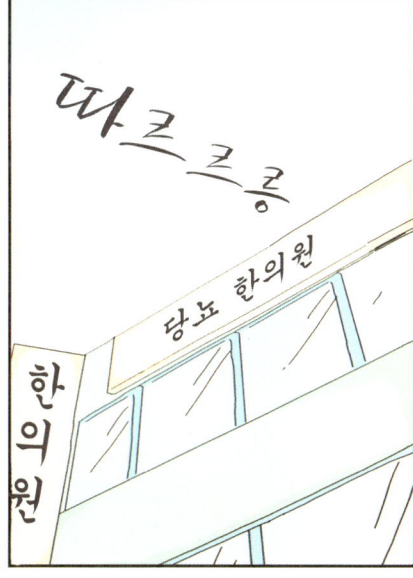

TV 건강특집 '작은 생각 큰 병 당뇨'

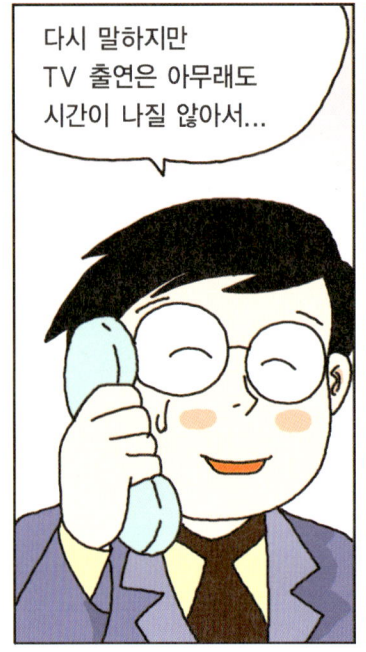
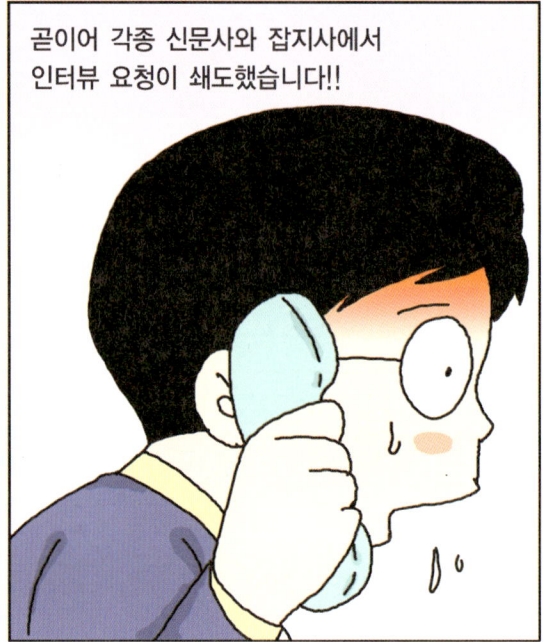
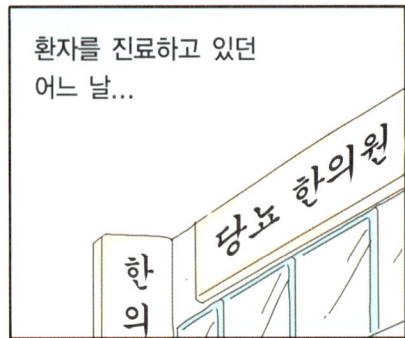
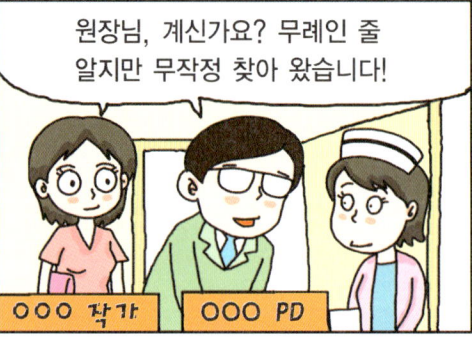
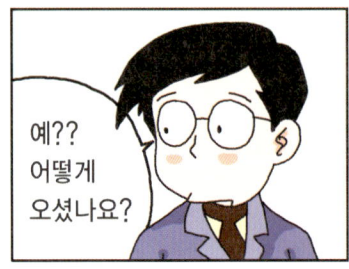
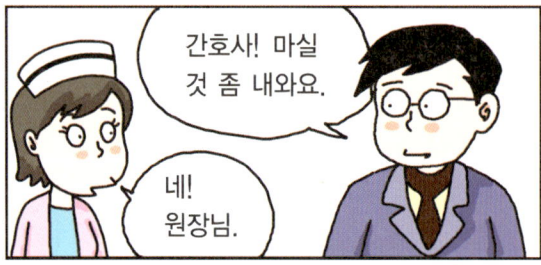

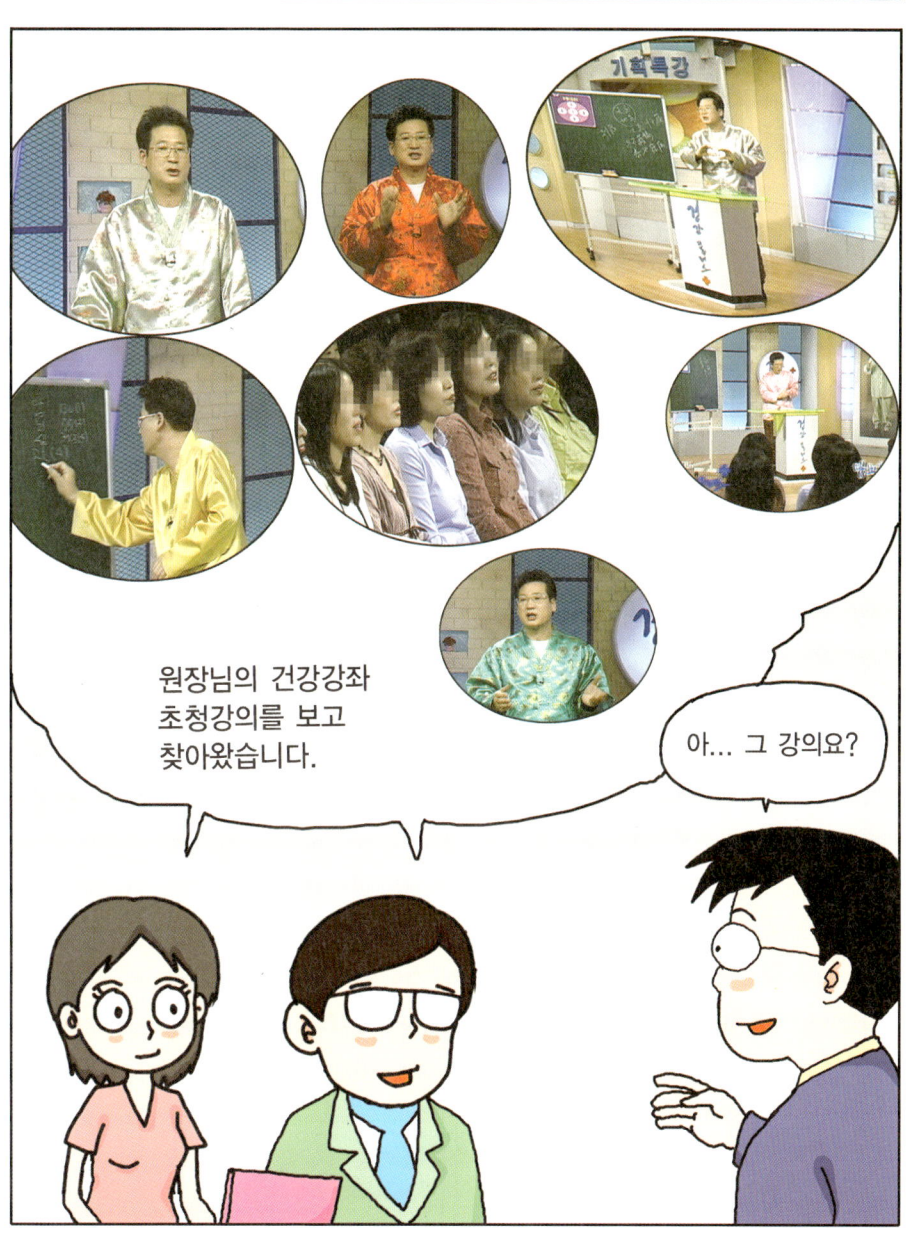

자나깨나 한의사로서 어떻게 살아갈 것인가? 환자들한테 좀더 가까이 다가갈 방법은 없을까? 고민하던 중에 어떻게 알게 되었는지 시청에 근무하는 어느 선생님으로부터 건강강좌 초청을 받게 되었습니다. 사람들이 부른다면, 환자들이 원한다면 이것보다 더 좋은 일이 없겠다고 생각하여 당뇨 강의를 처음으로 시작했습니다.

그 동영상을 인터넷에서 보신 모양이군요?

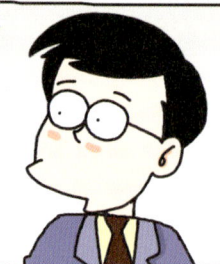

네! 방송을 보니 한방으로 당뇨 치료약 개발에 성공하셨다면서요?

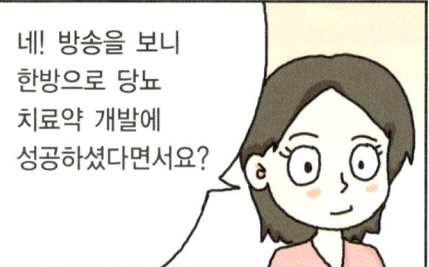

현대의학은 당뇨 치료가 불가능으로 결론내렸는데 당뇨를 치료할 수 있는 효과 좋은 처방을 왜 널리 알리지 않으세요?

OOO PD와 OOO 작가의 말이 맞다. 왜 적극적으로 세상에 알려 더 많은 환자들을 돌볼 생각을 못했지

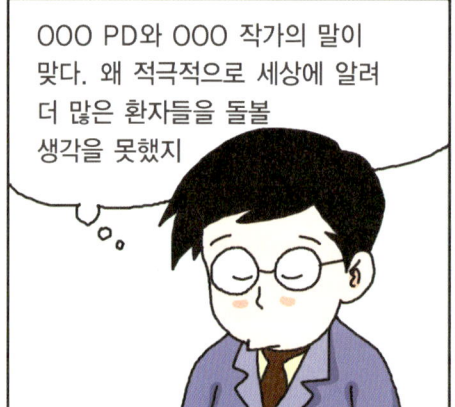

알겠습니다. 방송으로 당뇨 치료에 대한 중요한 점들을 널리 알려 당뇨로 고통받는 많은 환자들에게 도움이 되도록 하겠습니다.

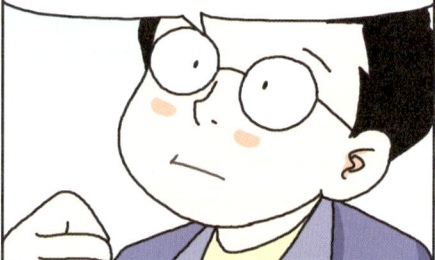

그렇게 해서 부랴부랴 2005년 2월 15일부터 모 TV에서 1주일에 30분씩 세 차례 방송하기로 하고 '**작은 생각 큰 병 당뇨**'라는 타이틀을 걸고 TV 기획특강 건강강좌 녹화에 들어갔습니다.

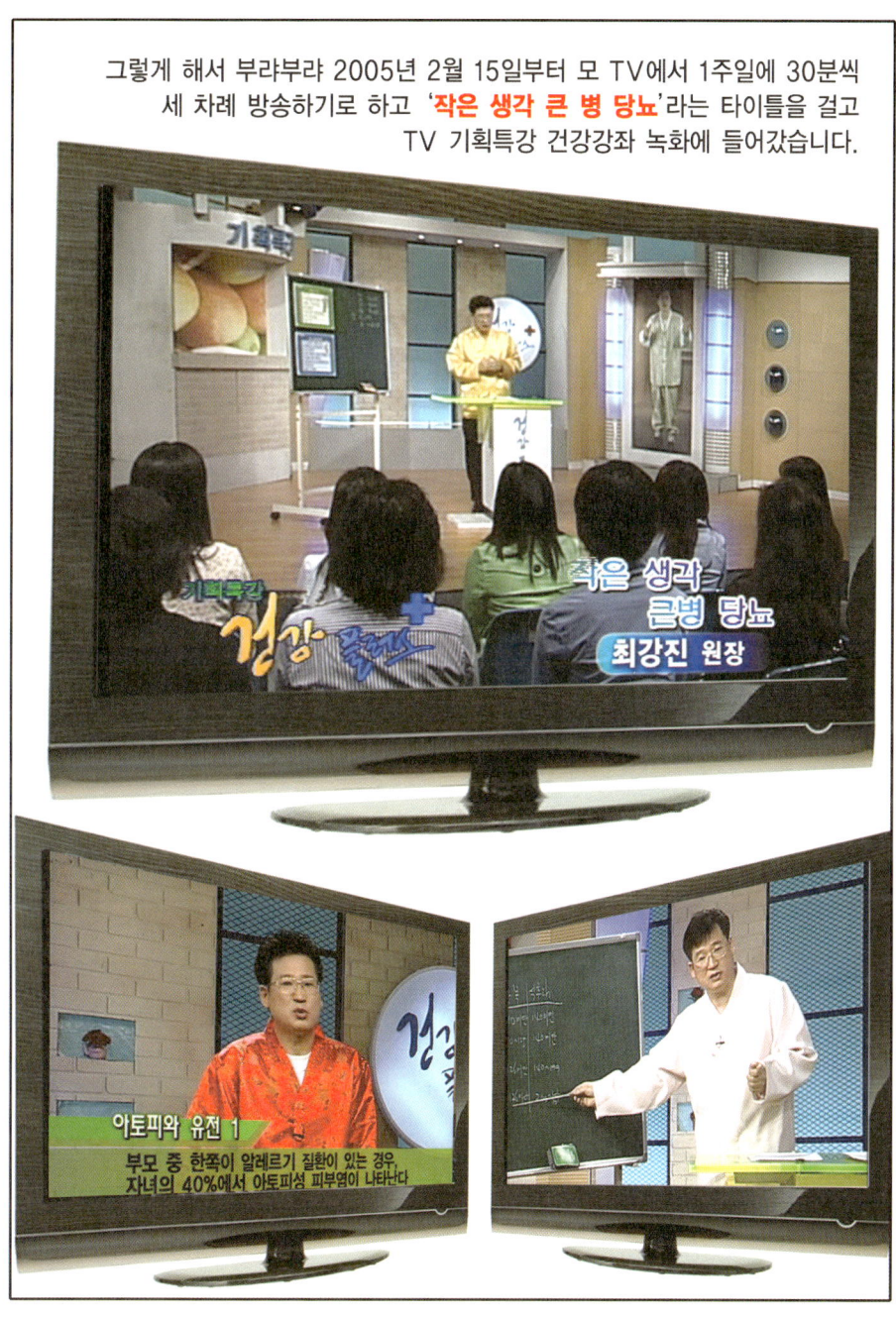

1년 동안 진행된 TV 특강은 매주 한 번도 쉬지 않고 방송되었고, 멀리 하와이에서도 방송을 시청하고 당뇨 치료를 문의해 왔습니다. 방송은 2006년까지 계속되었습니다.

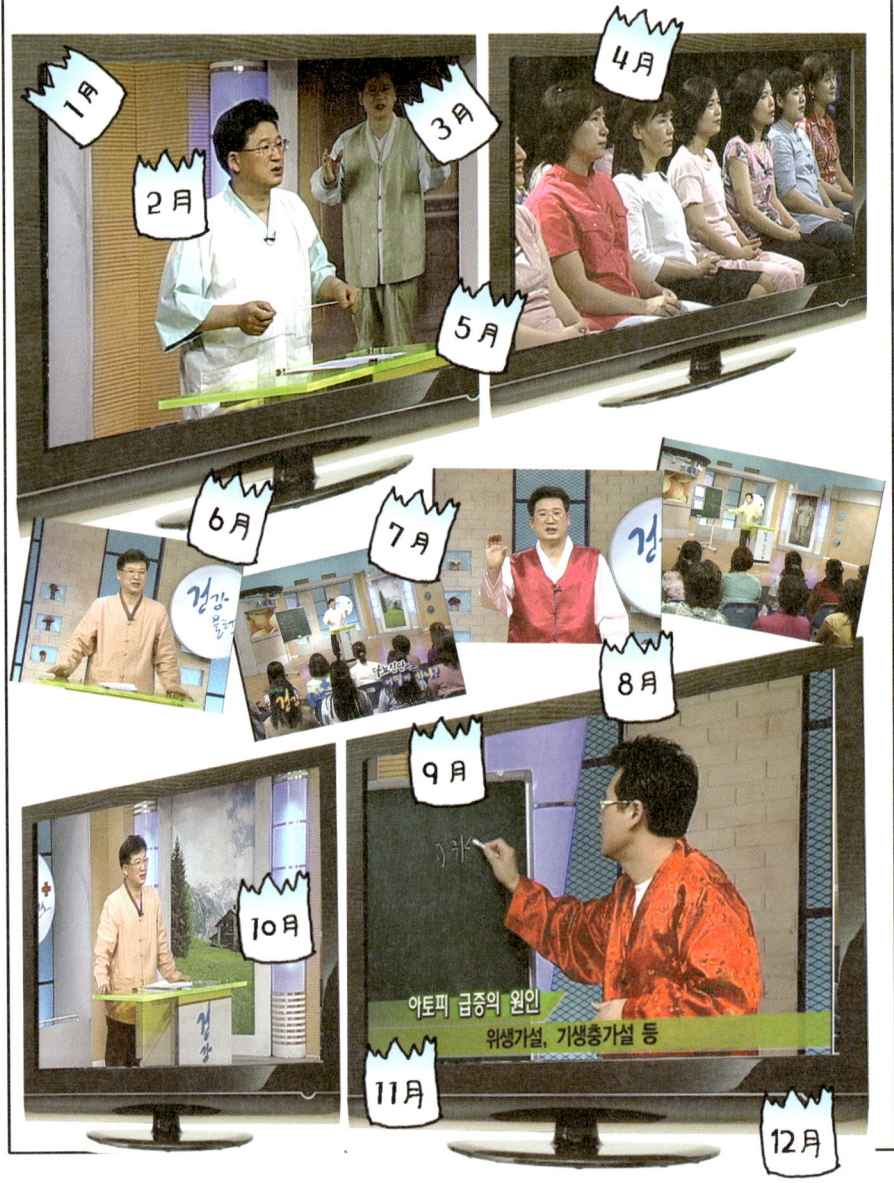

TV 특강이 매주 한 번도 빠짐없이 150여 회까지 방송되었습니다.

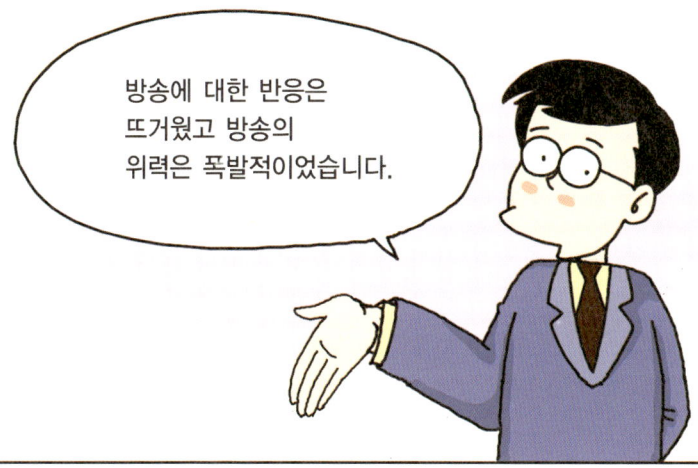

그후 사연과 방송내용을 책으로 엮어 달라는 출판사의 요청이 있었지만 그것 또한 당뇨 치료와 당뇨 연구에 바빠서 차일피일 미룰 수밖에 없었습니다. 하지만 더 이상 해야 할 일을 미루고만 있을 수도 없어서 이렇게 펜을 들었습니다.

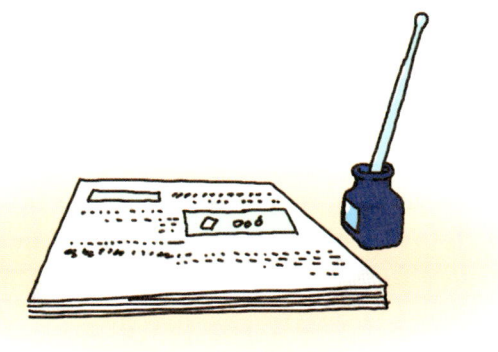

당뇨 연구에 매달린 나의 인생

내가 당뇨연구에 매달리게 된 사연은 40년 전으로 거슬러 올라갑니다.

내 꿈은... 막연히 판검사, 대학교수나 정치가가 되고 싶기도 했습니다. 슈바이처 같은 사람이 되어 보고 싶기도 했구요. 그런 꿈을 가슴에 간직한 채 어린 시절을 보냈습니다.

아버지가 집에서 멀리 이동을 하실 때는 종종 달구지에 날 태우고 다니셨습니다.

덜컹

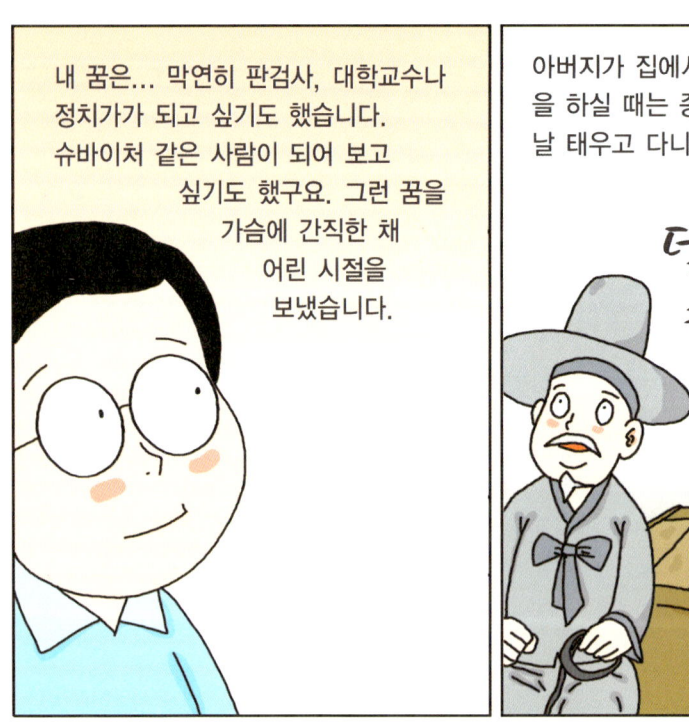

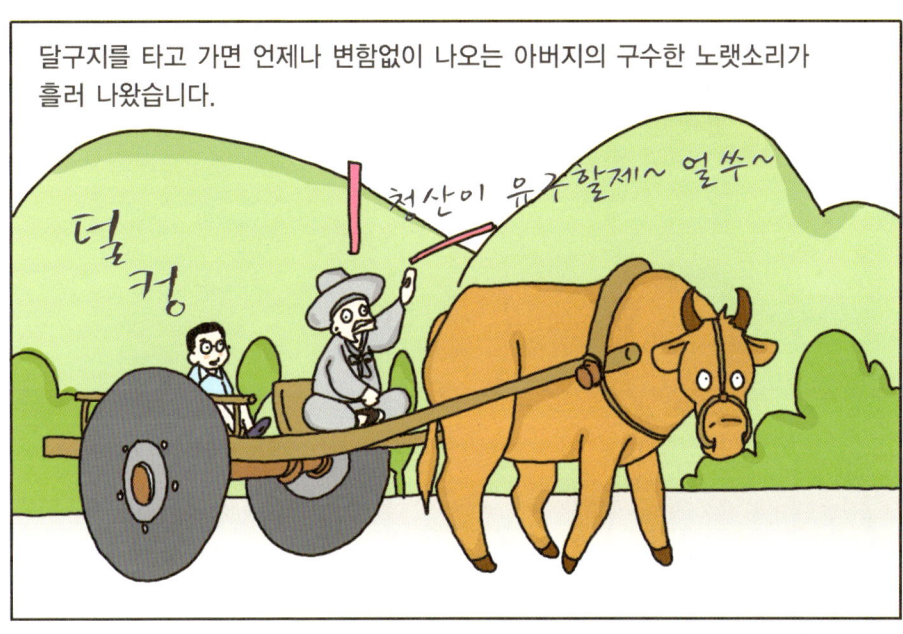

달구지를 타고 가면 언제나 변함없이 나오는 아버지의 구수한 노랫소리가 흘러 나왔습니다.

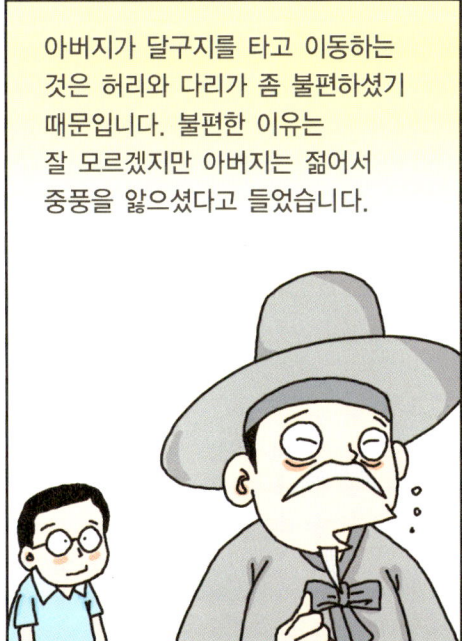

아버지가 달구지를 타고 이동하는 것은 허리와 다리가 좀 불편하셨기 때문입니다. 불편한 이유는 잘 모르겠지만 아버지는 젊어서 중풍을 앓으셨다고 들었습니다.

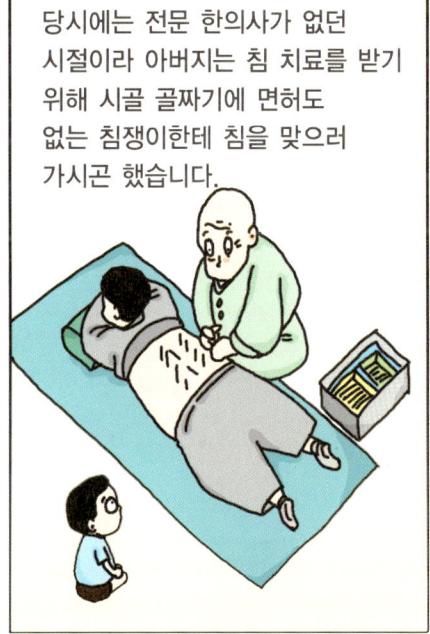

당시에는 전문 한의사가 없던 시절이라 아버지는 침 치료를 받기 위해 시골 골짜기에 면허도 없는 침쟁이한테 침을 맞으러 가시곤 했습니다.

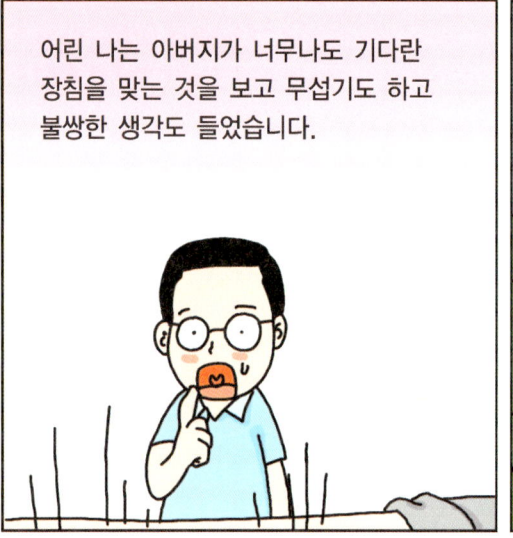
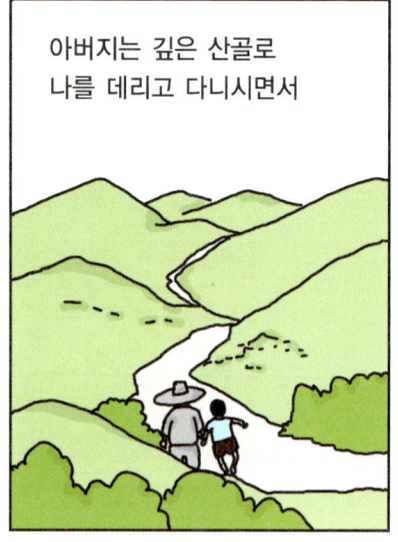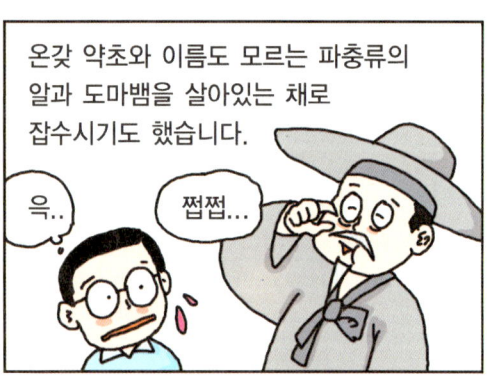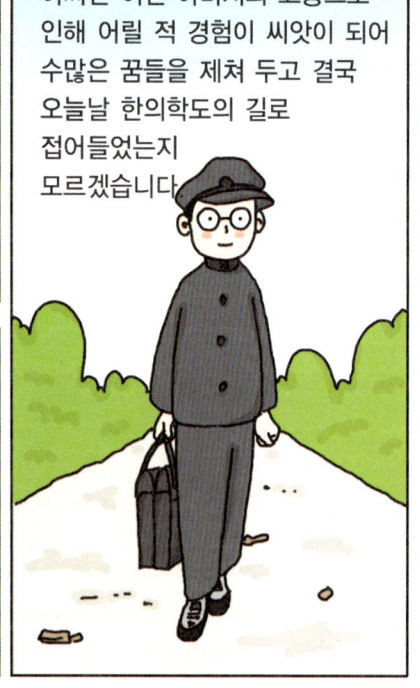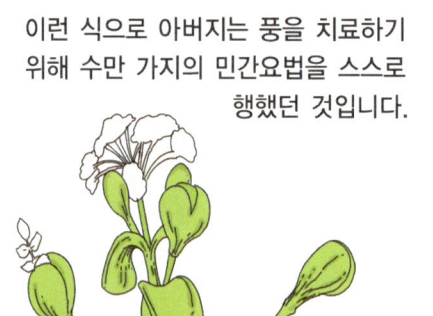

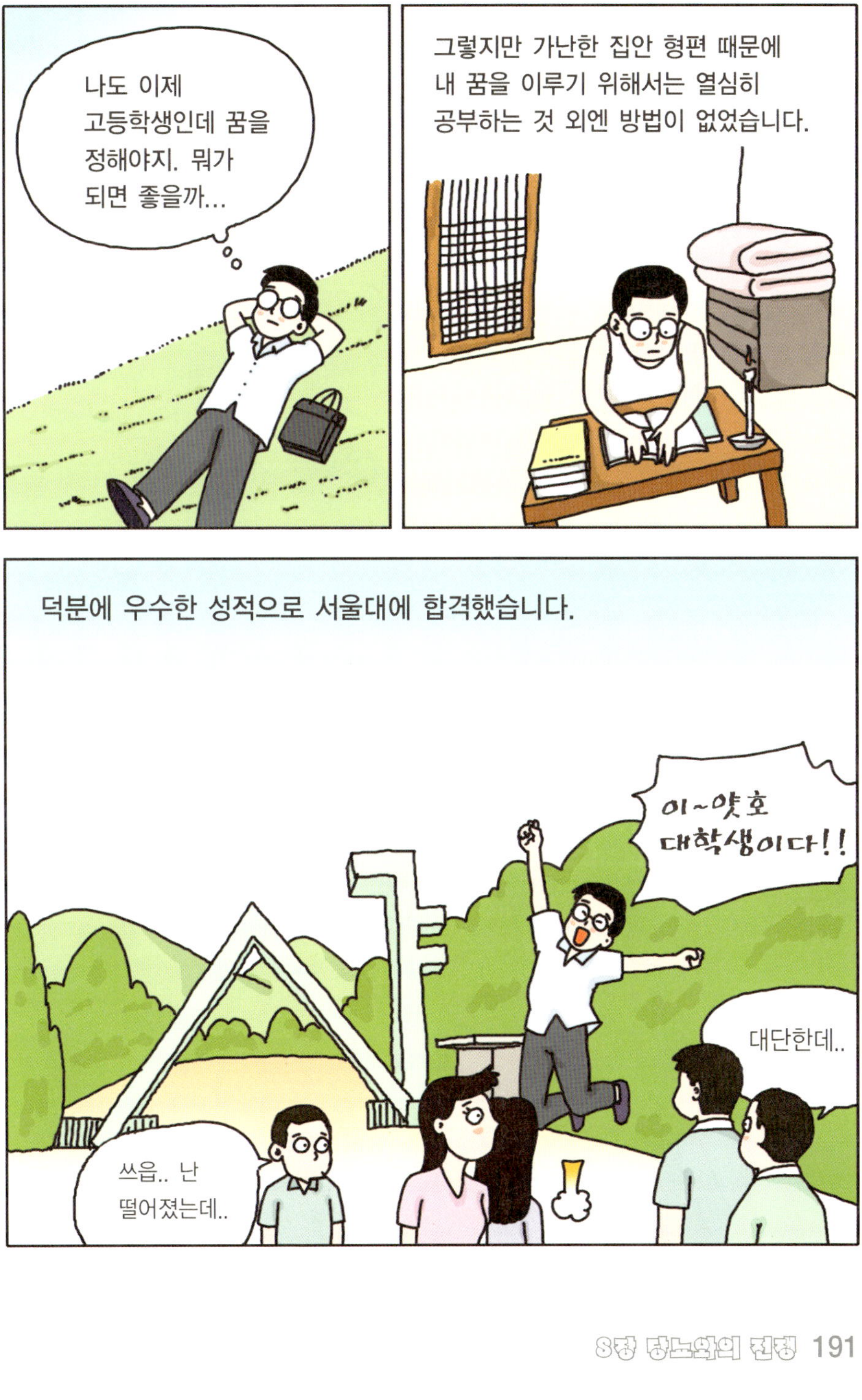

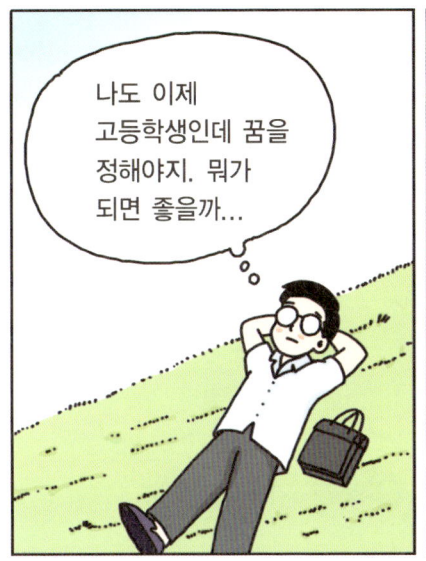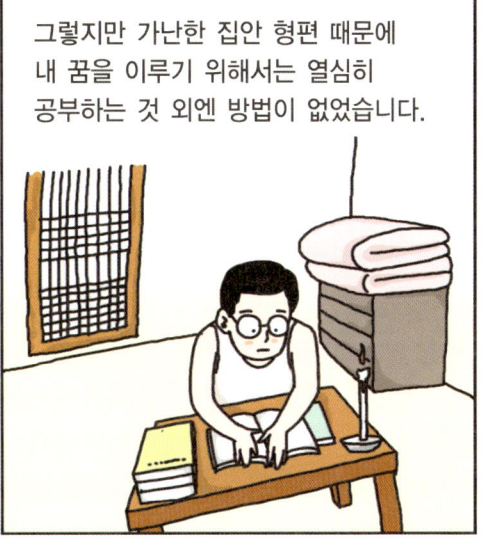

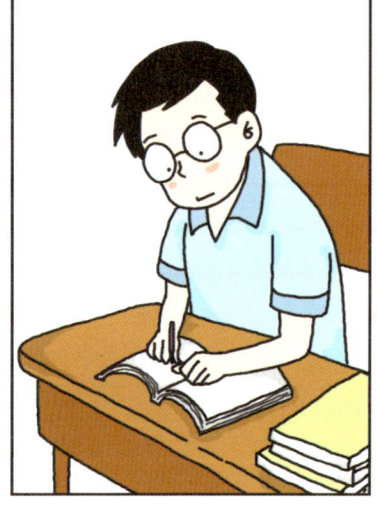

대학 입학은 개인적으로나 가족들에게 큰 기쁨이었고 희망의 씨앗이었습니다.

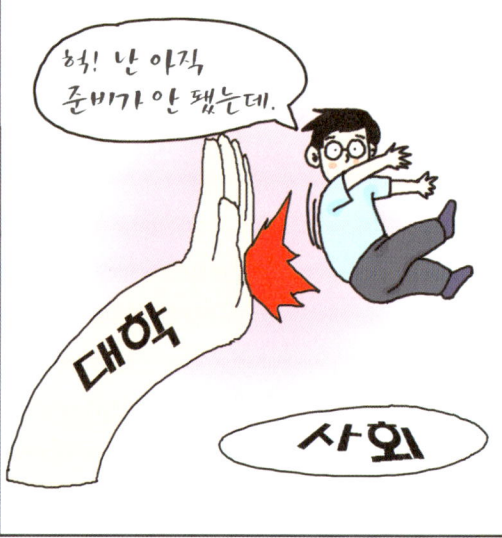

대학을 다니면서 삶의 본질에 대해 잠시 번뇌하다가 결국 준비가 덜 된 상태에서 사회로 떠밀리다시피 튕겨져 나왔습니다.

헉! 난 아직 준비가 안 됐는데.

대학

사회

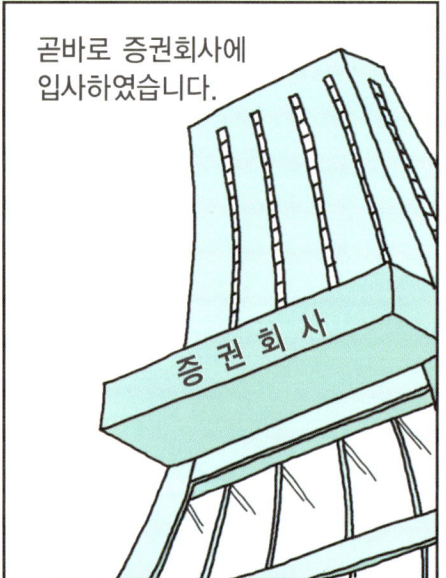

곧바로 증권회사에 입사하였습니다.

증권회사

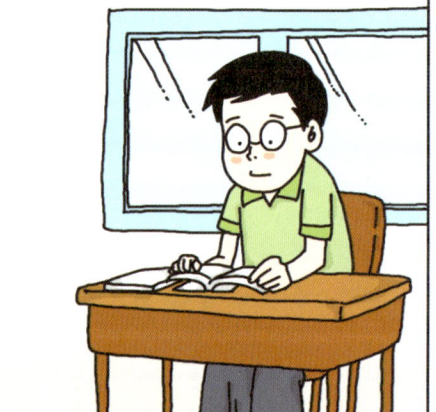

그러나 증권회사는 내가 있을 곳이 아니었습니다. 어릴 적 꿈과 평소에 그리던 이상과는 거리가 멀었습니다.

아버지와의 영원한 이별

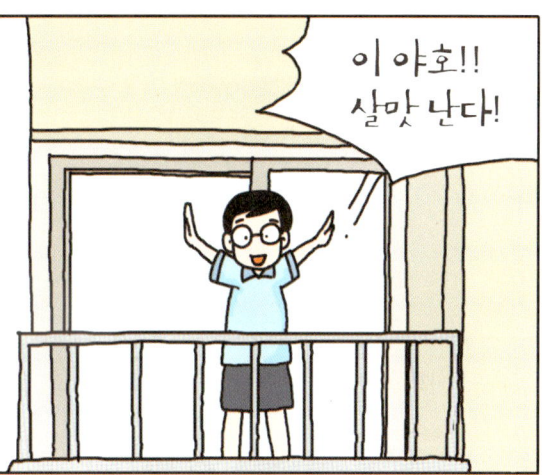

그래서 학원 일에 뛰어들었습니다. 대학을 졸업한 지 3년이 지나면서 사회 생활이 어느 정도 안정되어 가는 듯했습니다.

이야호!! 살맛 난다!

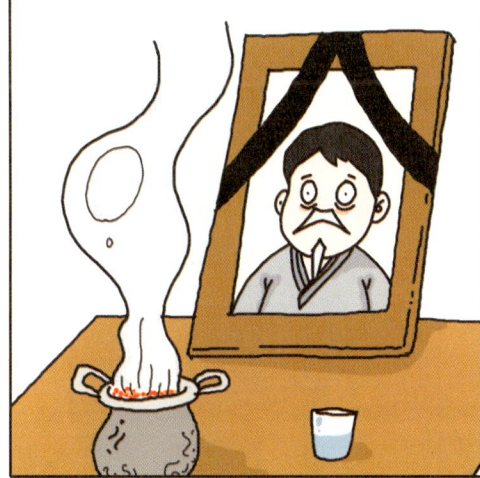

그러나 이 무렵 평소 고혈압에 중풍까지 있었던 아버지가 1994년 9월 얼마간의 체기를 보이시더니 갑자기 세상을 떠나시고 말았습니다. 누구보다 나를 아껴주고 사랑해 주셨던 아버지셨기에 그 충격은 이루 말할 수 없었습니다.

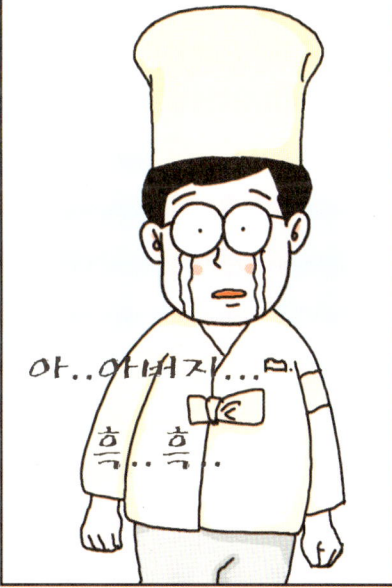

이때 나는 사람이 영원히 사는 것이 아니라는 것을 깨달았습니다. 이때부터 다시 한 번 삶의 본질에 대해 스스로에게 질문을 던져야 했습니다.

아..아버지... 흑..흑..

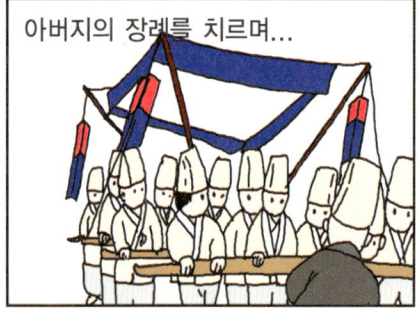
아버지의 장례를 치르며...

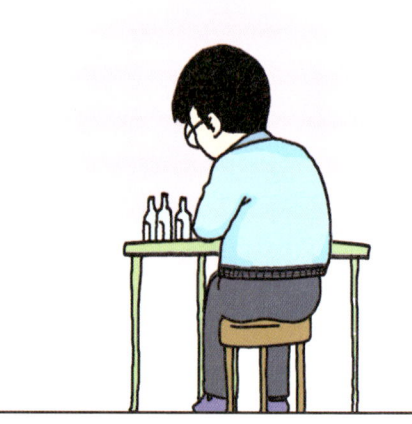
인생에 대한 허무함과 모든 것이 부질없이 느껴져 내 삶을 다시 한 번 돌아보게 되었습니다.

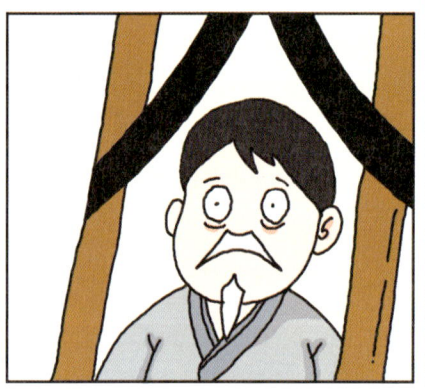
아버지의 당뇨, 중풍 앞에서 손 한 번 써보지 못하고 돌아가시게 한 이 자식을 용서해 주세요.
아버지... 흐흐흑!

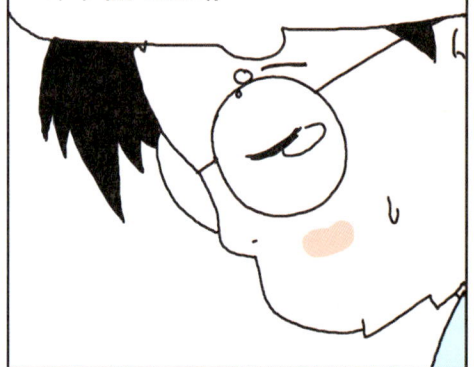

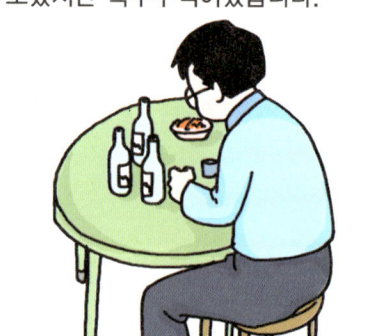
아버지는 당뇨와 중풍으로 수많은 병원을 다니셨지만 병세는 더욱 악화되었고, 좋다는 온갖 민간요법을 거의 시도해 보았지만 속수무책이었습니다.

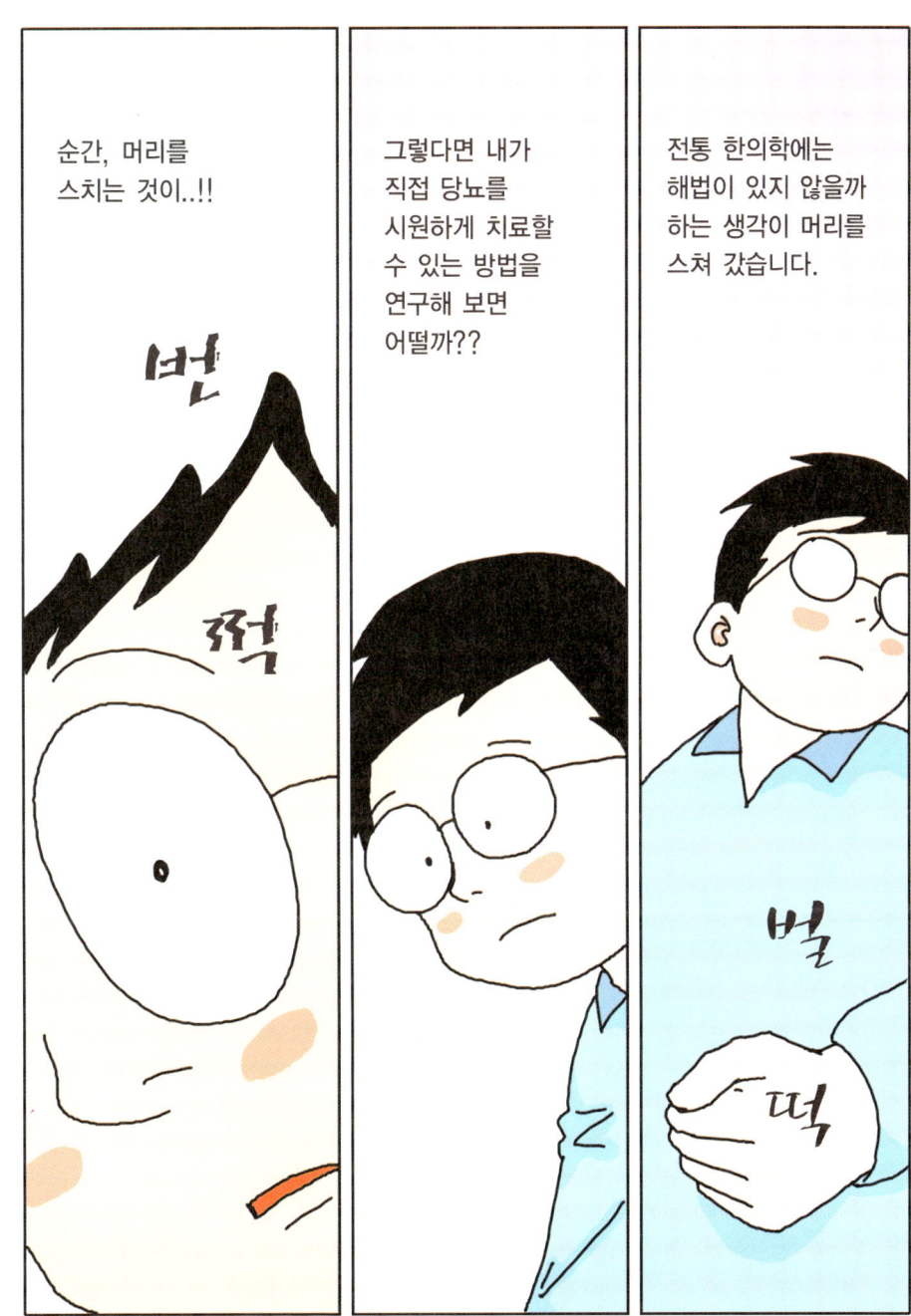

당시 일 때문에 몸이 열 개라도 부족할 판이었는데,
그렇게 단순히 돈의 노예가 되어 부질없이 살기보다는 무언가 의미있는
도전을 하고 싶었습니다. 한의학이 바로 내가 가야 할 길이라고
생각했습니다. 그래서 과감히 인생의 궤도를 수정했습니다.

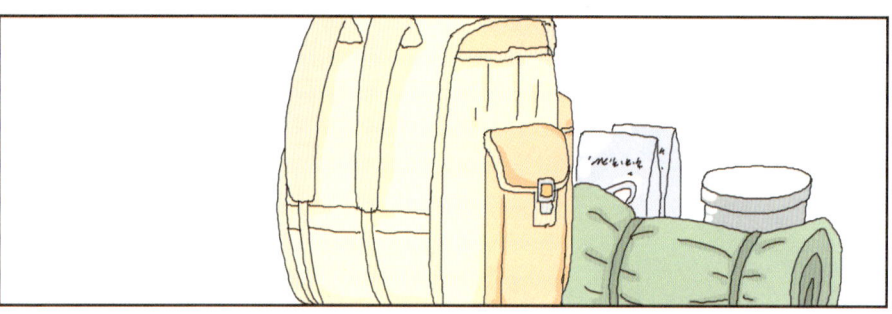

진정한 한의학! 수천 년을 면면히 전해져 내려오면서 무수한 사람들을
치료하고 인류를 이끌어 온 것이 한의학이 아니던가. 돌아가신 아버지뿐만
아니라 당뇨로 인해 고통받고 있는 수많은 당뇨 환자들의 고통을 조금이나마
덜어줄 수 있는 방법이 바로 한의학 안에 있을 것이라 확신했습니다.
그래서 내 인생 전부를 당뇨 연구와 당뇨 치료에 바치기로 굳게 결심했습니다.

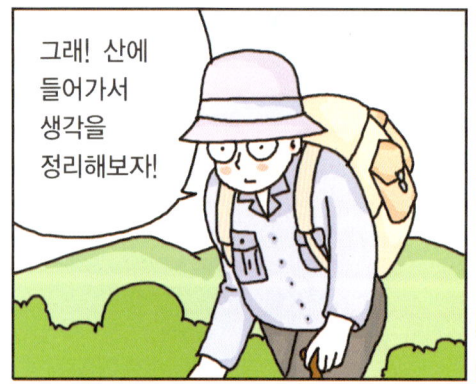

그래! 산에 들어가서 생각을 정리해보자!

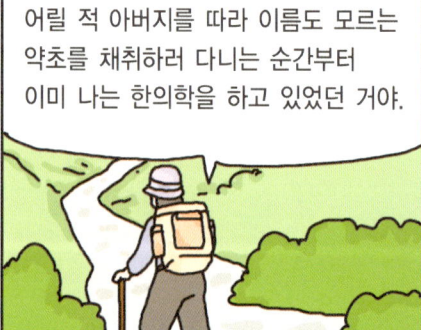

어릴 적 아버지를 따라 이름도 모르는 약초를 채취하러 다니는 순간부터 이미 나는 한의학을 하고 있었던 거야.

기인(奇人)을 만나다

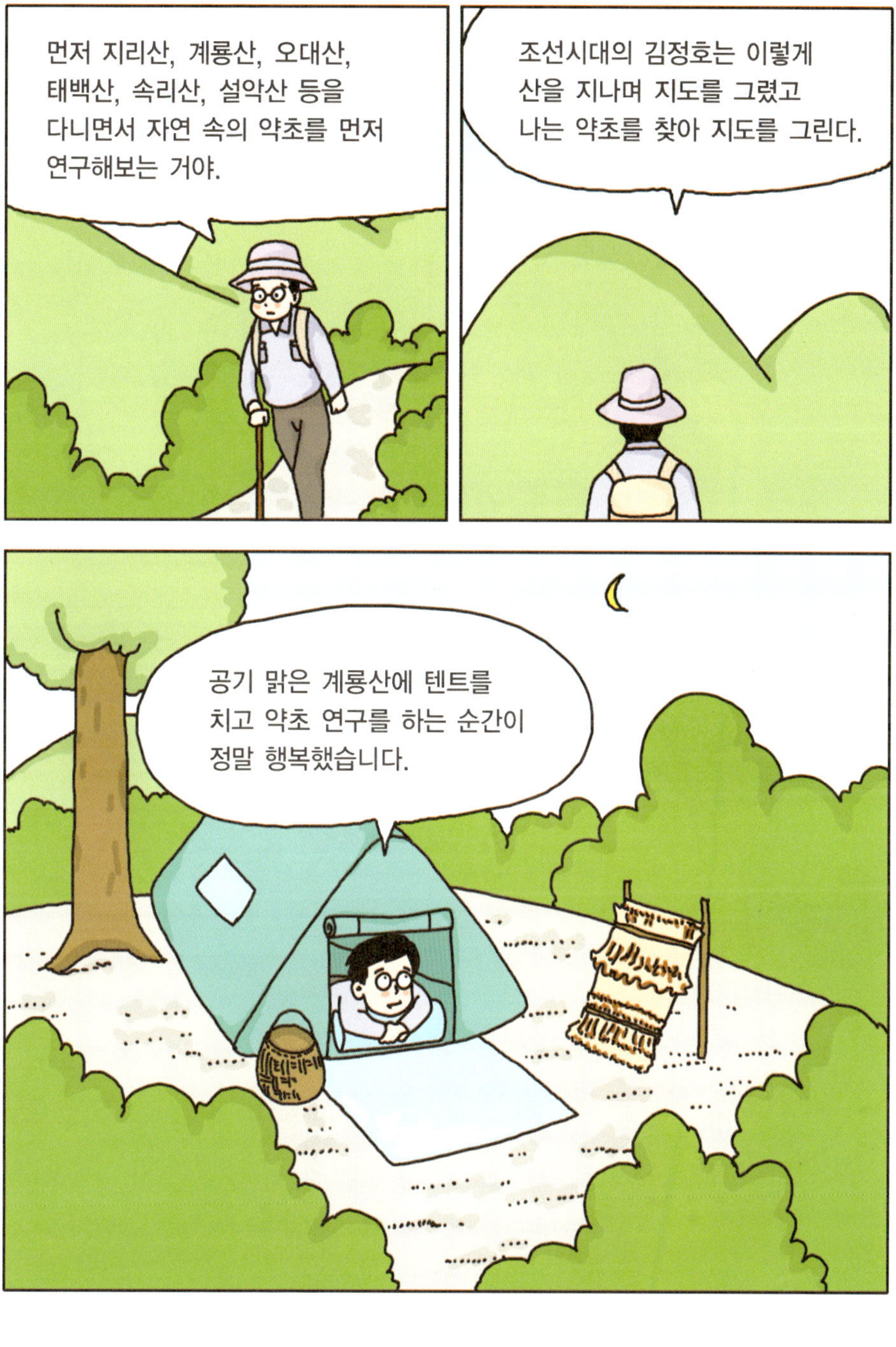

먼저 지리산, 계룡산, 오대산, 태백산, 속리산, 설악산 등을 다니면서 자연 속의 약초를 먼저 연구해보는 거야.

조선시대의 김정호는 이렇게 산을 지나며 지도를 그렸고 나는 약초를 찾아 지도를 그린다.

공기 맑은 계룡산에 텐트를 치고 약초 연구를 하는 순간이 정말 행복했습니다.

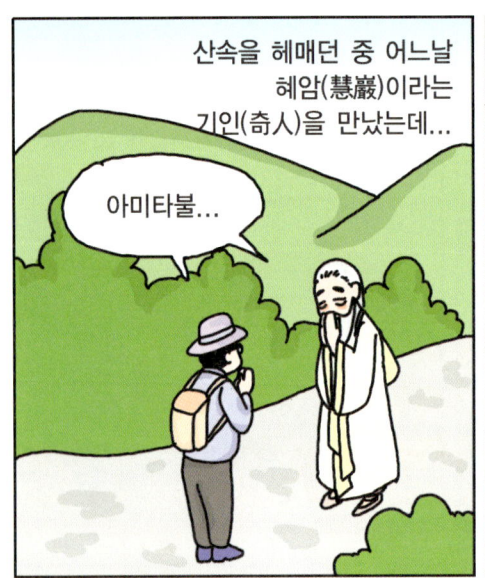
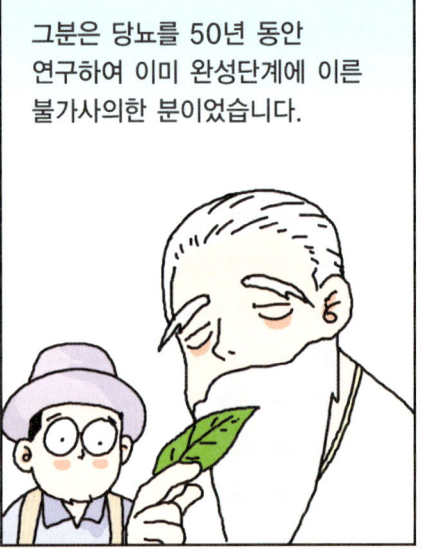
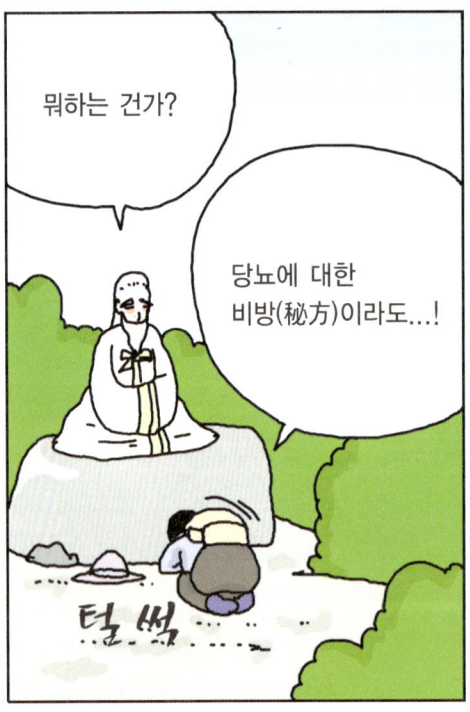
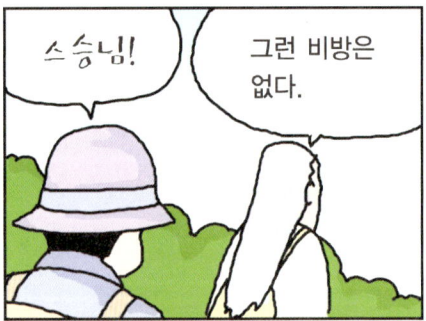
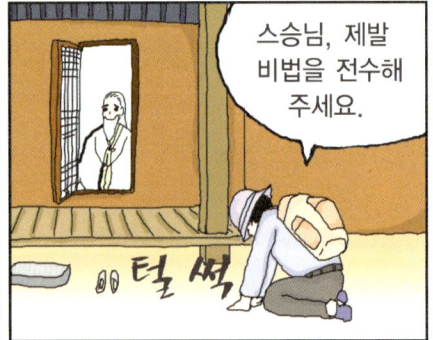

지극정성을 다하여 삼고초려한 덕분에 혜암께서는 필자에게 흔쾌히 마음을 열어주셨고 덕분에 혜암 스승님의 평생 연구를 전수받을 수 있었습니다.

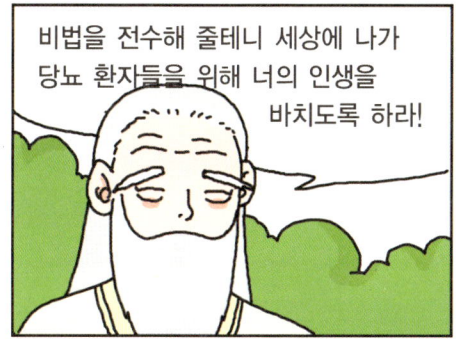

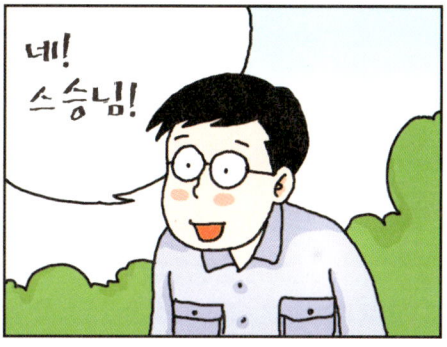

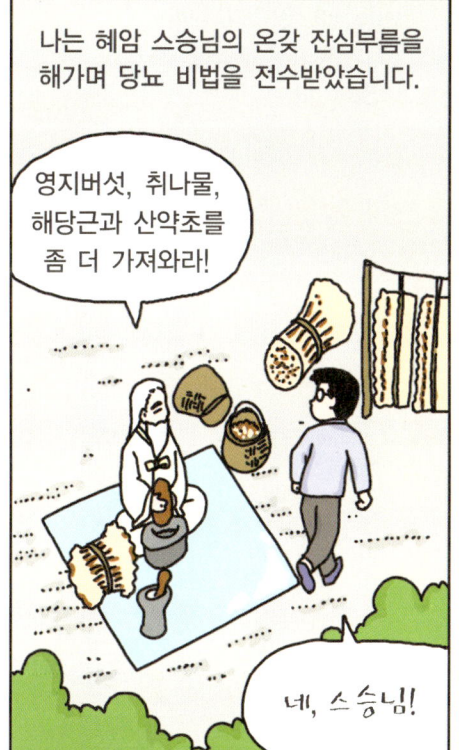

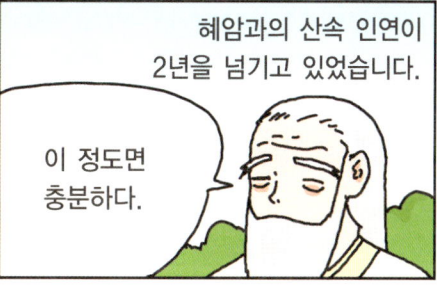

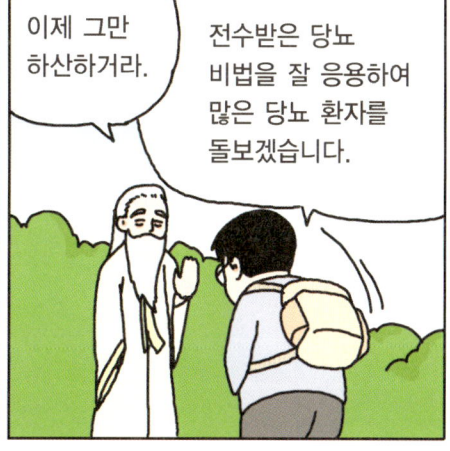

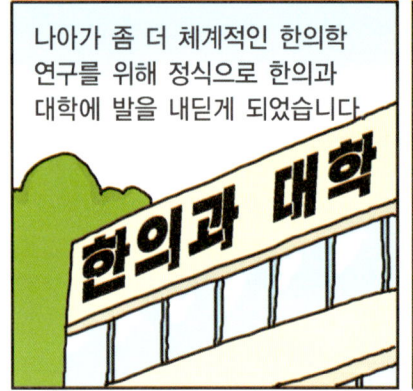
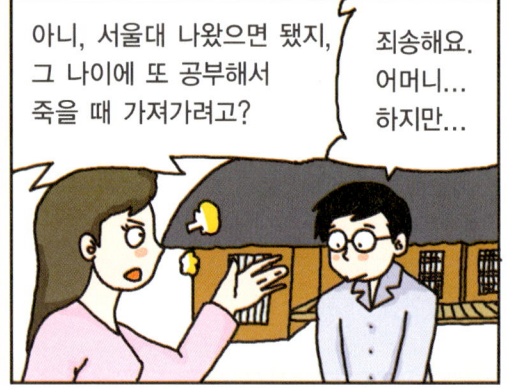

한화그룹의 김승현 회장은 29세에 대그룹 총수가 되었습니다. 나폴레옹은 약관의 나이에 정권을 잡았습니다. 역사적으로 보면 이렇게 젊은 나이에 자신의 목표를 성취한 사람들이 많습니다. 그러나 금호그룹의 박인천 회장은 46세에 택시 한 대를 가지고 사업을 시작하여 오늘날의 아시아나 항공을 있게 하였습니다. 민족사관학교 최명재 회장은 회사를 정년퇴직하고 61세에 파스퇴르 유업을 창업하였습니다. 그렇습니다. 인생에 있어서 나이를 생각하면 아무것도 할 수가 없는 것입니다. 나이는 단지 숫자일 뿐입니다. 늦었다고 생각하면 인생에서 아무것도 이룰 수 없습니다.

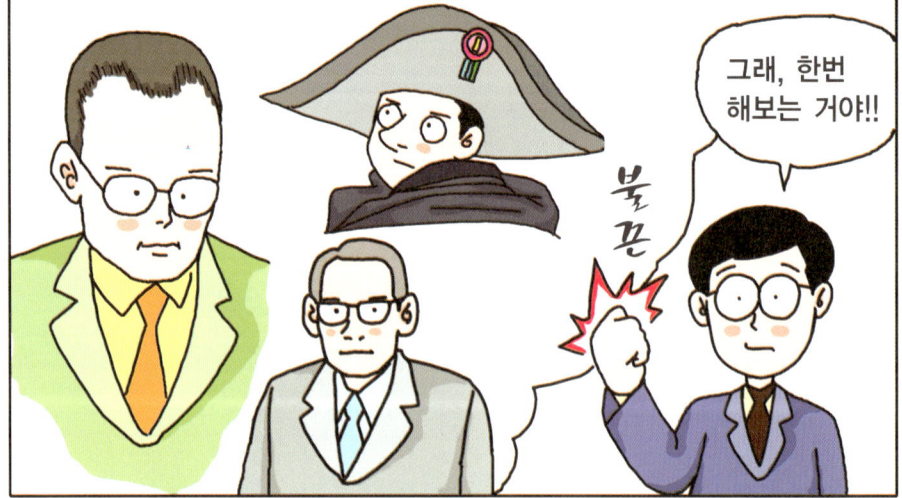

당뇨 치료를 위한 몰두

어쩌면 필자는 어린 소년 시절 아버지를 따라 침쟁이를 만나고, 깊은 산으로 들로 이름도 모르는 약초를 채취하러 다니는 순간 이미 한의학을 하고 있었는지도 모릅니다.
지리산에서 혜암 스승님을 만나고 정식 한의과 대학을 입학하는 순간 오직 한 길! 당뇨만큼은 내가 반드시 정복하고야 말겠다는 목표의식을 갖고 생활했습니다.

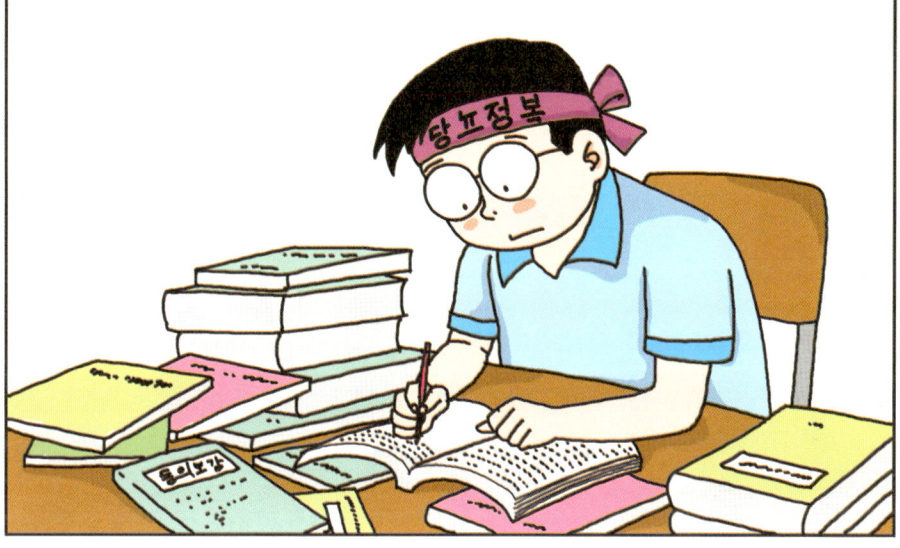

그 후 한의과 대학을 졸업하자마자 너무도 당연히 당뇨 전문 한의원을 개원하였고 얼마 지나지 않아 환자들이 몰려들기 시작했습니다.

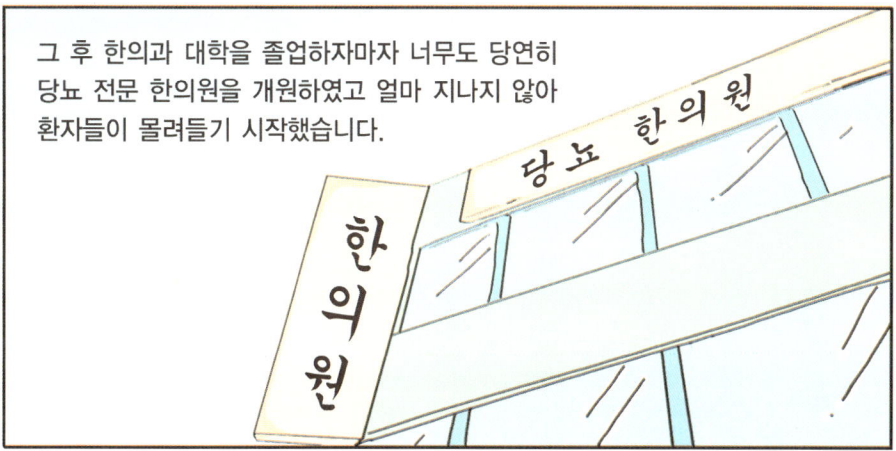

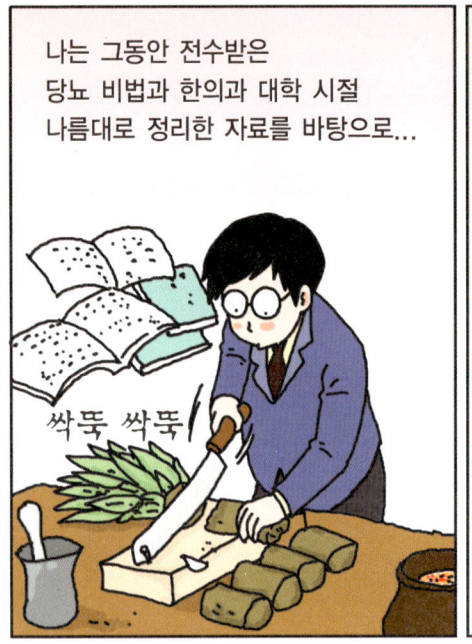
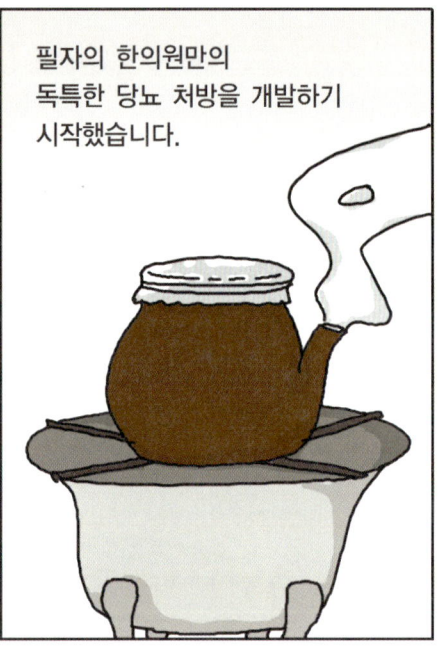
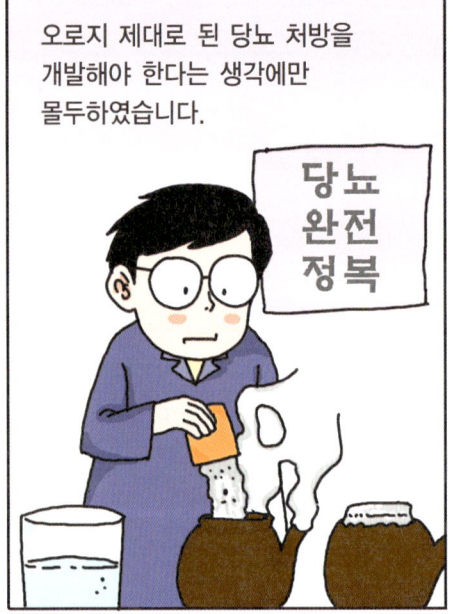
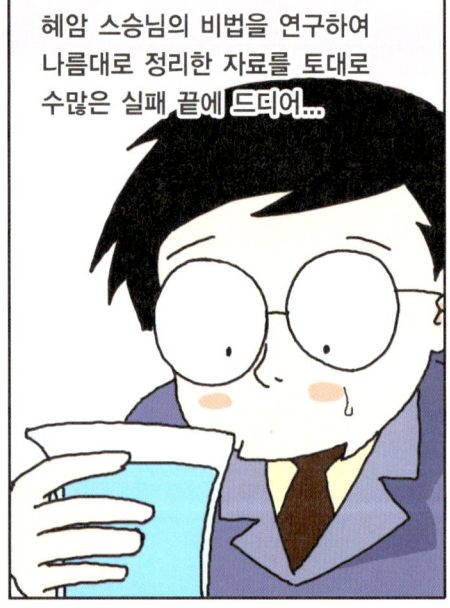

당뇨병 치료제 개발 성공!

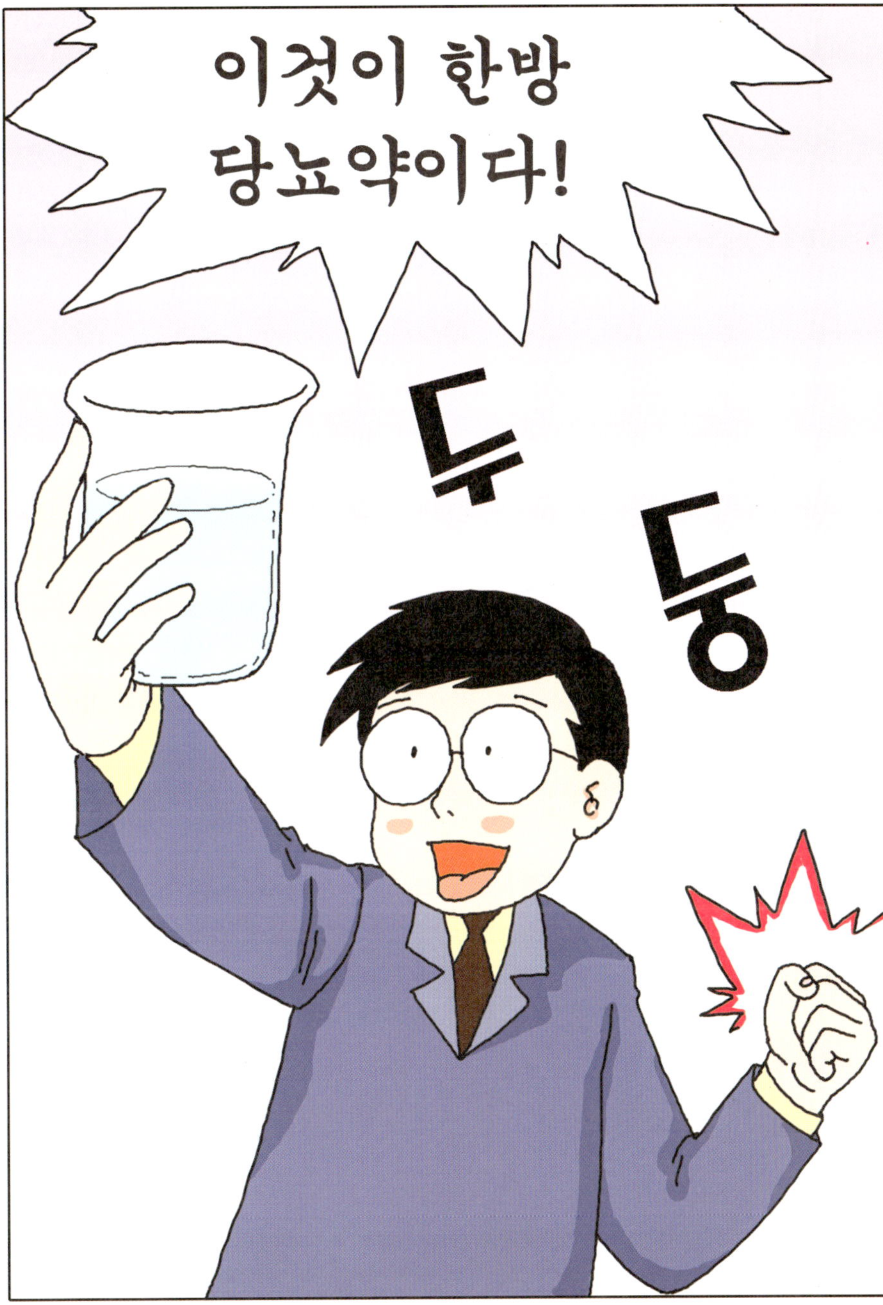

오직한길 당뇨연구에만 매달려 있는 동안 세월이 흘러 아들 치원(致原)이가 중학생으로 성큼 자랐습니다.

제가 어렸을때 아버지를 따라 깊은 산을 헤집고 다니며 약초를 캤듯이 치원이도 어렸을 때부터 한의원에서 보며 익힌 것이 평생의 무형자산이 될 것입니다.

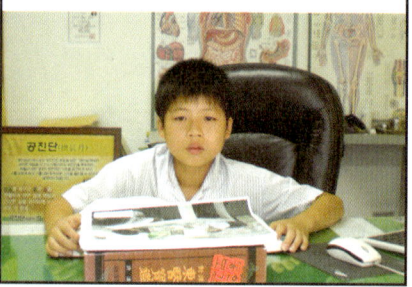

언제부터인가 자연스럽게 치원이랑 저는 당뇨 연구를 같이 하게 되었습니다. 치원이는 낮에는 학교수업을 들었습니다. 그러다가도 저녁이면 어김없이 한의원을 찾아 와서 당뇨 연구에 빠져 들었습니다.

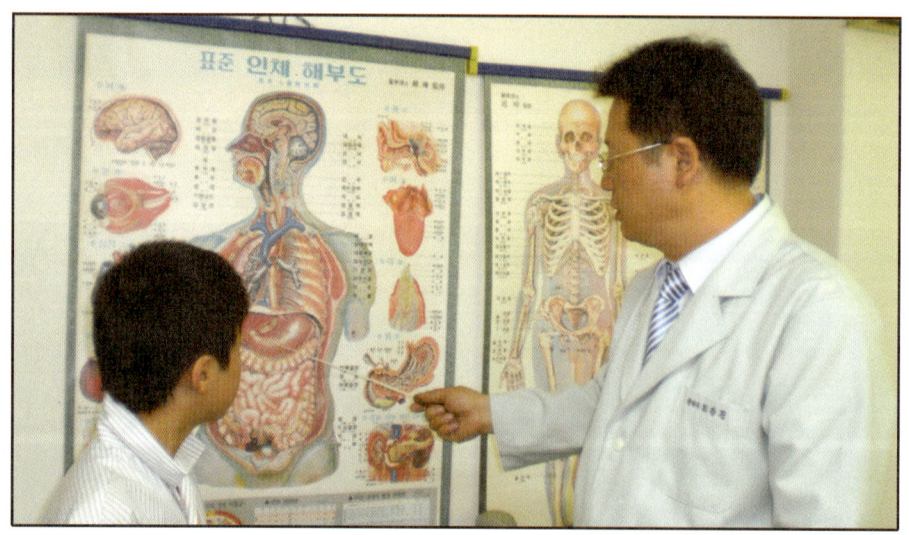

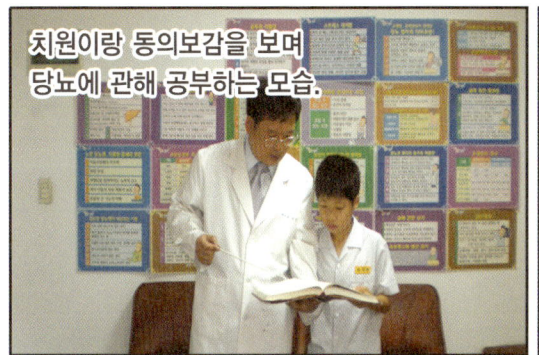

치원이랑 동의보감을 보며 당뇨에 관해 공부하는 모습.

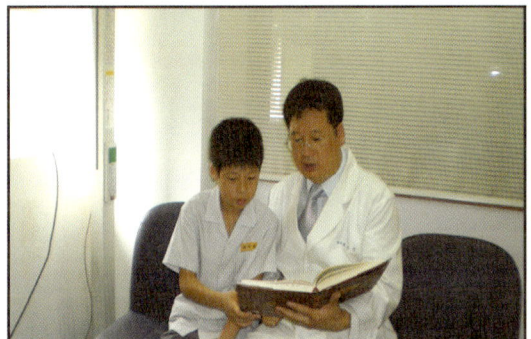

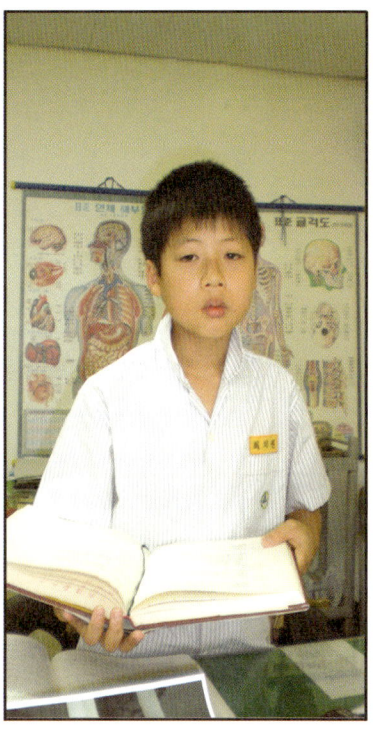

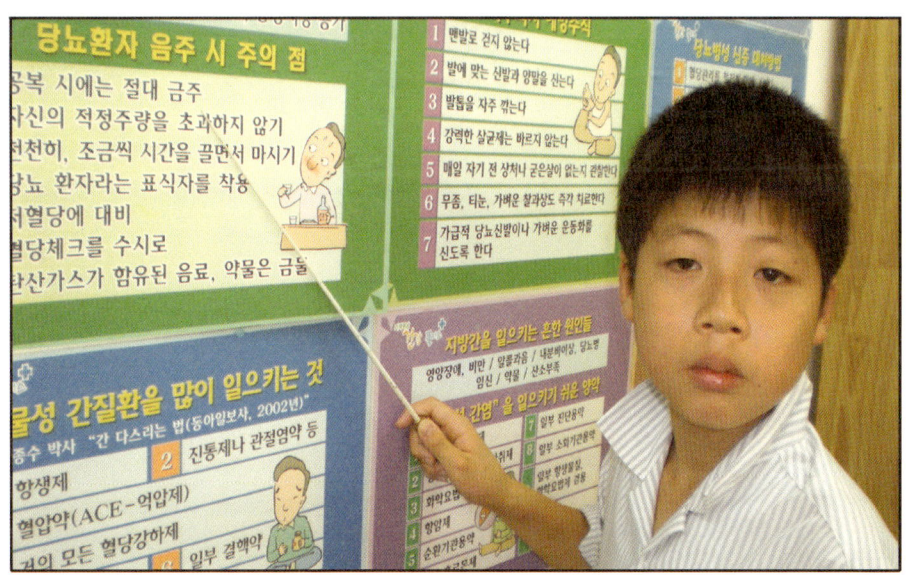

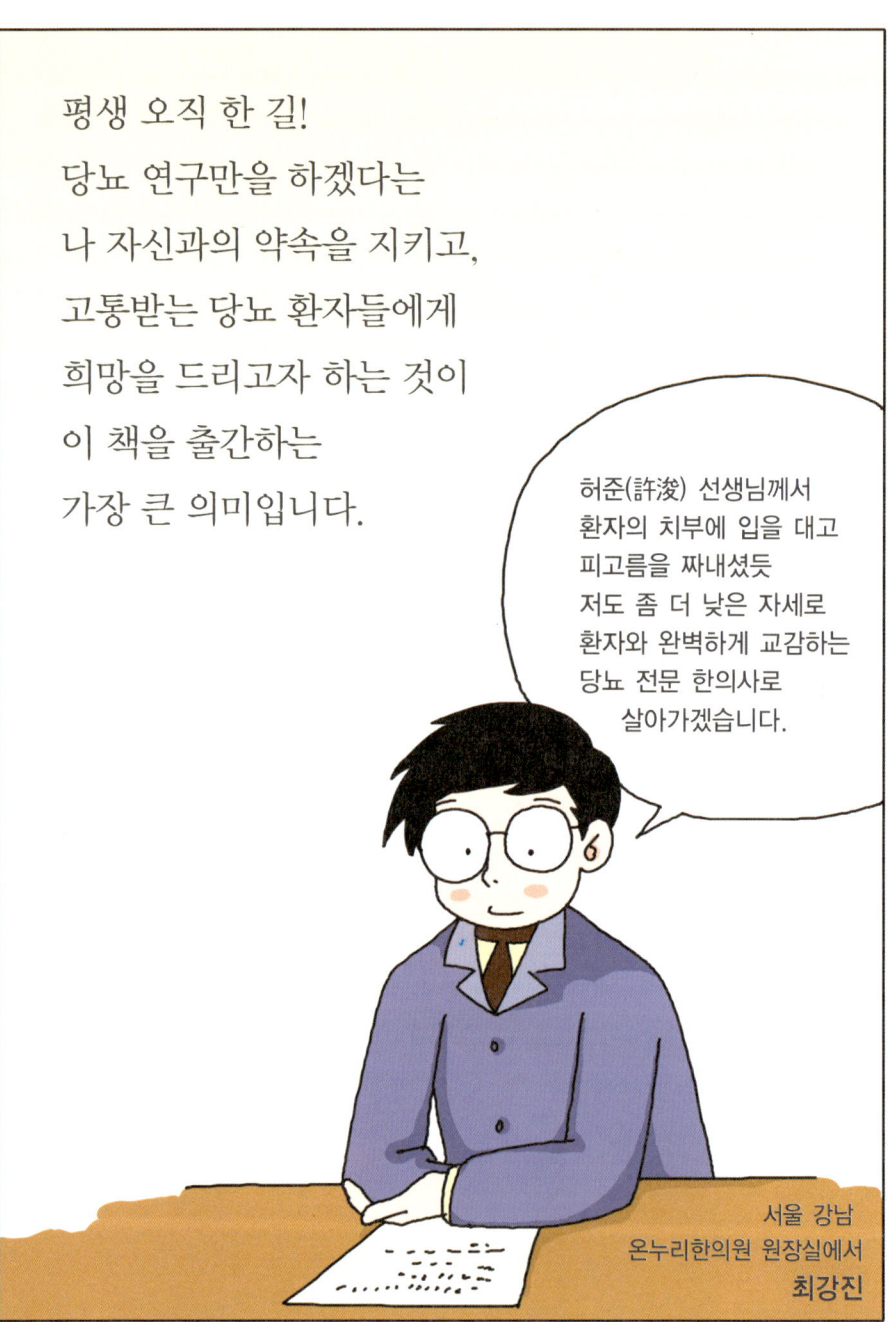

본 도서의 내용으로 독자가 임의적으로 모방해 치료하는 행위를 삼가해 주시기 바랍니다. 이로 인한 개인적인 병력이나 효과, 또는 신상변화에 대해서는 출판사에서 책임지지 않습니다. 궁금하신 사항은 반드시 전문의에게 문의하시기 바랍니다.

당뇨! 걱정 마세요

초판 1쇄 인쇄 2010년 9월 25일
초판 1쇄 발행 2010년 9월 30일

지은이 최강진
그 림   이승주
지 원   이상국(Medics)
펴낸이 金泰奉
펴낸곳 한솜미디어
등 록   제5-213호

편 집   박창서 김주영 김미란 이혜정
마케팅 김영길 김명준
홍 보   장승윤

주 소   143-200 서울시 광진구 구의동 243-22
전 화   (02)454-0492(代)
팩 스   (02)454-0493
이메일 hansom@hansom.co.kr
홈페이지 www.hansom.co.kr

책 값은 표지 뒷면에 있습니다.

ISBN 978-89-5959-244-9 (03510)

잘못 만들어진 책은 구입하신 서점에서
친절하게 바꿔드립니다.